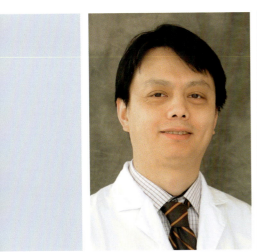

焦 正

博士，博士生导师，上海交通大学医学院附属胸科医院主任药师。兼任中国药理学会定量药理学专业委员会主任委员，中国药理学会治疗药物监测研究专业委员会常务委员，国际治疗药物监测和临床毒理学会（IATDMCT）、国际定量药理学会（ISOP）、美国临床药理与治疗学会（ASCPT）、美国临床药理学会（ACCP）等会员，*Therapeutic Drug Monitoring*、*Journal of Clincal Pharmacology*、*Clinical Drug Investigation*、《中国临床药理学与治疗学》、《中国医院药学杂志》等专业杂志的编委。

多年致力于应用定量药理原理和方法，开展精准给药和新药研发的基础研究、教学和应用实践。主持包括国家自然科学基金在内的定量药理相关项目百余项，发表论文 240 余篇，其中 SCI 论文 120 余篇，主编和参编本科生、研究生教材及中英文著作 16 部，参与制订国家药品监督管理局发布的十余项技术指导文件，主持研发个体化用药辅助决策系统——SmartDose，指导博士、硕士研究生和专业进修人员 80 余人。

基础群体药动学和药效学分析

（第二版）

BASIC POPULATION PHARMACOKINETIC AND PHARMACODYNAMIC ANALYSIS

（Second Edition）

焦 正 主编

科 学 出 版 社

北 京

内 容 简 介

本书分为理论篇和应用篇。理论篇介绍了群体药动学-药效学的基本理论,并基于"金标准"软件 NONMEM 系统地阐述了群体药动学和药效学数据分析的具体过程和方法,包括数据文件的编辑、数据探索性分析、基础模型的建立、协变量的筛选、模型的优化和评价、模拟应用、常见错误及解决方案、数据分析的质量控制等。应用篇的个体化用药以抗菌药物万古霉素、抗凝药物华法林和抗癫痫药物丙戊酸为例,详细阐述了群体药动学和药效学模型的建立、优化、评价和临床应用的完整过程。本书新增的新药研发案例涵盖了新药不同研发时期的群体药动学和药效学建模应用场景,包括有效剂量预测、剂量调整和优化等。此外,为了帮助读者更深入地学习和应用群体药动学和药效学数据分析、开展相关的研究工作,书中附有丰富的代码,并介绍了分析计划书、研究报告和研究论文的撰写和示例,以及 NONMEM 的常用辅助工具和供拓展学习的定量药理学资源网站等。

本书适用于具有经典药动学知识的高年级本科生、研究生、医药院校的教师、科研人员、医院药师等,也适用于从事临床药理、定量药理和新药研发等领域的科研人员及制药企业、药品监管部门的工作人员与从事药动学临床药理学等领域的专业人员参考。

图书在版编目(CIP)数据

基础群体药动学和药效学分析 / 焦正主编. -- 2 版.

北京:科学出版社,2024.11. -- ISBN 978 - 7 - 03
- 079928 - 9

Ⅰ. R96

中国国家版本馆 CIP 数据核字第 2024D1Z038 号

责任编辑:周 倩 / 责任校对:谭宏宇
责任印制:黄晓鸣 / 封面设计:殷 靓

科学出版社 出版
北京东黄城根北街 16 号
邮政编码:100717
http://www.sciencep.com

南京展望文化发展有限公司排版
上海颛辉印刷厂有限公司印刷
科学出版社发行 各地新华书店经销

*

2019 年 8 月第 一 版   开本:787×1092 1/16
2024 年 11 月第 二 版   印张:22 1/2   插页 1
2024 年 11 月第二十一次印刷   字数:490 000

定价:150.00 元

(如有印装质量问题,我社负责调换)

《基础群体药动学和药效学分析》
（第二版）
编委会

主 编

焦　正

主 审

周田彦

副主编

丁俊杰

编 委

（以姓氏笔画为序）

丁俊杰　王　鲲　王琛瑀　刘晓芹
陈　蕊　焦　正　谭玉萍

第二版前言

近年来,随着人们对于生命健康的日益增长的需求及中国新药研发产业的兴起,群体药动学-药效学理论技术的作用日益凸显。2019 年 8 月本书初版发行之时,国家药品监督管理局(National Medical Products Administration,NMPA)尚未发布相关的技术指南。而不久之后的 2020 年 12 月,NMPA 发布了《群体药代动力学研究技术指导原则》和《模型引导的药物研发技术指导原则》,标志着以群体药动学-药效学为基础的定量药理学理论和方法被中国药政部门真正认可和采纳。此后,NMPA 相继在多个临床研究指南中,阐述了"建模和模拟"技术在具体研发场景中的应用,强调了定量药理在新药研发各个阶段及研发监管决策中的重要作用。

作为群体药动学-药效学分析的入门书,本书的出版可谓适逢其时,一经问世便赢得了业内同行的广泛认可,出版至今已重印 19 次,成为学习相关理论知识不可或缺的著作。随着新药研发和精准医疗的日新月异发展趋势,群体药动学-药效学分析的重要性日益凸显。为此,编者进行了全面的修订和更新,增补了案例,以满足读者的需求、适应生物医药领域的最新发展。

本次再版将全书分为理论篇和应用篇,共 12 章。理论篇共 10 章,沿袭了初版时的基础理论,并作了更新。应用篇共 2 章,在第一版"个体化用药"内容的基础上,增加了群体药动学-药效学在新药研发中的应用案例,内容包括:① 研发早期非临床向临床研究的转化;② 临床试验中的剂量选择和研究方案优化;③ 研发晚期定量评估药动学-药效学的影响因素以优化给药方案。第十一章个体化用药中也增加了临床实践案例,便于读者在实际工作中的应用。在案例编排中,强调了循序渐进;在内容叙述时,强调了深入浅出。另外,同第一版,书中附有所有案例的 NONMEM 源代码及相关 R 语言代码下载,供读者自我研习。此外,本书的中英文术语索引可作为群体药动学-药效学理论和方法的术语释义指引,便于读者检索查阅。

近年来,中国、日本和美国等国家的药政审评部门发布和更新了相关的技术指南。本书据此也作了相应的更新。此外,针对 NONMEM 常用辅助软件的使用,本书也根据软件的最新版本作了更新和深入介绍。本次再版将所有的黑白附图改为双色图,力图体现群体药动学-药效学"建模和模拟"之"美",也希望精美的图表和印刷版式能帮助读者深入理解相关理论和技术方法。

本书在撰写过程中得到了进修学员们的支持,感谢沈卓唯、于彪、戴诗韵、赵妮、张润聪、黄俊、余旭奔、王相阳、宋金方、王喆、万莹和黄伟昆的认真审校。他们的热情鼓励是本书再版的源泉和动力。此外,相关工作也得到了研究生代浩然、冒觉蕙、韩璐、顾复晴、戴紫燕、王娟、王宵月的帮助,使本书的出版得以顺利进行。此外,还要感谢参与本书第一版的编委牛万洁、许高奇、余尔茜、高玉成、郭耘芃、盛长城、蔡小军,为本书的再版奠定了坚实的基础。

编者们衷心感谢所有支持这本书的读者,也欢迎大家的积极反馈。希望《基础群体药动学和药效学分析》(第二版)能够继续为同道们提供有价值的参考。另外,由于编者们才识有限,书中如有不妥和错谬之处,也恳请读者不吝指正和告知,编者将不胜感激。

上海交通大学附属胸科医院　主任药师,博士生导师

中国药理学会定量药理专业委员会　主任委员

2024 年 10 月 29 日

第一版前言

群体药动学-药效学理论从萌芽至今已近 50 年,现已得到各国药政审评部门的认可和推荐,广泛应用于新药研发和临床个体化用药实践,大大提高了新药的研发效率、优化了患者的药物治疗方案,造福于患者。在我国,该理论自引入至今也已逾 30 年。近年来,随着我国新药研发实力和能力的不断提升及经费投入的快速增长,越来越多的国内学者和专业人员关注、应用该理论。近年来,群体药动学-药效学理论不断发展,与疾病、临床试验、药物治疗等紧密相结合,作为定量药理学的重要基石,在药物研发和应用等领域发挥着越来越大的作用。

笔者投身群体药动学-药效学的教学、研究和实践 20 余年,深感国内专业人员对该理论的学习和实践之不易。本领域一直缺乏系统的入门介绍书籍。基于多年的教学培训经验,笔者撰写此书作一尝试,抛砖引玉,以期能符合国内医药学教育背景的专业人员阅读和学习,为学科的普及和发展尽一份绵薄之力。

本书介绍了群体药动学-药效学的基本理论,并以"金标准"软件 NONMEM 为例,系统阐述了群体研究和数据分析的具体过程和方法,包括数据文件的编辑和质量控制、数据探索性分析、基础模型的建立、协变量的筛选、模型的优化和评价、模拟应用和常见错误及解决方案。此外,本书以常用抗菌药物万古霉素和抗凝药物华法林为例,详细地叙述了群体药动学-药效学的建模过程,并介绍了采用模拟方法开展用药依从性相关问题的研究和应用,以期使读者能更好地理解相关理论知识。此外,本书的附录中还介绍了常用工具软件和供拓展学习的资源网站,旨在使读者能更好地应用相关计算工具和深入拓展学习。

本书适用于具有经典药动学知识的高年级本科生、研究生、医科院校的教师、科研人员、医院药师等阅读。也适用于从事临床药理、定量药理和新药研发等领域的科研人员,以及制药企业、药品监管部门的工作人员和从事药动学、临床药理等领域的专业人员阅读。

本书在撰写过程中得到了历年培训班的学员和进修学员的支持、鼓励和鞭策。他们的热情和鼓励是我们工作的源泉和动力。此外,相关工作也得到了众多研究生们的帮助,没有他们的艰辛付出,本书也无法如期成稿。

囿于笔者的学识有限,加之群体药动学-药效学领域日新月异的发展,错漏之处也恳请各位批评指正。

上海交通大学附属胸科医院　　教授,药剂科主任
中国药理学会定量药理专业委员会　　副主任委员
2019 年 3 月 25 日

目 录

理 论 篇

应　用　篇

理论篇

第一章
概　　论

第一节　发展史和定义

一、发展史

群体药动学-药效学理论的起源可追溯至 20 世纪 60 年代末。Lewis B. Sheiner 博士和 Roger Jeferill 博士开启了应用药动学-药效学理论开展个体化用药的先河。1972 年，Sheiner 博士正式提出了群体分析的概念，并介绍了应用贝叶斯法计算个体参数的方法。1977 年，Sheiner 博士等进一步系统阐述了非线性混合效应模型的理论，并以地高辛为例，叙述了应用该理论分析临床稀疏数据、获取地高辛群体药动学特征的过程。1980 年，Sheiner 博士和 Stuart Beal 博士成功开发了首个群体药动学-药效学计算软件——NONMEM（nonlinear mixed effects modeling）。该软件的诞生代表了该理论真正走向了实践应用。同时，该软件不断地改进和升级，成为群体药动学-药效学数据分析的"金标准"软件，也是现今应用最为广泛的定量药理建模和模拟软件之一。

1997 年，Sheiner 博士又提出了新药研发中的"学习和确认"（learn and confirm）循环，为群体药动学-药效学理论成功应用于新药研发的各个阶段奠定了基础。同年，美国食品药品监督管理局（Food and Drug Administration，FDA）制订了《群体药动学制药工业指南》（*Population Pharmacokinetics Guidance for Industry*）草案。后又经两年的意见征询和修订，1999 年正式发布了该指南的最终版[*]。该指南的发布标志了群体药动学理论的成熟，并获得业界的广泛认可，成为新药研发的重要技术之一。此后，欧洲药品管理局（European Medicines Agency，EMA）及日本、澳大利亚等国的药政审评部门和各国制药企业也纷纷认可并采纳了该技术，将其广泛应用于新药研发的各个阶段。

1986 年，中国科学院上海药物研究所的曾衍霖研究员撰文，首次向国内介绍和引入

---

[*] 2022 年美国 FDA 又对该指南进行了更新。

了群体药动学的概念;1987 年,孙瑞元教授编著出版了国内第一本定量药理学专著《数学药理学》。在同一时期,我国成立了专业学术组织——中国药理学会数学药理专业委员会。2013 年更名为中国药理学会定量药理专业委员会。20 世纪 90 年代初,南京军区总医院的陈刚教授团队在国内率先开展了群体药动学-药效学研究和临床实践工作,开启了中国群体药动学-药效学的发展之路。

2014 年以来,我国国家药品监督管理局在多项技术指导原则中纳入了群体药动学-药效学研究方法,并于 2020 年 12 月发布了《群体药代动力学研究技术指导原则》和《模型引导的药物研发技术指导原则》,为定量药理学的"建模和模拟"技术在中国新药研发中的应用提供了坚实的基础。此外,国内定量药理学专家们撰写了《新药研发中定量药理学研究的价值及其一般考虑》《新药研发中群体药动学/药效学研究的一般考虑》《基于模型的荟萃分析一般考虑》《模型引导的精准用药:中国专家共识(2021 版)》等,进一步凸显了群体药动学-药效学技术在新药研发和临床精准用药中的重要作用。随着我国新药研发的快速发展和进步、临床个体化精准用药的需求及国家大健康战略的实施和推进,群体药动学-药效学理论和方法发挥着越来越重要的作用。

二、定义

群体药动学-药效学是应用数学建模的方法,将经典药动学-药效学理论与统计学原理和方法相结合,考察和建立研究对象群体中药动学和药效学的定量关系,并对相关影响因素、随机效应进行定量分析的科学。经典的药动学-药效学分析需要对每个受试者采集多个样本,才能计算药动学和药效学参数,而群体分析方法除了可分析密集采样的数据以外,还可充分利用临床稀疏采样的数据进行分析,有利于在实际患者人群,尤其是特殊人群(如老年人、新生儿、孕产妇和危重症患者)中开展研究。

群体药动学考察药物在体内的吸收和处置的过程,而群体药效学分析体内的药物暴露与效应的关系。群体药动学-药效学是定量药理学的基石,定量描述了药物、机体和疾病之间的关系,为新药研发和临床精准用药提供了强有力的理论支持和技术手段。

第二节　研究内容和应用

一、研究内容

群体药动学-药效学理论是建立在经典药动学-药效学理论基础之上,并与统计学模型相结合,考察目标群体中药动学和药效学的群体特征。"群体"是指根据研究目的所确定的研究对象的集合。"群体特征"包括群体平均值或典型值(typical value),也包括由于不同个体在内在因素(生理、病理、遗传)和外在因素(饮食、联合用药)等方面的差异所导致的个体间和个体内的药动学-药效学变异。群体分析方法可定量解析群体中变异的大小及来源。

群体药动学-药效学分析可充分利用药物研发中各个阶段所获取的信息,将多个不同试验设计的临床研究数据进行汇总分析,更有效地描述药动学-药效学特征,并据此进行剂量选择和临床场景模拟、优化给药方案。此外,通过群体药动学-药效学分析还可研究药物和药物之间、药物和食物之间的相互作用,分析发生相互作用的机制;明确药动学和药效学变异性的来源,据此制订和优化给药方案。将群体药动学-药效学分析与生理药动学、疾病进展分析、临床试验设计、经济学评价等其他相关方法技术相结合,可更好地对不同来源的试验信息和数据进行整合和管理,更有效地制订新药研发的决策。

此外,将群体药动学-药效学与贝叶斯法相结合,可进行用药方案的制定和调整,还可对长期用药患者的血药浓度监测数据进行依从性评估、晚服和漏服药时的补救方案制定等。国内外已有多个相关软件平台可以实现基于群体药动学-药效学理论的临床精准用药,如国内学者开发的 SmartDose 平台等。此外,研发更高效的算法和计算工具、紧密连接临床药物治疗实践,也是目前的重要研究内容之一。

二、应用

(一)新药研发

群体药动学-药效学分析是目前新药研发的重要技术。如图 1-1 所示,该技术贯穿于新药的发现、临床前和临床研究及上市后研究的整个药品生命周期。在药物研发的内部决策,药政审评的监管决策等过程中,群体药动学-药效学分析均发挥了举足轻重的作用,现已被各国监管部门和人体用药品技术要求国际协调理事会(The International council for Harmonization of Technical Requirements for Pharmaceuticals for Human Use,ICH)认可。

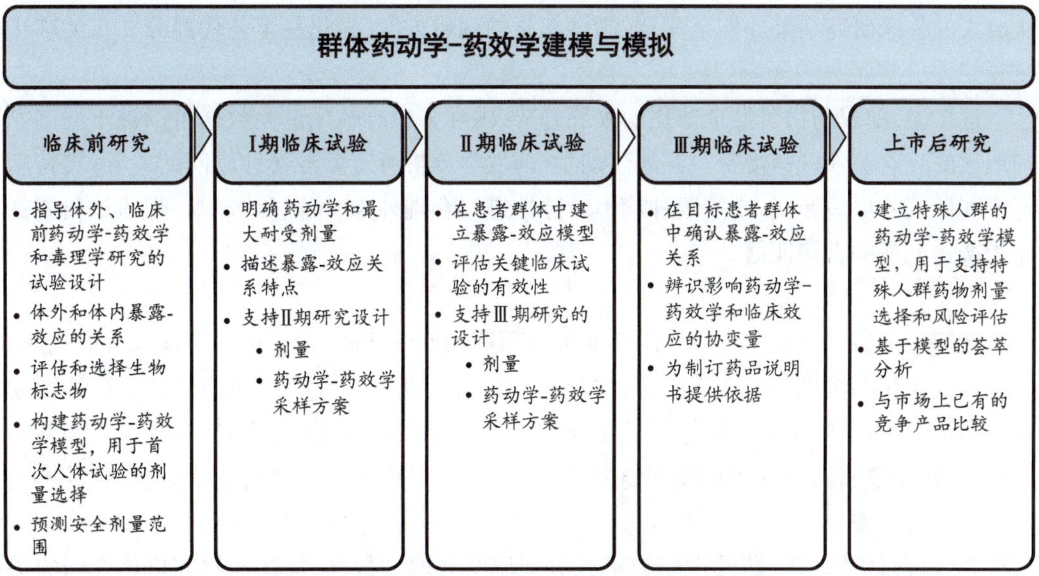

群体药动学-药效学建模与模拟				
临床前研究	**I期临床试验**	**II期临床试验**	**III期临床试验**	**上市后研究**
• 指导体外、临床前药动学-药效学和毒理学研究的试验设计 • 体外和体内暴露-效应的关系 • 评估和选择生物标志物 • 构建药动学-药效学模型,用于首次人体试验的剂量选择 • 预测安全剂量范围	• 明确药动学和最大耐受剂量 • 描述暴露-效应关系特点 • 支持II期研究设计 　• 剂量 　• 药动学-药效学采样方案	• 在患者群体中建立暴露-效应模型 • 评估关键临床试验的有效性 • 支持III期研究的设计 　• 剂量 　• 药动学-药效学采样方案	• 在目标患者群体中确认暴露-效应关系 • 辨识影响药动学-药效学和临床效应的协变量 • 为制订药品说明书提供依据	• 建立特殊人群的药动学-药效学模型,用于支持特殊人群药物剂量选择和风险评估 • 基于模型的荟萃分析 • 与市场上已有的竞争产品比较

图 1-1　群体药动学-药效学建模在新药研发中的应用

1. 临床前研究

在新药开发的临床前研究阶段,群体药动学-药效学分析可以处理临床前的稀疏数据,并可与经典的非房室模型分析法相互补充,考察实验动物体内的药动学行为,评估新化合物的临床前药动学-药效学及安全性特征,支持首次人体试验(first-in-human trial,FIH)剂量的确立、剂量递增方案设计和预测最大耐受剂量等。此外,群体药动学-药效学分析也有助于确定药物作用的靶标,加深对药物作用机制的理解。

2. Ⅰ期临床试验

一般而言,除了抗肿瘤药物研究,Ⅰ期临床试验大多以健康人为研究对象,确定药物的安全有效剂量与最大耐受剂量,并考察药物的药动学特征。群体药动学分析可提高Ⅰ期临床试验的价值,有助于进一步挖掘Ⅰ期临床试验数据中潜在的有用信息,如食物、性别等因素对药动学行为的影响,从而指导后期临床给药方案的设计。

3. Ⅱ期临床试验

Ⅱ期临床试验以少量患者人群为对象,通过试验对新药的安全性和有效性做出较确切的评价,是新药研发过程中确定研究策略、目标适应证、治疗方案的重要阶段。该阶段获取的药动学-药效学的定量关系和影响因素,可为后期确证性临床试验中目标人群选择、样本量、给药方案优化、药动学-药效学采样方案、风险防范等作出定量评估,为临床试验设计提供指导。

4. Ⅲ期临床试验

Ⅲ期临床试验是以较大样本的患者人群为研究对象,对新药的适应证、疗效和不良反应作进一步评价,是新药研发的中心环节。该阶段临床试验是进一步开展药动学-药效学研究的理想阶段。既往美国FDA审评案例中,有不少实例通过群体药动学-药效学分析调整了用药剂量,优化了最终用药方案。科学合理地应用群体药动学-药效学分析,还可从成人的临床研究结果外推至儿童,制订儿童的剂量方案、简化甚至替代部分儿童的临床试验。

近年来,随着药物研发全球化的发展趋势,国际多中心临床试验数据可以被不同国家和地区的政府监管机构接受。群体药动学-药效学分析可定量考察种族间的差异,支持新药不同地区的申请递交,或基于种族不敏感性进行合理外推,将国际多中心临床试验数据作为药物上市的直接证据。

5. 上市后研究

新药上市后研究是在更广泛的真实世界用药人群中开展,重点观察特殊人群的应用、药物相互作用和罕见的不良反应等,评价实际患者的获益和风险之间的关系。群体药动学-药效学分析可辨识有临床意义的影响因素,如年龄、体重、肝肾功能、合并用药和基础疾病等,用于支持特殊人群的剂量选择。此外,还可采用基于模型的荟萃分析,比较不同药物的疗效或安全性等。

总之,群体药动学-药效学研究可充分利用所获取的数据,描述药物和机体之间的关系,考察内在和外在因素的影响。运用该技术指导新药研发,可大大降低临床试验的风险、优化试验设计方案、加快试验进程,提高临床试验的成功率并降低研发成本。

（二）临床个体化用药

由于药物研发阶段的局限性,如研究时间短、研究对象是经选择的人群等,与实际患者临床应用往往大不相同。实际患者可罹患多种疾病、应用多种药物治疗等。此外,新药研发阶段获得的最佳给药方案仅针对群体或亚群体层面。对患者个体,可能无法达到量体裁衣式的个体化用药效果。合理应用群体药动学-药效学分析方法,可综合考虑患者特征,如生理、病理、遗传等因素,更精准地制定个体化的药物治疗方案。群体药动学-药效学分析方法,不仅应用于药物治疗方案的选择、制定和调整,还可应用于慢病患者中用药依从性的判断和制定晚服、漏服药时的补救方案等,发挥了不可替代的作用和优势。

1. 药物治疗方案的选择、制定和调整

基于药物特征,结合患者生理、病理、合用药物等信息（如年龄、体重、肝肾功能、基因型、药物相互作用等）,应用群体药动学-药效学分析方法,可定量考察药物暴露和效应间的关系及影响因素,计算患者达到目标效应所需的给药剂量,在个体化精准用药中发挥重要作用。新西兰奥克兰大学的 Nick Holford 教授提出了目标浓度干预(target concentration intervention,TCI)理论,总结和归纳了群体药动学-药效学理论在药物治疗方案制定和调整中发挥的作用。

如图1-2所示,目标浓度干预过程主要分为以下步骤。

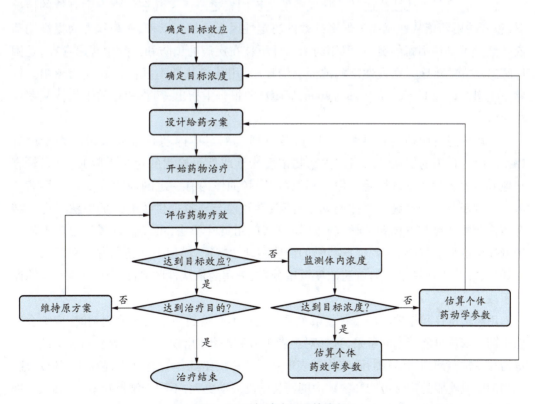

图1-2 目标浓度干预的流程

（1）根据患者期望和疾病治疗特点,确定药物治疗的目标效应。

（2）根据体内药物浓度和效应之间的关系(药效学)确定目标浓度。

（3）根据药物浓度和剂量的关系(药动学),结合患者特征,设计给药方案。

（4）评估患者用药后的治疗效果,包括治疗作用和不良反应。

（5）若达到预期目标效应且达到治疗目的则治疗结束;若达到预期目标效应,但仍未达到治疗目的,则维持原治疗方案继续治疗,并随访评估;若评估结果偏离预期,则须监测体内药物浓度水平。

（6）当体内药物浓度与目标浓度不相符时,可结合最大后验贝叶斯法(maximum a posterior Bayesian estimation,MAPB)估算个体药动学参数,再设计个体给药方案。

（7）若体内药物浓度达到期望的目标浓度但未达到目标效应时,则须根据患者的疗效和不良反应的情况重新调整目标浓度,即根据该患者的浓度和效应关系(药效学),应用最大后验贝叶斯法计算患者目标效应所对应的目标浓度,进一步调整给药方案。如此往复,直至患者达到并维持预期的目标效应。

除了谷浓度、峰浓度以外,目标浓度干预中还可采用其他药动学暴露指标,如药时曲线下面积(area under the drug concentration time curve,AUC)等。目标浓度干预已广泛应用于抗肿瘤、调节免疫、抗感染和抗癫痫等药物治疗领域,获得了预期的治疗效果。

2. 用药依从性的判断、提高和依从性不佳时的补救

患者的用药依从性往往是治疗成败的关键因素之一。尤其在治疗方案有效的情况下,患者的用药依从性就成为保障疗效的决定性因素。长久以来,医患双方为提高用药依从性做了坚持不懈的努力,但用药依从性不佳在疾病的预防和治疗中普遍存在,是困扰医患双方的难题。在慢性疾病的药物治疗中,用药依从性不佳的问题尤为突出。世界卫生组织(World Health Organization,WHO)的报告中指出,药物治疗的平均依从率仅约50%。

当怀疑患者用药的依从性不佳时,常可通过测定体内药物浓度来帮助判断最近1~2次服药行为的依从性。当体内药物浓度接近或低于检测的定量下限时,可以较容易地判定患者用药依从性差。但在其他情况下(如体内有一定的药物浓度时),用药依从性的判断是一个难题。群体药动学-药效学建模与模拟提供了有效的方法。通过结合体内药物浓度与群体药动学-药效学模型,应用贝叶斯法,可以估算各类用药不依从场景发生的后验概率;或者根据药物的群体药动学特征,模拟不同给药方案和用药依从性场景,计算不同场景下的血药浓度概率分布,为用药依从性的判断提供一种科学的评价手段。

用药依从性和疗效间存在着复杂关系。选择不同给药频次或药物制剂时,应综合考虑用药不依从可能带来的后果,选择对患者更有利的药物治疗方案。既往的抗艾滋病病毒治疗及抗癫痫药物治疗的研究报道表明:一日一次给药尽管有助于提高用药依从性,但当漏服或晚服药物时可能导致体内的药物浓度波动更大,不利于维持疗效。因此,须进行药动学和药效学分析,制定合理的治疗方案。

在慢病的长期药物治疗过程中，患者不可避免地会因各种原因未按既定方案服药。晚服或漏服药物时如何补救是药物治疗中的重要问题。由于缺乏有效的补救指导方案，患者常按个人意愿随意服药，导致疗效不佳或严重不良反应的发生。应用群体药动学-药效学分析，可对晚服或漏服药物产生的影响进行定量评估，制订合适的补救用药方案。上述方法在抗癫痫药物、抗凝药物和器官移植术后抗免疫抑制剂的治疗中已有相关的研究报道和总结。本书的案例中也有相关介绍。

综上所述，作为定量药理学的重要组成部分，群体药动学-药效学在模型引导的药物研发（model informed drug development，MIDD）中已发挥了巨大作用，大大提高了新药研发的效率。然而，在临床合理用药和个体化用药方面的研究和应用相对滞后。近年来，模型引导的精准给药（model informed precision dosing，MIPD）也逐渐得到了广泛认可。应用群体药动学-药效学等定量药理学理论和技术开展精准治疗也日益普及。随着人们对健康和生命质量要求的不断提高，群体药动学-药效学必将发挥更大的作用。

国家药品监督管理局药品审评中心. 模型引导的药物研发技术指导原则. ［2020 - 12 - 31］.

国家药品监督管理局药品审评中心. 群体药代动力学研究技术指导原则. ［2020 - 12 - 31］.

焦正,李新刚,尚德为,等. 模型引导的精准用药：中国专家共识（2021 版）. 中国临床药理学与治疗学, 2021,26(11)：1215 - 1228.

李禄金,丁俊杰,刘东阳,等. 基于模型的荟萃分析一般考虑. 中国临床药理学与治疗学,2020,25(11)：1250 - 1267.

刘东阳,王鲲,马广立,等. 新药研发中定量药理学研究的价值及其一般考虑. 中国临床药理学与治疗学杂志,2018,23(9)：961 - 973.

马广立,许羚,陈锐,等. 新药研发中群体药动学/药效学研究的一般考虑. 中国临床药理学与治疗学, 2019,24(11)：1201 - 1220.

孙瑞元. 定量药理学. 北京：人民卫生出版社,1987.

曾衍霖. 临床药代动力学中群体及个体参数的估算. 中国临床药理学杂志,1986, 2(1)：24 - 31.

BEAL S L, SHEINER L B. The NONMEM system. American Statistician, 1980, 34(2)：118 - 119.

DEPARTMENT OF HEALTH AND HUMAN SERVICES, FOOD AND DRUG ADMINISTRATION. Population Pharmacokinetics Guidance for Industry ［2022 - 02 - 03］.

HOLFORD N. Target concentration intervention：Beyond Y2K. Br J Clin Pharmacol, 2001, 52 (supplement)： 55S - 59S.

JELLIFFE R W. Computer assistance in digitalis dosage. Federation Proc, 1968, 27：348.

SHEINER L B. Computer-aided long-term anticoagulation therapy. Computers in Biomedical Research, 1969, 2 (6)：507 - 518.

SHEINER L B, ROSENBERG B, MELMON K. Modelling of individual pharmacokinetics for computer aided drug dosage. Comput Biomed Res, 1972, 5(5)：441 - 459.

第二章
概 念 和 术 语

第一节 基 本 原 理

群体药动学-药效学是一门将数学建模应用于药理学领域的学科。其采用了数学建模的方法,定量表征药物在机体的吸收和处置过程、机体对药物的反应过程和疾病进展过程等,旨在根据患者的特征信息预测药物的体内浓度、临床疗效和安全性,制定和调整给药方案。

经典药动学-药效学模型主要用于描述个体特征,而群体模型是在经典的个体模型基础之上,增加了解释个体间参数变异大小及来源的模型。群体模型常采用混合效应模型,可同时考察固定效应和随机效应,并描述模型参数的集中趋势、分布和离散程度等。以下将作详细介绍。

一、个体模型和群体模型

(一) 个体模型

个体模型是表征个体数据特征的模型,由结构模型和统计学模型组成。结构模型即经典药动学-药效学模型。统计学模型即表征模型预测值与个体观测值差异的模型。后文将模型预测值简称为预测值,个体观测值简称为观测值。构建个体模型可将观测值与预测值相联系,描述观测值和预测值的差异情况。

口服一级吸收和一级消除的一房室药动学模型的结构可由图 2-1 所示:

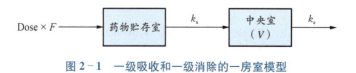

图 2-1 一级吸收和一级消除的一房室模型

单次给药后血药浓度随时间的变化可表示为

$$C_{\text{pred},i} = \frac{k_a \cdot F \cdot \text{Dose}}{V \cdot (k_a - k_e)}(e^{-k_e \cdot t_i} - e^{k_a \cdot t_i}) \qquad (式 2-1)$$

式中，k_a 是一级吸收速率常数，k_e 是一级消除速率常数，Dose 是给药剂量，F 是吸收分数，即进入体循环的药量占给药剂量的百分数，V 是分布容积，$C_{\text{pred},i}$ 是单次给药后第 i 个时间点的预测值。

预测值与观测值的关系，可用加和型误差模型（式 2-2）表示。

$$C_{\text{obs},i} = C_{\text{pred},i} + \varepsilon_i \qquad (式 2-2)$$

式中，$C_{\text{obs},i}$ 是个体第 i 个时间点的观测值，$C_{\text{pred},i}$ 是个体第 i 个时间点的预测值，ε_i 是 t_i 时的观测值与预测值的差值，是随机效应。通过模型拟合，可计算模型参数（V/F、k_a、k_e）的个体估算值和随机效应的大小。

（二）群体模型

群体模型是在个体模型基础之上，增加了个体间变异的模型。个体间变异模型描述了个体间参数的变异大小及变异的来源。群体模型不仅包含了个体模型的所有组分，还包含了个体间变异相关的参数和表征群体特征的子模型，用以描述群体的典型值和变异程度。

群体模型包含了多层嵌套的随机效应。第一层是参数水平，描述了个体模型参数的变异；第二层是个体观测值水平，描述了个体预测值的变异。第二层嵌套在第一层之上，即在不同的参数水平下产生的预测值。随机效应的嵌套性，也是群体模型与个体模型之间的差异所在。

二、非线性混合效应模型

（一）结构模型

对于非静脉给药途径的药物，药动学结构模型通常包括了吸收模型和处置模型。常见的吸收模型包括简单的零级吸收模型、一级吸收模型，以及复杂的渐进吸收模型、混合吸收模型、威布尔吸收模型等。一般尽可能选择简单的模型来描述药物的吸收过程。但对于需要准确估算药物的达峰时间和峰浓度，或描述不同时间段的吸收过程、吸收滞后、多峰等特殊的吸收过程，可采用上文中提及的复杂吸收模型。

药物的处置过程常用房室模型表征，包括一房室、二房室、三房室等。一般而言，房室数越多，药动学参数也越多，拟合的药动学过程越准确。但是房室数越多，模型也越复杂。若试验观测数据不足以支持估算所有参数，则可致参数估算失败。

在药效学研究中，常用模型包括直接效应模型、效应室模型、翻转模型等。药动学-药效学模型的建模过程中，可一步构建药动学-药效学模型并同时拟合药动学和药效学参数，也可分步建模，即先建立药动学模型估算药动学参数，再进一步构建药效学模型估算药效学参数。具体内容详见第九章。

（二）固定效应

固定效应是一类特定的或可测量的、相对明确的模型参数。固定效应一般用 θ

(THETA)表示,θ 的数字下标用来标注不同的固定效应。群体模型中,固定效应参数定义了结构模型参数的群体典型值,如清除率、分布容积、吸收速率常数和生物利用度等。

固定效应参数还包括了协变量参数。协变量是可能影响药动学和药效学的因素,包括内在因素,如生理(年龄、性别、体重、种族、基因多态性)、病理(疾病类型、并发症、肝肾功能异常)和外在因素(合并用药、吸烟、饮酒、饮食)等。

例如,描述某个主要经肾脏清除的药物(如氨基糖苷类抗生素)的清除率(clearance,CL)时,可用式 2-3 表示。

$$CL = CL_{nre} + CL_{re} = \theta_1 + \theta_2 \cdot CL_{cr} \tag{式 2-3}$$

式中,CL_{nre} 和 CL_{re} 分别表示清除率中非肾清除和肾清除的部分,CL_{cr} 表示肌酐清除率(单位:mL/min)。θ_1 和 θ_2 为固定效应参数,其中 θ_1 表示非肾清除部分的清除率,θ_2 表示与肌酐清除率呈恒定正比的比例系数。

(三) 随机效应

随机效应是一类未知的、难以测量或无法观测的因素,用来量化固定效应参数无法解释的变异或模型预测误差。

随机效应主要分为个体间变异(between-subject variability,BSV)和个体内变异(within-subject variability,WSV),后者也称为残差变异(residual unexplained variability,RUV)。两者的含义如图 2-2 所示。个体间变异指个体参数值相对于群体典型值的偏离,常用 η(ETA)表示。个体内变异指个体预测值相对于实际观测值的偏离,常用 ε(EPS)表示。一般假设个体间变异和个体内变异均符合正态分布,均数为 0,方差分别为 ω^2 和 σ^2。

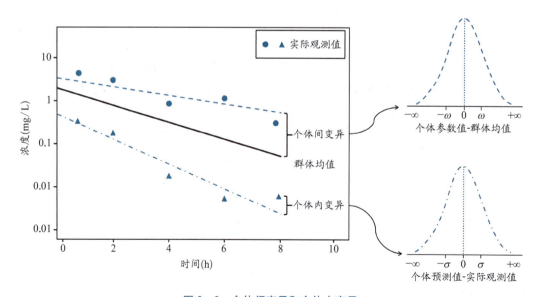

图 2-2　个体间变异和个体内变异

有些研究中包含了多个给药周期或采样周期。此时须考虑场合间变异(inter-occasion variability,IOV),即不同研究阶段中个体间药动学或药效学参数的变异。

1. 个体间变异

（1）定义：个体间变异是个体参数值相对于群体典型值的偏离。当个体间变异较小时，受试者间的药动学行为相似，达到目标浓度所需的剂量相近，可使用固定剂量。当个体间变异较大时，统一的固定剂量则不能满足所有用药个体的需求。

此时，若已知变异的来源，则可据此调整剂量。例如，氨基糖苷类抗生素常通过肾脏清除，个体肾功能的差异是造成个体间变异的原因。因此，可通过表征肾功能的肌酐清除率进行个体化给药（式2-3）。但如果个体间变异大，且无法找到个体间药动学参数差异的原因，则应对患者进行治疗药物监测或加强临床疗效和安全性监测。

（2）常用函数表达式：个体间变异常用加和型（式2-4）、比例型（式2-5）、指数型（式2-6）模型等表示。

$$加和型：P_i = \hat{P} + \eta_i \qquad (式2-4)$$

$$比例型：P_i = \hat{P} \cdot (1 + \eta_i) \qquad (式2-5)$$

$$指数型：P_i = \hat{P} \cdot e^{\eta_i} \qquad (式2-6)$$

式中，P_i 为个体参数，$\hat{P}$ 为群体参数，η_i 为第 i 个体的随机效应，η_i 符合均值为0，方差为 ω^2 的正态分布。NONMEM 估算参数时，比例型个体间变异模型和指数型模型可得到相同的随机效应（η_i）估算值。由于指数型模型确保了个体参数值（P_i）为正值，避免出现不合理的负值，故指数型较比例型模型更为常用。

描述药效学参数时，如药物最大效应（maximal effect，E_{max}），由于个体间的差异通常在一个数量级内，因此可用加和型模型，如式2-7、式2-8。

$$\hat{E_{max}} = \theta_1 \qquad (式2-7)$$

$$E_{max,i} = \hat{E_{max}} + \eta_i \qquad (式2-8)$$

式中，$\hat{E_{max}}$ 为药物最大效应的群体典型值，$E_{max,i}$ 为第 i 个体特征值，η 是第 i 个个体的随机效应。每个个体的 η 不同，对应的 E_{max} 也不同。

描述药动学参数时，如清除率（CL）（式2-9）的个体间变异时，可用比例型（式2-10）或指数型（式2-11）模型表征参数呈比例的变化。

$$\hat{CL} = \theta_2 \qquad (式2-9)$$

$$CL_i = \hat{CL} \cdot (1 + \eta_i) \qquad (式2-10)$$

$$CL_i = \hat{CL} \cdot e^{\eta_i} \qquad (式2-11)$$

2. 残差变异

（1）定义：个体内变异又称为残差变异。为了避免与个体间变异混淆或错误识读，后文中用残差变异一词。残差变异来源于测量误差、实验室间的差异及模型本身等。其大小反映了预测值相对于观测值的随机变化的程度。残差较大表明模型的预测性不佳。

若残差变异较小,则说明构建的模型预测性较佳。

（2）常用函数表达式:残差变异常用加和型(式2-12)、比例型(式2-13)和结合型(式2-14)。对于对数转化的浓度数据,可采用对数型(式2-15)模型等表示。

$$加和型: Y = F + \varepsilon_i \qquad (式2-12)$$

$$比例型: Y = F \cdot (1 + \varepsilon_1) \qquad (式2-13)$$

$$结合型: Y = F \cdot (1 + \varepsilon_1) + \varepsilon_2 \qquad (式2-14)$$

$$对数型: Y = \ln(F) + \varepsilon_1 \qquad (式2-15)$$

式中,Y为观测值,F为模型预测值,ε为残差变异。残差变异符合均值为0、方差为σ^2的正态分布。其中对数型模型假设残差变异为对数正态分布,且F须为正值。与个体间变异模型相似,比例型模型也可用指数型模型替代(式2-16),以确保个体值大于0。

$$指数型: Y = F \cdot e^{\varepsilon_1} \qquad (式2-16)$$

残差模型的选择应符合药动学和药效学特征及观测值的范围。当药动学和药效学观测值的范围在一个数量级以内时,可首选加和型残差变异模型描述。例如,固定剂量给药下稳态谷浓度或恒速静脉滴注时的稳态血药浓度常在相同数量级内,可选加和型残差变异模型。当药动学或药效学数据的范围大于一个数量级时,可考虑选择比例型或加法与比例混合的残差变异模型。

在选择残差变异模型时,须注意不同模型中预测值与残差变异的关系。如图2-3所示,加和型和对数型模型的残差是一个固定值,比例型和结合型模型的残差会随着预测值的增大而增大。比例型模型预测值趋近0、残差亦趋近0,而结合型模型在预测值趋近于0时,残差趋近于一个常数。此外,须注意图2-3中对数型的观测值(Y)是指经对数转换后的浓度值。

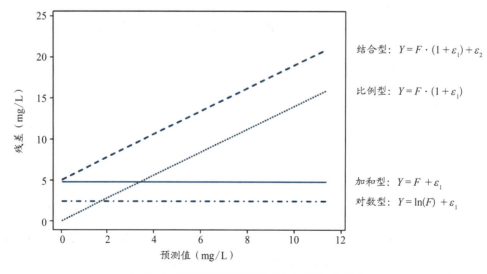

图2-3　不同残差模型的残差与预测值关系图

通过绘制残差(或加权残差)-预测值的散点图,可初步评估两者之间是否存在相关性。模型诊断图及相关解释将在第七章中详细叙述。

3. 场合间变异

场合间变异(inter-occasion variability,IOV)表示个体的药动学或药效学参数在不同研究阶段中的变异,如在不同的给药周期或不同的采样周期中清除率的变异等。忽略场合间变异可影响个体参数估算值的准确性。图2-4展示了是否纳入清除率场合间变异时的药时曲线。

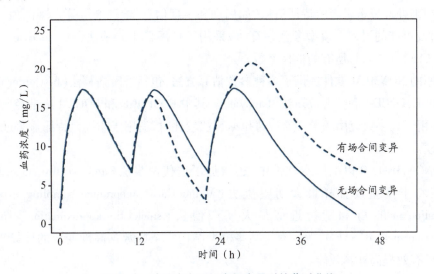

图2-4　清除率有无场合间变异时的药时曲线

IOV与个体药动学或药效学参数的关系可表示为

$$k_{e,ij} = \left[k_{e,pop} + \kappa_{ij} \right] + \eta_i \qquad (式2-17)$$

式中,$k_{e,ij}$ 表示第 i 个个体在第 j 个场景中的一级消除速率常数;$k_{e,pop}$ 是群体一级消除速率常数;κ_{ij} 表示第 i 个体在第 j 个场合下的变异,κ 符合均值为0、方差为 π^2 的正态分布;η_i 表示第 i 个体的个体间变异,η 符合均值为0、方差为 ω^2 的正态分布。

第二节　估算方法

目前,模型参数的估算方法主要有参数法、非参数法和贝叶斯法。与非参数法相比,参数法的应用更为广泛。参数法中一阶条件估算法(first order conditional estimation method,FOCE)、含个体间和个体内变异交互作用的一阶条件估算法(first order conditional estimation with inter- and intra-subject variability interaction method,FOCE-I)是NONMEM软件中最经典的参数估算方法。贝叶斯法综合了未知参数的先验信息和观测样本信息,根据贝叶斯定理,推断后验信息和未知参数。

一、参数法

参数法在假设模型参数服从正态分布或对数正态分布的前提下，将经典的药动学-药效学理论与非线性混合效应模型（固定效应和随机效应）相结合，直接求算群体药动学和药效学参数。该法是目前群体药动学-药效学研究中使用最为广泛的算法。

1977年，Sheiner教授提出了将非线性混合效应模型法（nonlinear mixed effects modeling method，NONMEM）应用于群体药动学研究，并采用参数法估算群体参数，通过统计学模型来处理分析患者的特征信息（如病理和生理信息、给药剂量等）、观测值（如血药浓度等）及可能的误差。模型参数估算时，采用了扩展最小二乘法（extended least square method，ELS）一步求算所有的群体参数。

常用的NONMEM软件提供了多种参数估算方法，包括一阶估算法（first order method，FO）、FOCE、FOCE-I和拉普拉斯法（Laplace）。其中FO、FOCE和FOCE-I法是经典的计算方法，适用于大多数应用场景。而拉普拉斯算法较耗时，适用于非线性特征显著或分类数据的建模。

在NONMEM7.0以上版本软件中，还增加了迭代两步法（iterative two-stage method，ITS）、蒙特卡罗重要抽样最大期望值法（Monte Carlo importance sampling expectation maximization method）和随机近似最大期望值法（stochastic approximation expectation maximization method，SAEM）等。对于某些模型结构复杂或数据高度变异的建模工作，上述算法可有效提高计算效能。

二、非参数法

与参数法不同，非参数法无须假设参数符合正态分布（或对数正态分布）即可求算参数，适用于多种概率分布或联合分布的数据。目前，常用的非参数法算法包括非参数最大似然法（nonparametric maximum likelihood method，NPML）、非参数最大期望值法（nonparametric expectation maximization method，NPEM）、半非参数法（semi nonparametric method，SNP）、非参数自适应网格法（nonparametric adaptive grid method，NPAG）等。Pmetrics软件和NONMEM（7.2以上版本）软件纳入了相关算法。相对于参数法，非参数法的应用较少。

三、贝叶斯法

贝叶斯法由英国学者托马斯·贝叶斯（Thomas Bayes）创建。其基本原理是根据某一事件既往发生的概率特征，预测之后该事件发生的可能性。在群体药动学-药效学研究中，贝叶斯法可根据群体参数分布特征和个体实际观测数据（如血药浓度、生物标志物浓度、药效学效应值等），估算出现最大概率的个体参数。贝叶斯法公式的表述如下。

$$P(\phi \mid C) = \frac{P(C \mid \phi)P(\phi)}{P(C)} \qquad (式2-18)$$

式中，ϕ 表示模型参数值，C 表示个体观测数据。$P(C)$ 和 $P(\phi)$ 分别是 C 和 ϕ 的先验概率（或边缘概率）；$P(\phi \mid C)$ 表示在已知 C 发生的情况下 ϕ 的发生概率，称为后验概率；$P(C \mid \phi)$ 表示在已知 ϕ 发生的情况下 C 的发生概率，称为似然度。在群体药动学-药效学研究中，贝叶斯法是基于个体观测数据寻找一组最有可能的参数解，即 $P(\phi \mid C)$。

最大似然法（maximum likelihood method）是非线性混合效应模型参数的常用估算方法，适用于大多数场景。但当研究数据稀疏、不满足正态分布或模型过于复杂时，最大似然法易致计算失败。与最大似然法不同，贝叶斯法在参数估算时纳入了先验信息，并假设模型参数是随机的。例如，马尔科夫链蒙特卡罗（Markov chain Monte Carlo，MCMC）贝叶斯法无须假设参数的分布形式，可从某个建议分布（proposal distribution）中抽取样本，获得稳定的后验分布，进而计算模型参数值。基于稀疏数据建模分析时，MCMC 贝叶斯法可作为参数估算的方法。此外，最大似然法的结果通常是点估算值，如平均值，而贝叶斯法获得的通常是参数的概率分布。

相比最大似然法，贝叶斯法估算参数基于先验信息，具一定主观性。当使用不同的先验信息时，可得到不同的估算结果。因此，贝叶斯法估算的可信度也取决于先验信息的可信度。尽管如此，贝叶斯法在医学研究中的应用也日益增加。当传统的概率方法失败时，贝叶斯法也常常作为替代方法使用。2011 年，NONMEM 7.2 以上版本纳入了 MCMC 贝叶斯算法。目前，该方法也成为群体数据分析中的重要算法之一。

蒋新国. 现代药物动力学. 北京：人民卫生出版社，2011：106 - 123.

张弨，单爱莲，赵荣生，等. 群体药代动力学研究方法. 中国临床药理学杂志，2013，29(9)：643 - 646.

ANDERS N. KRISTOFFERSSON, LENA E. FRIBERG, JOAKIM NYBERG. Inter-occasion variability in individual optimal design. J Pharmacokinet Pharmacodyn, 2015, 42(6)：735 - 750.

ROBERT J BAUER. NONMEM Tutorial Part Ⅱ：Estimation Methods and Advanced Examples. CPT Pharmacometrics Syst Pharmacol, 2019, 8(8)：538 - 556.

OWEN J S, FIEDLER-KELLY J. Introduction to population pharmacokinetic/ pharmacodynamic analysis with nonlinear mixed effects models. Hoboken：John Wiley & Sons, Inc., 2014：9 - 27.

第三章
NONMEM 软件概览及数据文件

第一节　NONMEM 软件概览

一、软件的发展史

NONMEM 软件是一款用 FORTRAN 语言编写的群体数据分析软件。NONMEM 是 "nonlinear mixed effects modeling" 的缩写,代表了该软件采用了非线性混合效应模型进行数据分析。该软件由美国加利福尼亚大学旧金山分校的 Lewis B. Sheiner 教授和统计学家 Stuart Beal 于 1980 年开发而成,现主要由 Icon 公司的 Robert Bauer 博士进一步开发和维护。NONMEM 是群体数据分析的 "金标准" 软件,历史悠久,用户众多。本书基于该软件介绍群体药动学-药效学的理论和具体实施方法。

1984 年,NONMEM 2.0 版本增加了 PREDPP 模块。PREDPP 模块是药动学模型库,可简化软件代码的编写。1989 年,NONMEM 3.0 版本增加了转译器 NM‑TRAN,用于数据预处理和模型文件转译。NONMEM 3.0 及以上版本包含了全部转译模块。2000 年,NONMEM 软件由商业公司 Globomax 接管和运营,2003 年被 Icon 公司收购。

最初的 NONMEM 1.0 版本只包含了 FO,1992 年的 NONMEM 4.0 版本增加了 FOCE。2006 年的 NONMEM 6.1.0 版本对 FOCE 和 FOCE-I 的运算速度和稳定性进行了较大的改进。2009 年的 NONMEM 7.1.0 版本中,增加了最大期望值法、非参数法等新算法。2011 年的 NONMEM 7.2.0 版本中,增加了并行运算功能,可更充分地利用多核或多线程中央处理器的计算能力,大幅缩短计算时间。目前最新版本是 2022 年更新的 NONMEM 7.5.1。

二、软件的组成

NONMEM 软件主要由三部分组成: NONMEM 转译器 NM‑TRAN,群体药动学模型和参数计算的子程序 PREDPP,估算非线性混合效应模型的计算工具包 NONMEM。其中

NONMEM 是整个程序的核心部分。NONMEM 系统的主要组件间的交互作用如图 3-1 所示。

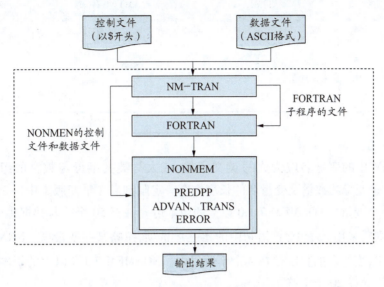

图 3-1 NONMEM 软件组成图解

用户须编写数据文件和控制文件,然后提交 NONMEM 软件进行计算。NONMEM 运行时,首先由 NM-TRAN 将建模数据和控制文件转译为可执行文件,并根据用户定义的控制文件,调用合适的子程序,发送至 FORTRAN 编译器进行编译和计算。若控制文件中调用 PREDPP 子程序,则会生成 PK 和 ERROR 模块,与 NM-TRAN 转译的可执行文件合并后进行计算。最后,根据用户定义,输出计算结果文件。

第二节 数 据 文 件

一、数据集的排列规则

(一)结构

NONMEM 软件对分析数据集的结构有严格的规定。数据文件为包含行和列的二维数据。除某些特殊项(TIME、DATE 等)外,所有数据应以数字的形式表示。数据之间以适当的分隔符进行划分,并保存于文本格式的文件中。一般可采用以逗号为分隔符的 CSV 文件,用微软的 Excel 或 R 等软件进行编辑。

表 3-1 展示了一个数据文件的基本结构。第一列表示个体标识符(identification,ID),第二列表示时间(TIME),第三列表示给药剂量(amount,AMT),第四列表示因变量(dependent variable,DV),即观测值,如血药浓度值。本例中编号为 1001 的受试者,0 时给药 500 单位,12 h 又给药 500 单位,12.5 h 观测值为 10。

表 3-1 数据集基本结构示例

ID	TIME	AMT	DV
1001	0	500	.
1001	12	500	.
1001	12.5	.	10

(二) 变量

NONMEM 中的变量名应为大写英文字母,或大写英文字母与数字的组合。此外,NONMEM 对于变量的数量及变量名的长度均有一定限制。在早期版本中,一个文件最多只能处理 20 个变量。NONMEM 7.1.0 以上的版本可允许至 50 个。若数据集中的变量数多于 50 个,则需采用 $INPUT 语句中的 DROP 选项,忽略某些变量项。NONMEM 7.1.0 之前的版本中,变量名的长度须在 4 个字符以内。NONMEM 7.1.0 以上的版本中,变量名的长度至多可允许 20 个字符。

某些变量名在 NONMEM 中有特定含义,不得随意使用,如 ID、TIME、DATE、DAT1、DAT2、DAT3、DV、MDV、EVID、AMT、RATE、ADDL、II、CMT、SS、PCMT、CALL、CONT、L1、L2 等。在 ADVAN 子程序模块中,药动学参数的定义也是固定的,不可更改,如 ADVAN2 中的 KA、CL、V、F1、F2、ALAG1、ALAG2、S1 和 S2 等。

(三) 数据

数据集中的变量顺序无特殊规定,但变量的数量和变量名应相互对应。在因变量(DV)出现缺失值时,可记录为"."或"0"。同一数据集中,缺失值的填写方式应保持前后一致。

使用 NONMEM 的 PREDPP 程序时,数据集中应定义事件类型,如给药事件、观测事件或其他类型的事件。给药事件中,需在特定时间点记录 AMT 项(给药剂量);观测事件中,需在特定时间点记录 DV 项(观测值)。其他类型的事件可记录其他参数的变化,如体重、合用药物的变化等。详见后文事件类型(event identification,EVID)的阐述。但是,同一条记录中不得同时包含给药事件和观测事件。如表 3-2 所示:若第一条记录的 AMT 项和 DV 项同时赋值,NONMEM 软件将无法正确运行,并将警示报错。

表 3-2 给药事件和观察事件同时发生的错误示例

ID	TIME	AMT	DV	MDV	AGE	SEX
1001	0	500	15.2	0	36	1
1001	12	500	.	1	36	1
1001	24	500	.	1	36	1

若在某时刻同时发生给药事件和观测事件,则两个事件应分别记录。如表 3-3 所示:编号为 1001 的受试者,0 时刻给药 500 单位,且观测值为 15.2。

表 3-3　给药事件和观察事件同时发生的正确示例

ID	TIME	AMT	DV	MDV	AGE	SEX
1001	0	500	.	1	36	1
1001	0	.	15.2	0	36	1
1001	12	500	.	1	36	1
1001	24	500	.	1	36	1

此外,数据集中所有协变量的记录均不能省略。尽管某些协变量是固定不变的,如性别、年龄、基因型等,但仍需在数据集中逐行填写。如表 3-3 的示例中,尽管给药和观测事件中患者年龄(AGE)和性别(SEX)不变,但仍需逐条填写。若协变量的数值缺失,软件运算时会将其视为 0,可致计算错误或失败。

二、常用变量

(一) ID

ID(identification)项是个体标识符,是数据集的必需项。每个研究对象均须创建唯一的 ID。当数据来自多个研究时,为了区分不同研究中相同序号的患者,须为每个研究指定一个唯一的序号进行标识。例如,可将 A、B、C 三项研究分别记为 1、2、3;每项研究中的第 145 号个体,可分别赋 ID 为 1145、2145、3145。当同一个 ID 的数据被其他 ID 数据分开时,被分开的同一个 ID 的数据被视为不同的个体。虽然同一个 ID 可以循环多次使用,但易产生混淆,不宜采用。

NONMEM 7.1.0 以上的版本中,ID 由科学记数法表示的 11 个字符组成。例如,+1.4306 E+04 表示 14306。ID 最多可达 14 位数,但默认设置下的列表输出文件仅报告 5 位有效数字。当 ID 超过 5 位有效数字时,如 1234567890 和 1234567891,虽然 NONMEM 软件会将其解读为两个不同个体,但在列表输出文件中 ID 项都显示 1.2346E+09。如遇到此情况,可通过更改列表文件的输出格式,应用 `LFORMAT` 和 `RFORMAT` 选项来解决此问题。

(二) TIME

TIME 项表示每个个体的每一条记录相对于第一个事件(如给药)发生的时间。因此 TIME 应为正值,且在同一个体中 TIME 应为升序排列,不可缺失。TIME 可采用时钟时间(如 12:30)或十进制时间(12.5)表示。同一个数据集的 TIME 项应保持同一格式。

(三) DATE

DATE 项表示数据集中每一条记录发生的日期,可与 TIME 项相结合,组成事件发生的时间序列。当使用 DATE 项时,TIME 项的值需在 0~24 h 范围内。一般,推荐使用时钟时间。若两个事件的发生间隔超过 24 h,则应考虑增加 DATE 项,使 TIME 项的赋值不超过 24 h。DATE 项可用绝对日期也可用相对日期表示。

如表 3-4 所示,当使用"/"或"-"作为日期的分隔符时,若使用变量 DAT1,则需在 `$INPUT` 语句中指定 `DAT1=DROP`。NONMEM 将根据 DATE 项计算相对时间,但不在列表文件中输出。此时,输出列表文件中的 TIME 项并非原始数据文件中输入的 TIME 值,而是从第一个事件发生以来的相对时间。

表 3-4 **DATE 项的不同表示形式及格式**

变　　量	格　　式
DATE	MM/DD/YY 或 MM-DD-YY
DAT1	DD/MM/YY 或 DD-MM-YY
DAT2	YY/MM/DD 或 YY-MM-DD
DAT3	YY/DD/MM 或 YY-DD-MM

(四) DV

DV(dependent variable)项表示因变量,即观测值。可为药动学模型中的药物浓度,或者药效学模型中的药物效应。仅在观测事件发生时,DV 项才能赋值。给药事件或其他类型的事件下,DV 项必须为缺失值。

(五) MDV

MDV(missing dependent variable)项是一个逻辑变量,常与 DV 项连用,表示 DV 项的缺失情况。若 DV 项不缺失,即发生观测事件,则 MDV 项为 0;若 DV 项缺失,即发生给药事件或其他类型的事件,则 MDV 项为 1。若数据集中缺失 DV 项,但 MDV 为 0,则会出现警示信息。MDV 项不是必需项,若数据集中不包含 MDV,则系统可自动添加 MDV 列及其数据。但推荐用户设定 MDV 项,可有助于发现 DV 项中的错误。

(六) EVID

EVID(event identification)项表示了当前数据所属的事件类型,取值可为 0、1、2、3 和 4。

EVID=0 表示该记录为观察事件。

EVID=1 表示该记录为给药事件。

EVID=2 表示该记录为其他类型的事件。

EVID=3 和 EVID=4 表示该记录为系统复位后的值,即经洗脱期后体内生物标志物水平(如药物浓度)为 0。复位后模型各房室内的药物剂量或浓度都会被重置为 0。两者区别在于 EVID=4 是 EVID=3(仅复位)和 EVID=1(给药)的组合,表明在给药记录之前发生了复位。例如,交叉设计的研究中,受试者随机分配到不同的试验组中,并在不同试验阶段接受相应的治疗。为了避免交叉研究中第一研究阶段的试验影响到第二研究阶段,可设置 EVID=3 或 EVID=4。

使用 EVID 项时,注意 AMT 和 DV 项的值应与之对应,如表 3-5 所示。

表 3-5　不同 EVID 中 DV 和 AMT 变量的要求

EVID	含　　义	DV	AMT
0	观测事件	通常赋值	缺失
1	给药事件	缺失	赋值
2	其他类型的事件	缺失	缺失
3	系统复位	缺失	缺失
4	给药且系统复位	缺失	赋值

(七) AMT

AMT(amount)项表示给药剂量。AMT 项只有在给药事件发生时才能赋值。观测事件或其他类型的事件下 AMT 项必须缺失,即 AMT 和 DV 项不能同时赋值(表 3-2)。数据集中无法定义 AMT 的单位,但在同一数据集中所有 AMT 的单位应统一。

(八) RATE

对于输注给药或零级吸收的药物,RATE 项表示药物的零级给药速率。RATE 项可作为一个数据项,也可以作为参数进行估算。RATE 项的取值可以为-2、-1、0 或大于 0 的任意实数。RATE 项的赋值代表了对于零级给药速率的不同处理方式。

RATE=-2 时,定义零级给药持续时间 D_n 为模型参数,其中 n 为药物进入的房室数。D_n 表示药物持续进入第 n 房室内的时间。例如,D_1 表示药物持续进入第一个房室的时间。

RATE=-1 时,定义零级给药速率 R_n 为模型参数,其中 n 为药物进入的房室数。R_n 表示药物持续进入第 n 房室内的速率,例如,R_2 表示药物进入第二房室的速率。

RATE=0 时,表示不进行零级速率给药。例如,若在数据集中同时给予静脉推注和静脉滴注药物时,静脉推注的记录行上 RATE 项应为 0;而静脉滴注的记录行上 RATE 项可为-1、-2 或大于 0 的实数,但不能为 0,否则系统将视为静脉推注给药。

RATE 为大于 0 的实数时,指定零级给药速率(如静脉给药的输注速率)为单位时间内的给药量。例如,静脉滴注时 RATE=2 000,表示 1 h 内的输注药物 2 000 单位,即输注速率为 2 000 单位/小时。此外,输注时间可通过 AMT/RATE 求算。

(九) ADDL 和 II

ADDL(additional doses)项表示除首次给药外的额外给药次数,II(inter-dose interval)项表示给药间隔。当以相同剂量和相同给药间隔进行多次给药时,可使用 ADDL 和 II 表征。例如,ID 为 1001 的个体以 500 mg、q12h.的给药方式连续给药 8 次。当不采用 ADDL

和 II 表征时,数据集可以记录为表 3 - 6 的形式。

表 3 - 6 　相同剂量固定给药间隔重复给药的数据集示例

ID	TIME	AMT	EVID	MDV
1001	0	500	1	1
1001	12	500	1	1
1001	24	500	1	1
1001	36	500	1	1
1001	48	500	1	1
1001	60	500	1	1
1001	72	500	1	1
1001	84	500	1	1

使用 ADDL 和 II 后,可以简化为表 3 - 7 的形式。

表 3 - 7 　应用 ADDL 的数据集示例

ID	TIME	AMT	ADDL	II	EVID	MDV
1001	0	500	7	12	1	1

简化后的数据集表明: 0: 00 时给药 500 mg,之后每隔 12 h,又额外给药 7 次。须注意,ADDL 的值等于总给药次数-1。若总给药次数为 n,则 ADDL=$n-1$。

实践中可能难以严格按照相同的给药间隔进行给药。例如,每日 3 次给药,难以每隔 8 h 给药。若分别于 7:00、12:00 和 18:00 连续给药 8 天,给药间隔分别是 5 h、6 h、13 h。此时,可视为同一天内给予 3 种给药方案,每个方案的给药间隔都是 24 h,用 ADDL 表征。数据集示例为表 3 - 8。

表 3 - 8 　不规则重复给药时使用 ADDL 项的数据集示例

ID	TIME	AMT	ADDL	II	EVID	MDV
1001	7:00	500	7	24	1	1
1001	12:00	500	7	24	1	1
1001	18:00	500	7	24	1	1

此外,II 的单位须与 TIME 项的单位保持一致。在观测事件和其他类型事件中,II 项的值必须空缺。

(十) CMT

CMT(compartment)项表示了给药或采样观测事件在哪个房室发生。两房室模型中,若给药事件定义为发生于第 2 房室(CMT = 2),则表示中央室给药即静脉给药。当 PREDPP 模块中使用已定义的 ADVAN 子模块时,给药室和采样室已被指定,无须再次定义 CMT 项。如表 3−9 所示,ADVAN1 表示一房室静脉给药,并默认给药和采样均发生在中央室。ADVAN4 表示一级吸收的两房室模型,并默认在药物贮存室(如肠道)给药,在中央室采样。

表 3−9　不同 ADVAN 模块中默认的给药室和采样室

ADVAN	默认的给药室	默认的采样室
1	1	1
2	1	2
3	1	1
4	1	2
10	1	1
11	1	1
12	1	2

在用户自定义模型中,给药事件或观测事件均可发生在默认的房室之外。当描述两种及以上类型的观测数据(如母药和代谢物的浓度、药动学和药效学观测值)时,须使用 CMT 项,并根据事件发生的房室进行赋值。内容详见第八章自定义模型。

(十一) SS

SS(steady state)项表示给药后是否达稳态,取值为 0、1 或 2。

SS = 0,表示未达到稳态。

SS = 1,表示已达稳态,当前的给药剂量为稳态剂量,并且之前任何的给药记录都会被忽略。

SS = 2,表示已达稳态,但未复位,之前的给药记录不能被忽略。由于 SS 的值取决于给药间隔,因此在 II 为非缺失值的记录中 SS 应大于 0。此外,SS 项在观测事件和其他类型事件的记录中必须空缺。

三、其他数据项

(一) 注释行

为了便于理解和交流,用户可在数据集文件中加入注释行,定义每一列数据的释义,如体重(WT)、肌酐清除率(CL_{cr})等。NM－TRAN 读取控制文件 `$DATA` 中指定的数据集时,并不读取注释行。通过控制文件或数据后处理软件导入数据文件时,也将忽略注释行。在 NONMEM 软件中,通过控制文件的 `$INPUT` 语句及其选项,可指定数据文件中的注释行及各变量的排列顺序。

(二) 随时间变化的协变量

有些研究中,协变量可随时间变化而变化,应完整地收集该协变量的数据信息。例如,在一项长期研究中,如果药物治疗影响体重,而体重是药物分布容积(volume of distribution,V)的协变量,则 V 可能会随时间的推移而不断发生改变。又如,研究通过肾脏消除的药物时,肌酐清除率常作为药物清除率的协变量。然而,肾功能也可因药物的肾毒性而受损,药物清除率可随肌酐清除率的变化而不断变化。

例如,表 3－10 展示了一个协变量随时间变化的案例。患者在 0∶00 时给予药物 500 mg,之后连续给药 11 次,给药间隔为 8 h。第一次给药前肌酐清除率基线值为 93 μmol/L。后续记录将该值作为对应时间段的肌酐清除率。血药浓度监测发生在第 3、6、9 和 12 剂给药前 1 h,并且第 12 剂给药前的肌酐清除率更新为 144 μmol/L。NONMEM 中默认 TIME = 63 h 的肌酐清除率为 93 μmol/L,63 h<TIME≤87 h 的肌酐清除率为 144 μmol/L。某个以肌酐清除率为协变量的参数将在该段时间内发生改变。欲使肌酐清除率从第 87 小时开始改变,须用 `$BIND` 语句,具体参见 NONMEM 用户手册。

表 3－10　协变量随时间变化的数据集示例

ID	TIME	DV	AMT	ADDL	II	CLCR
1001	0	.	500	11	8	93
1001	15	7.5	.	.	.	93
1001	39	14.5	.	.	.	93
1001	63	16.4	.	.	.	93
1001	87	18.9	.	.	.	144

四、典型案例

(一) 时间的定义

如前所述,TIME 项可采用时钟时间或十进制时间表示,且可不从 0∶00 时开始。TIME 也可表示患者接受第一次给药后经过的时长。

表 3－11 展示了口服一级吸收的一房室模型中,每天 8∶00 给予 100 mg 口服药物的 3 种数据集编写方式。

表 3 - 11　时间的不同表达形式示例

(1)	ID	TIME	AMT	DV	EVID	MDV	CMT
	1001	8：00	100	.	1	1	1
(2)	ID	TIME	AMT	DV	EVID	MDV	CMT
	1001	8.0	100	.	1	1	1
(3)	ID	TIME	AMT	DV	EVID	MDV	CMT
	1001	0	100	.	1	1	1

（二）静脉滴注和零级吸收

对于静脉滴注或零级吸收过程的药物,其数据集可有多种不同的编写方式。假设从 8：00 开始输注药物 1 000 mg,输注时间为 30 min。

（1）定义 AMT 和 RATE 分别为 1 000 mg 和 2 000 mg/h,持续输注时间为 30 min。

（2）定义 AMT=1 000 mg,RATE=-2,将持续输注时间定义为模型参数并添加变量 DUR 表示持续时间。控制文件中需要相应地设置参数 D1=DUR。如表 3 - 12 所示。

表 3 - 12　静脉滴注 RATE 项不同表示形式示例

(1)	ID	TIME	AMT	RATE	DUR	DV	MDV	EVID
	1001	0	1 000	2 000	.	.	1	1
(2)	ID	TIME	AMT	RATE	DUR	DV	MDV	EVID
	1001	8：00	1 000	-2	0.5	.	1	1

当持续时间无法准确获取时,如使用控释透皮药物,可采用第二种数据编写方法来估算零级吸收药物的吸收持续时间。

（三）ADDL 的应用

前文介绍了如何用 ADDL 和 II 项编写给药间隔固定和不固定两种情况下的数据集。须注意 ADDL 项包含了事件发生的先后顺序,且默认给药事件发生在前,观测事件发生在后。例如,每天 7：00 给药并定期在给药前监测血药浓度,若在数据集中将给药事件和观测事件的时间都记为 7：00,则将被解读为先发生给药事件再发生观测事件。这与研究设定相悖。此时,可将观测事件的 TIME 设为 7：00,再在观测事件与给药事件之间添加一个极短的时间段,如将给药事件的 TIME 设为 7：01。

除上述两项之外,还可以加入 TAD(time after dosing)项,表征距上次(或最近一次)给药以来经过的时长。如表 3 - 13 所示：患者每 24 h 服药 500 mg,共持续 10 天。在 TIME 为 2 h、122 h、243 h 采集血样,3 个观测事件分别发生在最近的一次给药事件后 2 h、2 h、3 h。TAD 项可以通过手动添加,也可在 NONMEM 控制文件计算后输出。

表 3 - 13 在数据集中添加 TAD 项示例

ID	TIME	AMT	ADDL	II	DV	EVID	MDV	CMT	TAD
1001	0	500	9	24	.	1	1	1	0
1001	2	.	.	.	5.7	0	0	2	2.0
1001	122	.	.	.	6.7	0	0	2	2.0
1001	243	.	.	.	6.3	0	0	2	3.0

在多次给药时,以 TAD 为横坐标对浓度或剂量绘图,有助于发现一些数据集中的错误。

(四) 稳态给药

对于某些长期服用的药物,可以选择 ADDL 和 II 项来编辑数据集。但对于一些 ADDL 项数值较大的记录(如>100),另一种简单的处理方法是使用 SS 项。例如,某患者长期服药(≥6 个月),每 24 h 服用 1 次,每次 2.5 mg,在第 30 天 20:00 给药后,于第 31 天 8:00 采集血样,在采集血样前已经达到稳态。数据集示例见表 3 - 14。

表 3 - 14 稳态给药场景数据集示例

ID	TIME	AMT	SS	II	DV	MDV	EVID	CMT	TAD
1001	696	2.5	1	24	.	1	1	1	0
1001	708	.	.	.	2.44	0	0	2	12.0

在第一行记录中,TIME 项为第一次给药后经过的时长[(30-1)×24 = 696]。指定 SS = 1 且 II = 24,表明在 696 h 之前已多次给药并达稳态。

(五) 多途径给药

在多途径给药(如同时口服和静脉注射)的情况下,可通过指定不同的 CMT 来实现。例如,应用 ADVAN2 模块,定义肠道室为 1(CMT = 1),中央室为 2(CMT = 2)。口服给药的给药事件发生在肠道室(CMT = 1),观测事件发生在中央室(CMT = 2),而静脉给药的给药事件和观测事件都发生在 CMT = 2。

上述情况的数据集如表 3 - 15 所示:ID 为 1001 受试者仅口服给药、1002 受试者仅静脉给药、1003 受试者先静脉给药,0.5 h 后口服给药。不同给药途径可通过给药事件记录的 CMT 项来表示。亦可见第八章"自定义模型"。

表 3 - 15　多途径给药数据集示例

ID	TIME	AMT	DV	MDV	EVID	CMT
1001	0	200	.	1	1	1
1001	2	.	10.5	0	0	2
1002	0	150	.	1	1	2
1002	2.5	.	15.5	0	0	2
1003	0	100	.	1	1	2
1003	0.5	100	.	1	1	1
1003	2.5	.	16.4	0	0	2

（六）多个因变量

母药与代谢物浓度的建模（第八章）或药动学-药效学建模（第九章）中,亦可采用 CMT 项指定或区分不同因变量（DV）。如表 3 - 16 所示,口服某药 1 000 mg q12h.,给药后 2 h 测量血药浓度和药效学效应值,可以指定 CMT = 1 为肠道吸收室,CMT = 2 为血药浓度观测室,CMT = 3 为药物效应观测室。

表 3 - 16　给药后同时测量 PK 和 PD 指标的数据集示例

ID	TIME	AMT	DV	MDV	EVID	CMT
1001	0	1 000	.	1	1	1
1001	2	.	7.6	0	0	2
1001	2	.	133	0	0	3
1001	12	1 000	.	1	1	1

（七）$PRED 模块

通过 $PRED 模块也可构建模型。采用的数据集的结构与其他非线性模型的数据处理软件相似,但每条记录都是观察事件。数据集中不包含剂量（AMT）、事件（EVID）和房室数（CMT）等信息。表 3 - 17 展示了峰浓度（peak concentration, C_{max}）与心率（heart rate, HR）之间关系的数据集。其中包含了 3 个受试者,WT 项为患者的体重,DOSE 项为指示变量,不被视为给药剂量。

表 3 - 17　$PRED 模块数据集示例

ID	WT	DOSE	CMAX	HR
1001	72	500	27	67
1002	64	1 000	30	78
1002	64	1 000	29	58
1003	68	750	25	84

五、质量控制

建模过程中,数据集的质量控制(quality control, QC)是确保数据的正确性、可靠性和完整性的关键要素之一。初学者常急于对数据进行分析,而忽略了数据在收集、创建和编辑过程中的质量控制,导致了建模和计算结果的错误。严格地控制上述过程,可确保建立正确的模型和对结果的合理解读。以下将介绍数据集质量控制的方法和关键点。

（一）数据收集过程

试验前制订合理的数据收集策略和方法是十分重要的。试验前须对收集的内容、过程及数据管理进行规划,否则易造成试验数据分析的延误或失败。录入数据前,应确保给药时间、药物剂量、给药途径等信息的完整性并进行核查。若分别收集和录入上述信息,则须在合并和编写数据集前,创建相应的数据处理程序。

（二）创建分析数据集

建立数据集之前,应制定数据分析计划,详细说明数据集的格式和要求,包括数据的纳入和排除标准、观测数据的分析方法、缺失数据的处理方式等。分析计划书中可采用列表的方式,罗列数据集创建过程中的要点,并根据数据分析中遇到的问题,即时更新和完善。

在大型机构中,一般由独立人员负责数据集的质控工作。在一些小型机构或没有独立审查员的情况下,建立过程记录文档十分必要。数据分析人员应根据研究目的,核查数据集的内容是否与预期一致。若有独立的质控审查人员,还应根据说明文档和数据集核对原始数据。

探索性数据分析也是数据集质量控制中十分重要的步骤,可在建模前核查分析数据集的内容。探索性数据分析通过计算频数表、绘制直方图、散点图等,识别异常值、错误记录或量纲不统一等问题。

（三）数据集注意事项

1. 格式

应仔细检查和核对数据集中是否有空白单元格、除了注释行以外是否有非数字形式的记录、是否有不合理的负值,如年龄、体重、剂量等变量的赋值应为正数。此外,还应核查同一个受试者的特征信息,如 ID、性别等是否随时间而发生变化。

2. 单位和量纲

数据集中的变量单位应保持一致。当数据来自多中心研究时,须尤为注意。如发现收缩压的范围为 13~150,则很可能是因为一些研究以 mmHg 为收缩压的单位,而另一些研究以 kPa 为单位。又如体重,须注意不同国家可采用不同的单位,英联邦国家大多采用英制单位 lb,而非英联邦国家多采用公制单位 kg。若单位不一致,须注意进行单位的统一转换。

此外,还应核查多中心研究数据的实验室指标是否采用了统一的测定方法,或对测定方法进行标一化。若药物以盐的形式给药,则数据集中 AMT 项的数值应该转换为摩尔质量或游离药物质量。剂量和浓度的量纲也应保持统一。例如,若浓度的单位为 mg/L,但剂量单位为 ng 或 g,则须核查换算系数(详见第四章)是否正确等。

3. 日期和时间

应仔细核对数据集中的日期和时间是否与原纪录一致,所有日期的格式是否一致。对于来源于不同地域机构的数据,日期的表示形式可有不同。例如,“2019 年 1 月 2 日”中国、美国和欧洲的分别记为“2019 - 1 - 2”“1 - 2 - 2019”和“2 - 1 - 2019”。3 个国家和地区的记录方法各不相同,合并数据时应尤为注意。此外,有些数据集中可用到 TAD 项,应注意核查该项的单位是否保持一致。

4. 因变量

药动学-药效学研究中,因变量(DV)常可出现一些异常值或极端值。如某药的目标浓度范围为 10~20 mg/L,但出现了>50 mg/L 或<0.1 mg/L 的检测值。此时,应仔细检查数据的真实性和准确性,并根据数据分析计划中的相关规定,确定可疑值是否是异常值。此外,还可按照不同的分类变量或分组形式,对因变量进行划分,绘制散点图、因变量-时间曲线图、栅栏图(trellis plot)等(详见第六章、第七章),识别潜在的异常值。

当因变量不是同一类型数据(如药动学数据和药效学数据),或非同种物质的数据(如母药和代谢物的浓度数据)时,应核对是否有 CMT 项或其他指示变量对这些数据进行标识或划分。此外,可通过绘制因变量和指示变量的散点图,检视两者间的关系。

5. 协变量

应仔细核对协变量的范围和分布等是否符合常识。对于连续变量,若在协变量的分布中出现双峰,则可能是由于不同来源的数据单位没有统一标化。对于分类变量,应检查分类级别的数量是否与之匹配。例如,试验对象中包含了白种人、黄种人、黑种人和其他人种 4 个分类变量,则数据集的分类级别也应为 4。

与因变量类似,协变量数据中也可能出现异常值,特别是随时间变化的协变量,如肌酐清除率、血浆白蛋白等。此外,应注意是否有急剧变化的变量。通过绘制协变量和时间的散点图,可发现潜在的异常值。还可针对每个受试者(ID)分别绘图。当发现某个受试者的协变量-时间散点图与其他受试者明显不同时,应仔细核查数据是否有误。

6. 缺失数据和推算数据

应根据数据分析计划检查是否有缺失值,缺失值是否按照规定进行处理或剔除。若数据因疑为异常而被剔除,则须有合理的原因。一些研究的数据中可能包含了低于定量下限的观测值,此时应核查是否按照计划进行处理,以及处理方式是否得当。对于从其他变量推算得到的新变量,如通过血清肌酐值计算肌酐清除率,应检查计算公式是否正确。

7. 其他

若在数据集中使用了如下数据项:MDV、EVID、CMT、RATE、ADDL、SS 等,应按照本章第二节中的所述内容仔细核对是否有误。如当 DV 项有数值时,MDV 是否为 0;给药事件和观测事件是否用正确的 EVID 项标识;CMT 项是否能明确表示不同类型的 DV 项或给药途径;当 RATE 项有不同取值时,是否定义了其他必要项;使用 ADDL 时,是否扣除了首次给药记录;使用 SS 项之前的给药记录是否可忽略。

BONATE P L, STROUGO A, ROY DESAI M, et al. Guidelines for the quality control of population pharmacokinetic-pharmacodynamic analyses: an industry perspective. The AAPS J, 2012, 14(4): 749 - 758.

OWEN J S, FIEDLER-KELLY J. Introduction to population pharmacokinetic/pharmacodynamic analysis with nonlinear mixed effects models. Hoboken: John Wiley & Sonc, Inc, 2014: 178 - 197.

STUART L. BEAL, LEWIS B. SHEINER. NONMEM User's Guide. Regents of the University of California, 1989: 6 - 10.

第四章
控制文件

第一节 简　介

第四章代码和数据文件

　　构建群体药动学-药效学模型及估算参数时,须建立特定格式的控制文件。NONMEM软件中的 NM‐TRAN 模块是 NONMEM 控制文件的转译器,可将编写的控制文件转译为NONMEM 可执行的文件。本书将以 NONMEM 7.5.1 版为例,对控制文件的编写进行简介。

　　控制文件是 ASCII 文本文件,可采用微软的记事本等文本编辑程序进行编写。控制文件由一系列命令行构成。每一条命令行或模块以特定字符"＄"开头。此外,命令或模块名可使用完整名或前 4 个字符的缩写,如 $PROBLEM 可用 $PROB 代替。

　　控制文件的每条命令行最长不超过 160 个字符,超过此限度可通过回车键换行。由于 NM‐TRAN 不读取分号至行尾之间的文本,因此控制文件中可用分号(;)添加注释。

　　NONMEM 执行时将调用数据集文件及相应的子程序,以完成指定模型的运算,并返回计算结果。关于数据集文件的编辑已在第三章阐述,本章将着重介绍 NM‐TRAN 控制文件的组成及输出结果的解读。

第二节　控制文件的组成

　　控制文件主要由 $PROBLEM 、 $DATA 、 $INPUT 、 $SUBROUTINES 、 $PK 、$ERROR 、 $THETA 、 $OMEGA 、 $SIGMA 、 $ESTIMATION 、 $COVARIANCE 、$TABLE 和 $SCATTERPLOT 等模块组成。以静脉给药后一级消除的一房室模型为例,控制文件如下:

```
$PROBLEM INTRAVENOUS BOLUS STUDY                              ; 描述该文件的内容和用途等信息
$DATA example 4-1.csv IGNORE=@                                ; 指定数据文件的路径和名称,排除第
                                                                一个字符是@ 的数据行
$INPUT ID TIME AMT CONC=DV EVID MDV BW AGE ISM RACE DOSE      ; 指定数据文件的数据结构
$SUBROUTINE ADVAN1 TRANS2                                     ; 确定调用的计算子程序
$PK
  CL   = THETA(1) * EXP(ETA(1))                               ; 清除率
  V    = THETA(2) * EXP(ETA(2))                               ; 分布容积
  S1   = V/1000                                               ; 量纲统一
$ERROR
  IPRE = F                                                    ; 血药浓度个体预测值
  Y    =  F + F * ERR(1) + ERR(2)                             ; 加法和比例结合型残差(ε₁, ε₂)
$THETA
  (0.1,1)                                                     ; 清除率估算值的初值和上下限
  (1,10)                                                      ; 分布容积估算值的初值和上下限
$OMEGA
  0.09                                                        ; 清除率的个体间变异
  0.09                                                        ; 分布容积的个体间变异
$SIGMA
  0.09                                                        ; 比例型残差
  1                                                           ; 加法型残差
$ESTIMATION METH=1 MAXEVAL=9999 PRINT=5                       ; 指定估算方法和输出方式
$COVARIANCE PRINT=E                                           ; 进行协方差分析
$TABLE ID TIME DV IPRE DOSE CL V ETA1 ETA2 BW AGE ISM RACE DOSE NOPRINT ONEHEADER FILE=1.fit
                                                              ; 总体数据输出列表
$TABLE ID TIME AMT IPRE NOPRINT ONEHEADER FILE=sdtab1         ; 标准文件列表
$TABLE ID CL V ETA1 ETA2 NOPRINT NOAPPEND ONEHEADER FILE=patab1
                                                              ; 参数估计值列表
$TABLE ID BW AGE NOPRINT NOAPPEND ONEHEADER FILE=cotab1       ; 连续变量数据列表
$TABLE ID ISM RACE NOPRINT NOAPPEND ONEHEADER FILE=catab1     ; 分类变量数据列表
$SCATTERPLOT (TIME PRED BW AGE ISM RACE) VS WRES              ; 绘制参数或变量的散点图
```

一、$PROBLEM 模块

$PROBLEM 模块是控制文件的第一条命令行,为必需项。$PROBLEM 后的文本可描述该文件的内容和用途等信息。作为控制文件的标题或注释,这些文本将被复制至输出文件,作为计算结果中的一部分。

当修改或编辑控制文件时,可在 $PROBLEM 模块中添加相关信息。此外,用户还可使用分号(;)在每个新的控制文件起始处添加更多的注释文本。如下列代码,包括了建模时间、建模人员姓名、模型的描述、研究目的等信息。

```
;Date: 2024-1-25
;Author: ZHANG SAN
;Model Description: PopPK, multiple oral dose, 1-CMT
;Aim: To establish a model to optimize drug therapy
$PROBLEM ORAL ADMINISTRATION STUDY
```

二、$DATA 模块

$DATA 模块用于指定 NM－TRAN 所需的数据文件及其读取路径。一般,应采用英文的文件名和路径名,避免采用中文的文件名和路径名。数据文件须为完整名称,包括扩展名(如.csv 文件)。因操作系统或软件运行环境的不同,数据文件的读取路径可有不同。基于 UNIX 或 LINUX 的操作系统,需使用正斜杠(/)符号,表示不同子目录之间的分隔。而基于 Windows 的操作系统,则需使用反斜杠(\)符号,表示不同子目录之间的分隔。建议采用数据文件存储的绝对路径,从文件存放的根目录处开始书写。例如,Windows 操作系统下 C:\My documents\...,如果控制文件和数据文件在同一文件夹,则可以省略数据文件的路径。

用户可使用 $DATA 模块的附加选项来构建子数据集,如 IGNORE (排除)选项等。例如,

```
$DATA  C:\My documents\RUN1.CSV  IGNORE=@
```

或

```
$DATA  C:\My documents\RUN1.CSV  IGNORE=C
```

上述命令中, C:\My documents\data file name 指定数据文件的路径和名称; IGNORE=@ 或 IGNORE=C 代表数据行中第一个字符是@或 C 时,该数据行将不被读取纳入计算。同时,须在拟排除数据行的行首插入相应的特定字符(如 @ 或 C),而其他数据行保持不变。此外,可通过查看计算结果的输出文件,确认数据是否被纳入计算(详见本章第三节)。当采用特定字符"#"标注数据行时,默认将此数据行排除,无须用 IGNORE 指定。但使用其他字符,如示例中的 @ 或 C 时,则须采用 IGNORE 选项指定。

IGNORE 选项还可指定须排除特定条件的数据。例如,排除年龄(AGE)小于 12 岁的受试者数据,则可用以下命令:

```
$DATA  C:\My documents\RUN1.CSV IGNORE=(AGE .LT. 12)
```

上述命令中 LT 是 Less than 的缩写,表示逻辑判断的"小于"。须注意在 LT 前后

加上英文的句号(.),以符合 FORTRAN 语言的语法要求。常用的逻辑判断表达方式见表 4-1。

表 4-1　FORTRAN 语言常用的逻辑判断

缩　写	全　　　称	逻 辑 含 义
LT	Less than	小于
GT	Greater than	大于
LE	Less than or equal to	小于等于
GE	Greater than or equal to	大于等于
EQ	Equal to	等于
NE	Not equal to	不等于

IGNORE 还可增加条件选项,如以下代码命令表示:既排除行首含 @ 的数据,又排除年龄小于 12 岁的受试者数据。

```
$DATA  C:\My documents\RUN1.CSV IGNORE=@  IGNORE=(AGE .LT. 12)
```

此外,IGNORE 选项还可使用多个条件的组合,表征复杂的排除标准。多个条件之间为"或"的逻辑关系。例如,排除体重(WTKG)≤40 kg 的患者,或者年龄(AGE)<12 岁的受试者,可采用以下命令:

```
$DATA C:\My documents\RUN1.CSV IGNORE = (WTKG .LE. 40, AGE .LT. 12)
```

以上命令中,多个条件语句以逗号分隔,括号标识条件的起始和终止。

此外,与 IGNORE 相对应,NONMEM 还提供了 ACCEPT 选项,表示只接受特定条件的数据。该选项与 IGNORE 相似,多个条件之间也为"或"的逻辑关系。ACCEPT 选项可与 IGNORE 合并使用。例如,用 ACCEPT 代替上述案例中的 IGNORE 选项,表达相同的含义,可用以下命令:

```
$DATA C:\My documents\ RUN1.CSV IGNORE=@  ACCEPT=(WTKG .GT. 40, AGE .GE. 12)
```

上述命令表示:排除行首含 @ 的数据,纳入体重>40 kg 或年龄≥12 岁的患者。须注意 IGNORE 和 ACCEPT 选项无法表征多个条件之间为"和"的逻辑关系。

合理、灵活应用 IGNORE 和 ACCEPT 选项,可在不改动原数据集文件的基础上,实现数据核查、子数据集计算等功能,提高数据转换、编辑和计算的效率。

三、$INPUT 模块

$INPUT 模块指定了数据文件的数据结构。模块中定义的变量和变量排列顺序须与数据文件中相对应。NM-TRAN 读取数据文件后,将按照 $INPUT 模块中指定的变量排列顺序进行赋值,例如:

```
$INPUT ID TIME AMT CONC=DV EVID MDV BW AGE ISM RACE DOSE
```

表 4-2 数据文件示例

#ID	TIME	AMT	CONC	EVID	MDV	BW	AGE	ISM	RACE	DOSE
1	0	50	·	1	1	66	34	0	1	50
1	1	·	1 001.14	·	·	66	34	0	1	50
1	2	·	1 310.78	·	·	66	34	0	1	50
1	6	·	748.56	·	·	66	34	0	1	50
1	8	·	708.4	·	·	66	34	0	1	50
1	12	·	633.07	·	·	66	34	0	1	50
1	16	·	567.01	·	·	66	34	0	1	50
1	24	·	424.34	·	·	66	34	0	1	50

以上数据列表(表4-2)中的第一行是注释行,标识各列数据的变量名。从第二行起为数据。$INPUT 定义了数据的每一列,分别为受试者编号(ID)、时间(TIME)、给药量(AMT)、观测值(DV)、给药事件(EVID)、观测值是否缺失(MDV)、体重(BW)、年龄(AGE)、是否吸烟(ISM)、种族(RACE)、日剂量(DOSE)。其中,最后一列 DOSE(日剂量)是协变量。与 AMT 不同,数据集中每一行的 DOSE 列均须赋值。

NONMEM 程序中含"保留变量"名,即程序中已有定义的变量名,表征特定的数据。例如,上述数据集中的前 6 列均有特定含义,不能表征其他内容。一般而言,变量的总数量不得超过 50 项。超过 50 时,可在不需要的变量名后加 =DROP,表示忽略该变量。

此外,$INPUT 模块中可用其他变量名代替"保留变量"名进行标识,以便于理解。如上面的案例中,CONC=DV 代表 CONC 取代保留变量名 DV,表征 DV 是药动学的浓度观测数据。当采用 CONC=DV 时,NM-TRAN 可正确识读"保留变量",且在结果输出时,采用变量名 CONC。

日期数据有不同的编写格式,但年、月、日之间均用"/"或"-"连接,如 MM/DD/YY 或 MM - DD - YY(详见第三章第二节)。此时,尽管 DATE 项用 =DROP 设定。但是,NM - TRAN 在读取时不会省略该变量,并将根据 TIME 计算事件发生的相对时间。

四、$SUBROUTINES 模块

$SUBROUTINES 模块确定了药动学计算时的子程序,包括 ADVAN 子程序和 TRANS 子程序。ADVAN 指定何种房室模型,TRANS 指定模型的基本药动学参数。常用的 ADVAN 子程序及其所指定的药动学模型见表 4 - 3。

表 4 - 3 常用 ADVAN 子程序及其所指定的模型类别

ADVAN 子程序	模 型 的 类 别
ADVAN1	一房室模型静脉给药
ADVAN2	一房室模型一级吸收
ADVAN3	二房室模型静脉给药
ADVAN4	二房室模型一级吸收
ADVAN5 ADVAN7	一般线性模型
ADVAN6 ADVAN8 ADVAN9	一般非线性模型(微分方程)
ADVAN10	米氏(Michaelis-Menten)模型
ADVAN11	三房室模型静脉给药
ADVAN12	三房室模型一级吸收
ADVAN13	一般非线性模型(微分方程)

当确定 ADVAN 子程序后,可通过 TRANS 子程序指定基本药动学参数,即指定模型的参数化形式。其中,TRANS1 采用房室间一级转化速率常数来描述模型参数,如 k_{10}、k_{12}、k_{13} 等,适用于任何 ADVAN 子程序。TRANS2 也可用于特定的 ADVAN 子程序。该命令定义了模型参数采用了具生理意义的参数表达形式,如清除率和分布容积。其他可选的 TRANS 子程序则应与所选的 ADVAN 相匹配。TRANS 子程序提供了用清除率、分布

容积或 α、β、γ 等指数来描述模型。表 4-4 展示了常用 ADVAN 和 TRANS 组合所必须定义的参数和可选的附加参数。

表 4-4 常用 $SUBROUTINES 模块的子程序及其参数

ADVAN 子程序	TRANS 子程序	必须定义的参数	可选的附加参数
ADVAN1	TRANS1	K	S1, S2, F1, R1, D1, ALAG1,F0
	TRANS2	CL,V	
ADVAN2	TRANS1	K,KA	S1, S2, S3, F1, F2, R1, R2, D1,D2,ALAG1,ALAG2,F0
	TRANS2	CL,V, KA	
ADVAN3	TRANS1	K,K12,K21	S1, S2, S3, F1, F2, R1, R2, D1,D2,ALAG1,ALAG2,F0
	TRANS3	CL,V,Q,VSS	
	TRANS4	CL,V1,Q,V2	
	TRANS5	AOB,ALPHA,BETA	
	TRANS6	ALPHA,BETA,K21	
ADVAN4	TRANS1	K,K23,K32,KA	S1, S2, S3, S4, F1, F2, F3, R1, R2, R3, D1, D2, D3, ALAG1,ALAG2,ALAG3,F0
	TRANS3	CL,V,Q,VSS,KA	
	TRANS4	CL,V2,Q,V3,KA	
	TRANS5	AOB,ALPHA,BETA,KA	
	TRANS6	ALPHA,BETA,K32,KA	
ADVAN10	TRANS1	KM,VM	S1,S2,F1,R1,D1,ALAG1,F0
ADVAN11	TRANS1	K,K12,K21,K13,K31	S1, S2, S3, S4, F1, F2, F3, R1, R2, R3, D1, D2, D3, ALAG1,ALAG2,ALAG3,F0
	TRANS4	CL,V1,Q2,V2,Q3,V3	
	TRANS6	ALPHA,BETA,GAMMA,K21,K31	
ADVAN12	TRANS1	K,K23,K32,K24,K42,KA	S1, S2, S3, S4, S5, F1, F2, F3, F4, R1, R2, R3, R4, D1, D2,D3,D4,ALAG1,ALAG2, ALAG3,ALAG4,F0
	TRANS4	CL,V2,Q3,V3,Q4,V4,KA	
	TRANS6	ALPHA,BETA,GAMMA,K32,K42,KA	

例如，ADVAN2 TRANS2 代表口服给药后一级吸收的线性一房室模型,必需定义的

参数为清除率(CL)、分布容积(V)和一级吸收速率常数(k_a),可选的附加参数为 S1、S2、S3、F1、F2、R1、R2、D1、D2、ALAG1、ALAG2、F0。其中,S1、S2、S3 分别表示贮存室、中央室、输出室的换算系数;F1、F2 分别表示药物贮存室、输出室的相对生物利用度;R1、R2 分别表示贮存室、中央室的给药速率;D1、D2 分别表示药物贮存室、中央室的给药持续时间;ALAG1、ALAG2 分别表示贮存室、中央室的药物吸收延迟时间;F0 表示输出分数。

$SUBROUTINES 模块的 ADVAN 和 TRANS 子程序组合决定了模型估算所必须定义的参数和可选的附加参数。常用模块和相关定义参见附件 6。

五、$PK 模块

$PK 模块主要描述了模型参数和模型变量,包括 ADVAN 和 TRANS 定义的必需参数、附加参数、表征群体典型值 THETA (θ)及个体间变异 ETA (η)。此外,$PK 模块还可根据已有的数据和变量,创建新变量。在此过程中,通常还会用到 IF-THEN 语句、变量赋值语句。以下将逐一作详细介绍。

(一)必需参数

$PK 模块中必需定义的参数包括药物清除率、分布容积等药动学参数、参数的群体典型值(θ)、个体间变异(BSV)。一般,可在原参数名称前加上"TV"(typical value),表示参数的群体典型值,与个体参数值加以区别。例如,TVCL、TVV 分别表示清除率及分布容积的群体典型值,而 CL、V 则分别表示清除率及分布容积的个体值。命令如下:

```
$PK
  CL   = THETA(1) * EXP(ETA(1))            ;清除率的个体值
  V    = THETA(2) * EXP(ETA(2))            ;分布容积的个体值
```

或

```
$PK
  TVCL = THETA(1)                          ;清除率的群体典型值
  CL   = TVCL * EXP(ETA(1))                ;清除率的个体值
  TVV  = THETA(2)                          ;分布容积的群体典型值
  V    = TVV * EXP(ETA(2))                 ;分布容积的个体值
```

上述示例的两种表达方式区别在于:前者的参数表达式较简洁,而后者通过新变量 TVCL 和 TVV 定义群体典型值后,可更容易地编辑 CL 和 V 的数学表达式,构建复杂的协变量模型。例如,考察肌酐清除率(CL_{cr})对清除率的影响,则上述命令可修改如下:

```
  TVCL  = THETA(1) * (CLCR/90) ** THETA(2)   ;清除率的群体典型值:肌酐清除率对
                                              清除率的影响
  CL    = TVCL * EXP(ETA(1))                  ;清除率的个体值
```

此外,一些 NONMEM 辅助工具仅支持后者,如应用 PsN 自动筛选协变量的 SCM 功能,须采用后者形式,详细参见附件。

(二)附加参数

可选的附加参数包括吸收延迟时间、相对生物利用度、零级输入速率常数、零级输入持续时间和换算系数等。`$PK` 模块描述附加参数时,须在参数名后加上一个阿拉伯数字,表征该参数所适用的房室。某些参数只适用于特定的房室,无法通用于所有房室。

例如,子程序选择 `ADVAN2`、`ADVAN4` 或 `ADVAN12` 时,药物首先在贮存室中。通过 `$PK` 模块,可定义和估算转运延迟时间 `ALAG1`,即估算药物从给药室转运至第一个房室的时间。其单位必须与数据中时间变量的单位保持一致。此外,相对生物利用度通常用 `F1` 表示。例如:

```
IF(DOSE .GT. 3)  F1 = 1                 ; 剂量>3 mg 时的相对生物利用度为 1
IF(DOSE .LE. 3)  F1 = THETA(1)          ; 剂量≤3 mg 时的相对生物利用度为 θ₁
```

模型所预测的药物浓度源自药物分布的某一个房室中,该房室的体积称为分布容积(V)。若第 n 个房室中药物的质量单位与数据集中 AMT 数据项的剂量单位相同时,则药物浓度(C_n)可用式 4-1 表示。

$$C_n = \frac{\text{amount}}{V} \qquad\qquad (式4-1)$$

当剂量与浓度(DV)单位的量纲不同时,须将两者的单位进行统一标化。`$PK` 模块可通过定义附加参数——换算系数(scaling factor, S_n),使给药剂量和药物浓度的单位量纲保持一致。其中,n 表示浓度观测事件所发生的房室,S_n 表示分布容积和无单位标量值(unitless scalar value, usv)的乘积。如式 4-2 所示。

$$S_n = V \cdot \text{usv} \qquad\qquad (式4-2)$$

例如,给药剂量的单位为 mg,浓度的单位为 ng/mL。如果不进行比例换算,得分布容积的单位为千升,即

$$\frac{\text{mg}}{\text{ng/mL}} = 1\,000\ \text{L} \qquad\qquad (式4-3)$$

为了避免上述情况,可改变数据文件中的剂量或浓度的量纲;也可在 `$PK` 模块中定义附加参数 S_n,将剂量和浓度二者的量纲统一(式 4-4)。

$$S_n = \frac{V}{1\,000} \qquad\qquad (式4-4)$$

在 `$PK` 模块中加入以下命令行:

```
S2  =  V2 / 1000
```

(三) 个体间变异

生理和病理状态不同的个体,药物代谢过程可不同。定量考察个体间药动学的影响因素有助于个体化给药。NONMEM 中个体间变异用 `ETA` 表示,常用的模型包括加法模型、比例模型和指数模型。具体如下:

1. 加法模型

```
TVCL = THETA(1)                          ;清除率的群体典型值
CL   = TVCL + ETA(1)                     ;清除率的个体值:加法型个体间变异
```

加法模型又称同方差或恒方差模型。当个体间变异采用加法模型描述时,模型化过程所求算的个体 PK 参数呈正态分布,方差不随参数群体典型值的变化而变化。上述示例中,当 `ETA(1)` 为负值时,则可能致个体参数值 *CL* 为负值。因此,采用加法模型描述个体间变异时,须考虑其对 PK 参数可能产生的影响。用加法模型描述 PD 参数的个体间变异时,由于 PD 参数从基准值开始可能增加也可能减小,故即使 η 为负值,对 PD 参数估算的结果也无影响。

2. 比例模型

```
TVCL = THETA(1)                          ;清除率的群体典型值
CL   = TVCL * (1 + ETA(1))               ;清除率的个体值:比例型个体间变异
```

比例模型又称常系数变异模型。当个体间变异采用比例模型描述时,模型化过程所求算的个体 PK 参数值呈对数正态分布,但方差随参数群体典型值的变化而呈比例的变化。

3. 指数模型

```
TVCL = THETA(1)                          ;清除率的群体典型值
CL   = TVCL * EXP( ETA(1))               ;清除率的个体值:指数型个体间变异
```

指数模型又称对数加法模型。当个体间变异采用指数模型时,个体间变异估算的结果等价于比例型模型的结果。指数型模型的优点在于无论 η 的取值如何,参数为正值。例如,上述示例中,即使 `ETA(1)` 非常小乃至为负值,`EXP( ETA(1))` 估算值将始终为正值。但若采用比例型模型描述个体间变异时,比例项可能为负值,而导致 *CL* 估算值为负。因此,指数型模型更为常见,用于描述个体间变异。

(四) 新变量定义

`$PK` 模块可定义一个或数个新变量,并对新变量进行初始化。例如,基于已有的性别变量 SEXM(0=女性,1=男性),重新定义一个新变量 SEXF(0=男性,1=女性),并对变量进行初始化。代码如下:

```
SEXF = 0                              ;创建新变量 SEXF,并对所有个体初始化为 0
IF (SEXM .EQ. 0)  SEXF = 1            ;当受试者为女性时,将新变量 SEXF 赋值为 1
```

此外,基于多重变量创建多个指标变量时,通常需要 $n-1$ 个指示变量。其中 n 表示原始多分类变量的种类或等级数目。例如,CYP3A5 基因型的多分类变量可有 3 种类型:1 = CYP3A5*1/*1,2 = CYP3A5*1/*3,3 = CYP3A5*3/*3。基于已有的基因型变量(GENT),创建 2 个指标变量(GENTA,GENTB),并进行初始化。代码命令如下:

```
GENTA   = 0                           ;创建新变量 GENTA,并对所有个体初始化为 0
IF (GENT .EQ. 1)  GENTA = 1           ;若基因型为 CYP3A5*1/*1,设置 GENTA = 1
 GENTB = 0                            ;创建新变量 GENTB,并对所有个体初始化为 0
IF (GENT .EQ. 2)  GENTB = 1           ;若基因型为 CYP3A5*1/*3,设置 GENTB = 1
```

上述示例中,当所有定义的二分类变量均为零时,则为第 3 种基因型,因此不需要定义第 3 种基因型的新变量。

(五) IF – THEN 结构

IF – THEN 条件语句决定了程序的执行流程,用于不同病理生理条件下的参数的估算。IF – THEN 条件语句的句法命令格式如下:

(1) 选择结构:根据条件成立与否选择程序执行的通路。

```
IF …    THEN
  ……
ELSE
  ……
ENDIF
```

(2) 嵌套结构:重复执行一个或几个模块,直到满足某一条件为止。

```
IF …    THEN
  ……
ELSEIF…   THEN
  ……
ELSEIF…   THEN
  ……
ENDIF
```

如根据特定给药途径(RTE = 1)给药后的数据,估算相对生物利用度,可用以下命令实现。

```
F1 = 1                                ;生物利用度为 1
IF (RTE .NE. 1)  F1 = THETA(1)        ;RTE ≠ 1 时的生物利用度 θ₁
```

或

```
IF (RTE .EQ. 1)  THEN
   F1 = 1                                    ; RTE = 1 时的生物利用度为 1
ELSE
   F1 = THETA(1)                             ; RTE ≠ 1 时的生物利用度 θ₁
ENDIF
```

如果血红蛋白水平小于 80 g/L、80~100 g/L 及大于 100 g/L 时,分布容积的个体间变异各不相同,可用以下命令实现。

```
TVV = THETA(1)                               ; 分布容积的群体典型值
IF (HB .LT. 80)  THEN
   V = TVV * EXP(ETA(1))                      ; 血红蛋白<80 g/L 时的分布容积
ELSEIF (HB .LE. 100)  THEN
   V = = TVV * EXP(ETA(2))                    ; 80≤血红蛋白≤100 时的分布容积
ELSEIF (HB .GT. 100)  THEN
   V = TVV * EXP(ETA(3))                      ; 血红蛋白>100 时的分布容积
ENDIF
```

在日剂量小于或等于 2 和大于 2 时,某药的吸收速率常数(k_a)的群体典型值和个体间变异均不同,则可用以下命令实现参数的估算。

```
IF (DOSE.LE.2)  THEN
   KA = THETA(1) * EXP(ETA(1))               ; 日剂量≤2 时的吸收速率常数
ELSE
   KA = THETA(2) * EXP(ETA(2))               ; 日剂量>2 时的吸收速率常数
ENDIF
```

六、$ERROR 模块

$ERROR 模块用于描述由一些不可知因素导致的预测值与观测值之间的差异,即个体内(残差)变异。残差变异通常采用加和型模型、比例型模型、指数型模型、混合型残差模型描述,以 EPS 表示。$ERROR 模块中描述残差变异的相关变量还包括 F 和 Y。其中,F 表示预测值,Y 表示观测值。残差变异模型与个体间变异模型组成统计学模型。

(一) 简单残差变异模型

残差变异是分析误差、模型偏倚等无法避免的误差的综合体现,存在于研究的各个阶段。$ERROR 模块描述残差变异的形式如下:

1. 加和型模型(又称同方差残差变异模型)

```
$ERROR
   Y = F + EPS(1)
```

2. 比例型模型

```
$ERROR
  Y = F * (1 + EPS(1))
```

或

```
$ERROR
  Y = F + F * EPS(1)
```

3. 指数型模型

```
$ERROR
  Y = F * EXP(EPS(1))
```

指数型残差模型等价于比例模型,并可使参数值始终为正值。

4. 混合型模型(即加和型模型+比例型模型)

```
$ERROR
  Y = F * (1+EPS(1)) + EPS(2)
```

残差变异模型除上述 4 种形式外,还可用对数模型。对数模型通过将指数模型等式两侧进行对数转换,代码如下:

```
  Y = LOG(F) + EPS(1)
```

须注意 NONMEM 采用的 FORTRAN 语言规定了 LOG( )函数表示自然对数 ln( )。若以 10 为底的对数,应写成 LOG10( )。

当残差变异采用对数模型描述时,首先须将数据集中观测值 DV 进行对数转换,并将之作为保留变量名 DV 值被 NM - TRAN 读取,如下:

```
$INPUT ID TIME DAT2 AMT ODV=DROP DV=LNDV EVID MDV …
```

其中,原始浓度观测值是 ODV,加上 =DROP 选项,则不被 NM - TRAN 读取。LNDV 被指定为保留变量 DV(DV = LNDV),作为 NONMEM 的必需数据项被读取。相应的 $ERROR 模块编写如下:

```
$ERROR
  CALLFL = 0                              ;指定 $ERROR 模块只用于观测记录
  Y      = LOG( F ) + EPS(1)              ;对数型残差
```

或

```
$ERROR ( OBSERVATIONS ONLY )             ;指定 $ERROR 模块只用于观测记录
  Y = LOG( F ) + EPS(1)                   ;对数型残差
```

以上命令中，`CALLFL=0` 及（ `OBSERVATIONS ONLY` ）选项指定 `$ERROR` 模块只用于观测记录，而不用于给药或其他事件的记录，以避免出现计算错误。通常，发生的计算错误来源于给药记录。如对个体预测值 F 进行对数转换时，其值可能为零。

当受试者服药很久之后采样，个体预测值可能为零。即使添加了（ `OBSERVATIONS ONLY` ）或 `CALLFL=0` 选项，个体预测值经对数转换后仍可出现 `LOG(0)` 的错误。此时，须进行以下处理：

```
$ERROR
  FLAG = 0                                        ;指示变量
  IF (F.EQ. 0)  FLAG = 1                          ;预测值 = 0 时,指示变量 = 1
  Y    = (1-FLAG) * LOG(F+FLAG) + EPS(1)          ;对数型残差
```

上述代码示例中，设定了 FLAG 指示变量，避免了 `LOG(0)` 的数学错误。

（二）复杂残差变异模型

复杂残差变异模型常用于特定的研究设计或数据分析，可将更多的复杂因素引入残差变异模型。例如，当数据来自不同的研究中心，使用了特定的分析方法或不同的研究设计方法，则须考虑应用复杂的残差变异模型。

若不同分析方法之间存在不同程度的残差变异，则可用指示变量进行区分，并在 `$ERROR` 模块中应用。例如，当分析方法为 1 时，指示变量 `METHOD=0` ;分析方法为 2 时，指示变量 `METHOD=1` ,具体代码如下：

```
$ERROR
  Y = F + EPS(1)*(1-METHOD) + EPS(2) * METHOD
```

当 METHOD = 0 时， `Y = F + EPS(1)` , `EPS(1)` 表示与分析方法 1 相关的残差变异；当 METHOD = 1 时， `Y = F + EPS(2)` , `EPS(2)` 表示与分析方法 2 相关的残差变异。

当数据源于不同的临床试验阶段，须考虑不同临床试验阶段及不同研究方案设计的变异。通过创建表示不同临床试验阶段的指示变量来区分，具体代码示例如下：

```
$ERROR
  P1 = 0                                          ;指示变量
  IF (STDY .LE. 100)  P1 = 1
  P3 = 0                                          ;研究编号为 1~100 时,指示变量 P₁ = 1,
                                                   P₃ = 0
  IF (STDY .GE. 300)  P3 = 1                      ;研究编号 ≥ 300, P₁ = 0, P₃ = 1
  Y  =  F + EPS(1)*P1 + F*EPS(2)*P1 + F*EPS(3)*(1-P1)*(1-P3) + F*EPS(4)*P3
                                                  ;结合性残差
```

两个指示变量 P1 和 P3 表示数据分别来自 Ⅰ 期临床试验阶段（研究编号为 1~100）与 Ⅲ 期临床试验阶段（研究编号大于等于 300）。研究编号介于 100~300 之间的数据来自

Ⅱ期临床试验阶段。不同临床试验阶段的残差变异表征如下：

Ⅰ期临床试验阶段：`Y = F + EPS(1) + F * EPS(2)`；

Ⅱ期临床试验阶段：P1=P3=0，`Y = F + F * EPS(3)`；

Ⅲ期临床试验阶段：`Y = F + F * EPS(4)`。

七、$PRED 模块

`$PRED` 模块构建模型时，无须调用 PREDPP 程序的模型。编写代码时，`$PRED` 模块位于 `$INPUT` 和 `$DATA` 模块之后，替代 `$SUBROUTINES`、`$PK` 和 `$ERROR` 模块，并用数学方程来解析模型参数。最后再定义残差模型。由于 `$PRED` 模块未调用预写的子程序，因此不存在必需参数和附加参数，参数名可任意设定。`$PRED` 模块的示例如下：

```
IF(DOSE.NE.0) THEN
  DS=DOSE*WT                                  ;未经体重校正的给药剂量
  W=WT                                        ;体重
ENDIF
KA   =THETA(1)+ETA(1)                         ;吸收速率常数
KE   =THETA(2)+ETA(2)                         ;消除速率常数
CL   =THETA(3)*WT+ETA(3)                      ;清除率
D    =EXP(-KE*TIME)-EXP(-KA*TIME)             ;药物浓度随时间变化
E    =CL*(KA-KE)                              ;用于后续计算个体预测浓度
F    =DS*KE*KA/E*D                            ;个体预测浓度
Y    =F+EPS(1)                                ;个体观测值,加和型残差
```

其中，`THETA(1)` 为吸收速率常数的群体典型值，`THETA(2)` 为消除速率常数的群体典型值，`THETA(3)` 为与体重相关部分的清除率的分数，`DOSE` 为单位体重的给药剂量，`DS` 为未经体重校正的给药剂量。变量 `F` 为个体预测浓度；`Y` 为个体观测值，是个体预测浓度 `F` 和残差 `EPS(1)` 之和。

八、$THETA、$OMEGA 和 $SIGMA 模块

`$THETA`、`$OMEGA` 和 `$SIGMA` 模块用于设定每一个固定效应参数和随机效应参数的初始值以及上、下限。NONMEM 将设定的初始值为起点进行拟合，寻求最小目标函数值对应的参数值。参数初始值的设定非常重要，如设置不当可导致计算优化过程中目标函数局部最小化，无法获得最优解或无法使目标函数收敛（convergence），而致计算失败。参数设置上下限，可限定计算时参数值不超出合理范围。如果上下限设置不合理，亦可致计算失败。

（一）$THETA 模块

该模块定义固定效应 `THETA` 的初始值，命令如下：

`$THETA`（下限,初始值,上限）

括号中的上、下限均为可选项，未设定下限或上限则分别表示以负无穷或正无穷为界值。例如，仅设定初始值4.08、上限50和下限负无穷大，则表示为 $(, 4.08, 50)$。

假设 θ_1、θ_2 和 θ_3 分别代表了 CL、V 和 k_a 的群体典型值，若定义3个参数的初始值分别为6.33、465、4.48，则可采用以下命令。

```
$THETA
  (6.33)                                          ;1_CL
  (465)                                           ;2_V
  (4.48)                                          ;3_KA
```

上述代码中的括号可省略，分号（;）及后面的文本为注释文字。当所有参数估算时均以0为下限，则代码如下：

```
$THETA
  (0, 6.33)                                       ;1_CL
  (0, 465)                                        ;2_V
  (0, 4.48)                                       ;3_KA
```

$THETA 模块还可采用 FIXED 选项，将某 THETA 参数固定为特定值。例如，将上述示例中的吸收速率常数 THETA(3) 固定为4.48。则命令如下：

```
$THETA
  (0,6.33)                                        ;1_CL
  (0, 465)                                        ;2_V
  (4.48 FIXED)                                    ;3_KA
```

（二）$OMEGA 模块

$OMEGA 模块主要以方差-协方差矩阵的形式，表示个体间变异或场合间变异等。通常默认为对角矩阵，即所有非主对角线元素均为0。如果有3个个体间变异参数 η，其 ω 矩阵的下三角可表示如下：

$$\begin{matrix} \omega_{1,1}^2 & & \\ 0 & \omega_{2,2}^2 & \\ 0 & 0 & \omega_{3,3}^2 \end{matrix}$$

上述示例中，须设置3个 η 的初始值，且一般不以0为估算初始值。

η 初始值可通过特定的方式进行推导。如用百分变异系数（$CV\%$）来描述清除率 η 的推导过程。

$$CL = TVCL \cdot [1 + \eta_1] \qquad （式4-5）$$

$$CL = TVCL + TVCL \cdot \eta_1 \qquad （式4-6）$$

两侧取方差后,得

$$\text{var}(CL) = \text{var}(\text{TVCL}) + \text{var}(\text{TVCL} \cdot \omega_1) \qquad (式 4-7)$$

其中,$\text{var}(\text{TVCL})=0$,而随机变量 ω_1 的 TVCL 倍的方差等于 TVCL 的平方乘以该随机变量 ω_1 的方差,得

$$\text{var}(CL) = 0 + \text{TVCL}^2 \cdot \text{var}(\omega_1) \qquad (式 4-8)$$

η_1 的方差为 ω_1^2,上式可简化为

$$\text{var}(CL) = \text{TVCL}^2 \cdot \omega_1^2 \qquad (式 4-9)$$

对其进行求算标准差后,得

$$SD(CL) = \sqrt{\text{TVCL}^2 \cdot \omega_1^2} \qquad (式 4-10)$$

由于变异系数 CV=标准差 SD/均值,TVCL 为群体典型值即均值,进一步简化得

$$CV = \frac{\sqrt{\text{TVCL}^2 \cdot \omega_1^2}}{\text{TVCL}} \qquad (式 4-11)$$

计算 $CV\%$,将变异系数乘以 100,得

$$CV = \omega_1 \cdot 100 \qquad (式 4-12)$$

将上述转换为 $(CV\%/100)^2 = \omega_1^2$ 可求得方差的初始值。例如,当药物清除率及分布容积的个体间变异系数均为 30%、吸收速率常数个体间变异系数为 40% 时,$OMEGA 模块中设定个体间变异的初始值如下:

例如,

```
$OMEGA
  0.09                                    ;1:BSV_CL
  0.09                                    ;2:BSV_V
  0.16                                    ;3:BSV_KA
```

上述命令中,药物清除率(CL)个体间变异 $\omega_{1,1}^2$、分布容积(V)个体间变异 $\omega_{2,2}^2$、吸收速率常数(k_a)个体间变异 $\omega_{3,3}^2$ 初始值分别如下式所示:

$$CL: \omega_{1,1}^2 = \left(\frac{CV\%}{100}\right)^2 = \left(\frac{30}{100}\right)^2 = 0.09 \qquad (式 4-13)$$

$$V: \omega_{2,2}^2 = \left(\frac{CV\%}{100}\right)^2 = \left(\frac{30}{100}\right)^2 = 0.09 \qquad (式 4-14)$$

$$k_a : \omega_{3,3}^2 = \left(\frac{CV\%}{100}\right)^2 = \left(\frac{40}{100}\right)^2 = 0.16 \qquad (式4-15)$$

某些特定的情况下,某一参数的个体间变异须固定为某一特定值,可在 $OMEGA 模块中通过 FIXED 选项实现。例如,上述示例中固定药物清除率和吸收速率常数的个体间变异 η_1 和 η_3 的方差,而分布容积的个体间变异 η_2 的方差以 0.09 为初始值进行估算,则代码如下:

```
$OMEGA
 (0.09 FIXED)                                    ;1:BSV_CL
 0.09                                            ;2:BSV_V
 (0.16 FIXED)                                    ;3:BSV_KA
```

当 ω 矩阵的非主对角线元素均不为 0 时,可通过 $OMEGA BLOCK(n) 进行估算,其 ω 矩阵可表示如下:

$$\begin{array}{ccc} \boldsymbol{\omega_{1,1}^2} & \omega_{1,2} & \omega_{1,3} \\ \omega_{2,1} & \boldsymbol{\omega_{2,2}^2} & \omega_{2,3} \\ \omega_{3,1} & \omega_{3,2} & \boldsymbol{\omega_{3,3}^2} \end{array}$$

上述示例中,$\omega_{2,1} = \omega_{1,2}$、$\omega_{3,1} = \omega_{1,3}$ 和 $\omega_{3,2} = \omega_{2,3}$。该矩阵是一个对称矩阵,只需估算下三角矩阵中以加粗黑体标识的 ω。从上到下依次读取矩阵的每一行,通过 $OMEGA 模块列出估算所需的初始值,代码如下:

```
$OMEGA BLOCK(3)
```

$$\begin{array}{ccc} \omega_{1,1}^2 & & \\ \omega_{2,1} & \omega_{2,2}^2 & \\ \omega_{3,1} & \omega_{3,2} & \omega_{3,3}^2 \end{array}$$

其中,非主对角线元素代表相应方差之间的协方差,例如 $\boldsymbol{\omega_{2,1}} = \mathrm{Cov}(\boldsymbol{\omega_{1,1}^2}, \boldsymbol{\omega_{2,2}^2})$。通过绘制个体 η 的配对散点图,估算 ω 矩阵的非主对角线元素初始值。如图 4-1 所示,口服给药一级吸收的一房室模型参数 CL 的 η 与 V 的 η 之间具有相关性。

通过绘制参数个体间变异的散点图,可确认各参数个体间变异间是否存在相关关系,有助于估算非主对角线元素的初始值。应用下列公式,可从相关系数 (ρ) 推导出协方差估算值:

$$相关系数(\rho_{1,2}) = \frac{\mathrm{Cov}(\omega_{1,1}^2, \omega_{2,2}^2)}{\sqrt{\omega_{1,1}^2} \cdot \sqrt{\omega_{2,2}^2}} = \frac{\omega_{2,1}}{\sqrt{\omega_{1,1}^2} \cdot \sqrt{\omega_{2,2}^2}} \qquad (式4-16)$$

$$\omega_{2,1} = \rho_{1,2} \cdot \sqrt{\omega_{1,1}^2} \cdot \sqrt{\omega_{2,2}^2} \qquad (式4-17)$$

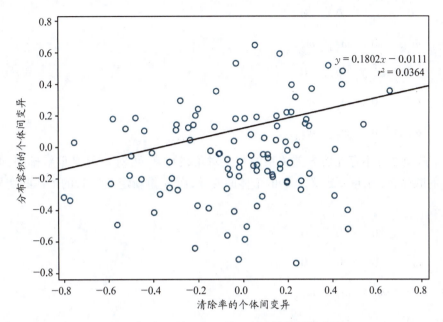

$$y = 0.1802x - 0.0111$$
$$r^2 = 0.0364$$

图 4 - 1 *CL* 的 η 与 *V* 的 η 间相关性的散点图

NONMEM 对 OMEGA 矩阵非主对角线元素的初始值估算有一定的限制。当采用特定的 `$OMEGA` 模块如 `$OMEGA BLOCK(n)` 描述非主对角线元素时,所有非主对角线元素均须被估算。例如,一个大小为 3 的 OMEGA 矩阵,估算个体间变异 η_1 和 η_2 之间的协方差,而 η_1 和 η_3、η_2 和 η_3 的协方差假定为 0,则应整理相应矩阵元素。

$$\begin{matrix} \omega_{1,1}^2 & \omega_{1,2} & 0 \\ \omega_{2,1} & \omega_{2,2}^2 & 0 \\ 0 & 0 & \omega_{3,3}^2 \end{matrix}$$

OMEGA 矩阵及 `$OMEGA` 模块的代码如下:

```
$OMEGA BLOCK(2)
  0.3
  0.01  0.3
$OMEGA
  0.4
```

假设二房室一级吸收和消除模型的 η 配对散点图提示 η_{CL} 和 η_Q、η_{V_2} 和 η_{V_3}、η_{V_3} 和 η_{K_A} 及 η_{V_2} 和 η_{k_a} 之间存在相关性,OMEGA 矩阵元素从 1 到 5 依次为 $CL(\eta_1)$、$V_2(\eta_2)$、$Q(\eta_3)$、$V_3(\eta_4)$ 和 $k_a(\eta_5)$。其中 η_1 和 η_2、η_2 和 η_3、η_1 和 η_4、η_1 和 η_5、η_3 和 η_4 及 η_3 和 η_5 之间的协方差为 0。OMEGA 矩阵如下所示:

$$\begin{matrix} \omega_{1,1}^2 & 0 & \omega_{1,3} & 0 & 0 \\ 0 & \omega_{2,2}^2 & 0 & \omega_{2,4} & \omega_{2,5} \\ \omega_{3,1} & 0 & \omega_{3,3}^2 & 0 & 0 \\ 0 & \omega_{4,2} & 0 & \omega_{4,4}^2 & \omega_{4,5} \\ 0 & \omega_{5,2} & 0 & \omega_{5,4} & \omega_{5,5}^2 \end{matrix}$$

为了避免估算不存在协方差关系的非主对角线元素,可对 ω 元素重新排序,即转换 η_2 和 η_3 的顺序,将 η_2 重新定义为 Q 的个体间变异,而 η_3 重新定义为 V_2 的个体间变异。具体如下:

$$\begin{matrix} \omega_{1,1}^2 & \omega_{1,2} & 0 & 0 & 0 \\ \omega_{2,1} & \omega_{2,2}^2 & 0 & 0 & 0 \\ 0 & 0 & \omega_{3,3}^2 & \omega_{3,4} & \omega_{3,5} \\ 0 & 0 & \omega_{4,3} & \omega_{4,4}^2 & \omega_{4,5} \\ 0 & 0 & \omega_{5,3} & \omega_{5,4} & \omega_{5,5}^2 \end{matrix}$$

$OMEGA 模块则仅指定估算存在协方差关系的元素的初始值。ω 矩阵及 $OMEGA 模块的代码如下:

```
$OMEGA BLOCK(2)
```

$$\begin{matrix} \omega_{1,1}^2 & \\ \omega_{2,1} & \omega_{2,2}^2 \end{matrix}$$

```
$OMEGA BLOCK(3)
```

$$\begin{matrix} \omega_{3,3}^2 & & \\ \omega_{4,3} & \omega_{4,4}^2 & \\ \omega_{5,3} & \omega_{5,4} & \omega_{5,5}^2 \end{matrix}$$

当 $OMEGA BLOCK(n) 模块中的任何值被固定(FIXED)时,则整个模块的元素都将被固定为 FIXED 所指定的值。

(三) $SIGMA 模块

$SIGMA 模块的编写类似于 $OMEGA 模块,以方差-协方差矩阵的形式表示残差变异,如果有 2 个残差变异(ε),则矩阵可表示如下:

$$\begin{matrix} \delta_{1,1}^2 & \\ 0 & \delta_{2,2}^2 \end{matrix}$$

其估算也须设置初始值(一般不以 0 为初始值)。例如,

```
$SIGMA  0.04  0.16
```

表示残差变异 $\delta_{1,1}^2$ 和 $\delta_{2,2}^2$ 的初始值分别为 0.04、0.16。

方差初始值亦可通过特定的方式进行推导。如用百分变异系数($CV\%$)来描述残差变异的推导过程:

$$Y = F \cdot (1 + \varepsilon_1) \qquad (式 4-18)$$

或

$$Y = F + F \cdot \varepsilon_1 \qquad (式 4-19)$$

两侧取方差后,得

$$\mathrm{var}(Y) = \mathrm{var}(F) + \mathrm{var}(F \cdot \varepsilon_1) \qquad (式 4-20)$$

式中,F 是常数,$\mathrm{var}(F) = 0$,而随机变量 ε_1 的 F 倍的方差等于 F 的平方乘以该随机变量 ε_1 的方差,得

$$\mathrm{var}(Y) = 0 + F^2 \cdot \mathrm{var}(\varepsilon_1) \qquad (式 4-21)$$

ε_1 的方差为 δ_1^2,上式可简化为

$$\mathrm{var}(Y) = F^2 \cdot \delta_1^2 \qquad (式 4-22)$$

对其进行求算标准差后,得

$$SD(Y) = \sqrt{F^2 \cdot \delta_1^2} \qquad (式 4-23)$$

由于变异系数 $CV = $ 标准差(SD)/均值,个体预测值 F 可视为预期均值,进一步简化得

$$CV = \frac{\sqrt{F^2 \cdot \delta_1^2}}{F} \qquad (式 4-24)$$

计算 $CV\%$,将变异系数乘以 100,得

$$CV\% = \delta_1 \cdot 100 \qquad (式 4-25)$$

将上述转换为 $(CV\%/100)^2 = \delta_1^2$,可求得方差的初始值。

九、$ESTIMATION 和 $COVARIANCE 模块

(一) $ESTIMATION 模块

$ESTIMATION 模块包含 `METHOD` 等选项,指定 NONMEM 执行何种类型的估算方法,以及如何输出估算结果等。NONMEM 提供了多种估算方法。

1. 一阶估算法

一阶估算法(first order estimation method, FO)是 NONMEM 默认的估算方法,常以非线性方式将个体间变异引入模型。FO 仅估算参数的群体典型值,当需要获取个体参数值时,则须在 `$ESTIMATION` 模块中增加 `POSTHOC` 选项来实现。例如:

```
$ESTIMATION METHOD=0  POSTHOC                                        ; FO+ POSTHOC
```

2. 一阶条件估算法

一阶条件估算法(first order conditional estimation method, FOCE)与 FO 不同,可通过在最大似然法的最小化过程中一步完成群体参数和个体参数的估算。个体参数估算时,无须增加 `POSTHOC` 项即可完成。例如,

```
$ESTIMATION METHOD=1
```

3. 拉普拉斯法

拉普拉斯法也是一种条件评估算法,更适用于分类变量数据。如采用 logistic 回归模型分析二分类的终点数据、采用比例优势模型分析有序分类数据或采用生存分析模型分析时间—事件数据。代码如下:

```
$ESTIMATION METHOD=LAPL
```

由于拉普拉斯法对每个个体间变异(η)均使用了二阶导数计算,故计算时间比 FOCE 更长。

4. 含个体间和个体内变异交互作用的一阶条件估算法

当个体间变异(η)和残差变异(ε)存在交互作用时,可通过 `$ESTIMATION` 模块增加交互作用(`INTERACTION`)选项,实现含个体间和个体内变异交互作用的一阶条件估算法(first order conditional estimation with inter- and intra-subject variability method, FOCE-I)。例如:

```
$ESTIMATION METHOD=1 INTE
```

`INTERACTION` 选项还可与 FO 等估算方法结合使用。

5. 其他算法

NONMEM 的经典算法是 FO、FOCE 和 FOCE-I 法。NONMEM 7 以上的版本引入了最大期望算法(expectation-maximization algorithm method, EM)和马尔科夫链蒙特卡罗法(Markov chain Monte Carlo method, MCMC)。其中,EM 法是在概率模型中寻找参数最大似然估计或最大后验估计的算法,包括蒙特卡罗重要抽样法(Monte Carlo importance sampling method, IMP)、基于后验估计的 IMP 法(IMP assisted by mode a posteriori estimation method, IMPMAP)及随机近似最大期望值法(stochastic approximation expectation maximization method, SAEM)等。这些算法还可加上 `INTERACTION` 选项。例如,

```
$ESTIMATION METHOD=IMP INTE
$ESTIMATION METHOD=IMPMAP INTE
$ESTIMATION METHOD=SAEM INTE
```

MCMC 主要应用于贝叶斯最大后验概率参数的估计时,即马尔科夫链蒙特卡罗贝叶斯法 (Markov chain Monte Carlo Bayesian method)。该方法在 NONMEM 中用 `BAYES` 表示。例如,

```
$ESTIMATION METHOD=BAYES INTE
```

此外,NONMEM 7 以上的版本中还加入了迭代两步法(iterative two-stage method, ITS)。例如,

```
$ESTIMATION METHOD=ITS INTE
```

6. 附加选项

`$ESTIMATION` 模块还可指定计算的最大迭代次数、结果输出方式、表征计算精度的有效数字数值等。

`$ESTIMATION` 中可设置 `MAXEVAL=X`,限定估算最大迭代次数。x 值一般小于 9 999。当 `MAXEVAL = 0`,则不执行估算,此时 `$THETA`、`$OMEGA` 和 `$SIGMA` 中指定的初始值将用于计算目标函数值、预测值及残差等。

`$ESTIMATION` 模块中 `PRINT=n` 项表示:每隔 n 次迭代运算,输出 1 次详细结果至屏幕终端和报告文件。例如, `PRINT=5`,代表每隔 5 次迭代运算,输出 1 次中间结果。若 `PRINT=n` 项未指定,则系统默认输出首次和末次迭代结果。无论设置 n 为多少,首末两次迭代结果均将输出到报告文件中。

默认情况下,`PRINT` 项的输出结果包括:目标函数值、每个参数的估算值、每个参数按比例转换的值及与参数相关的梯度。通过上述结果,可实时追踪模型及参数响应曲面的梯度。

计算过程中,须特别注意梯度值是否为 0。梯度值为 0,表示相关参数在整个计算过程中未发挥任何作用。例如,`$DATA` 模块中用 `IGNORE` 或 `ACCEPT` 选项排除所有女性受试者的数据,而 `$PK` 模块中估算性别对 CL 的影响。代码如下所示:

```
TVCL = THETA(1) + THETA(2) * GEND
CL   = TVCL * EXP(ETA(1))
```

以上案例中,由于变量 GEND 存在于数据集中,`$PK` 调用该变量时不会出现语法错误。但是,若数据集中无信息用于估算性别对 CL 产生的影响时,无论如何定义 θ_2 的初始值,θ_2 相关的梯度值在迭代运算时都为 0。

`$ESTIMATION` 模块 `SIGDIGITS=n` 用于指定参数估算精度的有效数字数值。此处的"有效数字"与日常所用的有效数字的含义不同。NONMEM 中有效数字的定义为

$$SIGDIG = -\lg \left| \frac{\theta - \theta_{true}}{\theta_{true}} \right| \qquad (式4-26)$$

式中,θ 为某次目标函数的迭代值,θ_{true} 为目标函数迭代值的真值。有效数字数值的选择与模型收敛的标准有关,有效数字数值越大,计算越为精细。在目标函数值最小化过程中,无法获取指定的有效数字数值时,将运行失败。若将 SIGDIGITS 项的值更改为较小的有效数字数值,可有助于计算成功。但在某些情况下,设置较大的有效数字数值,也可能会获得目标函数值最小化成功。

NOABORT 是 $ESTIMATION 模块很有用的选项,可在估算 θ 中发生代码为1的估算错误时,调整 θ 估算值后继续运算。此外,在结果报告中会提供相应的出错信息,便于排查错误。

在 $ESTIMATION 可指定输出"模型规范文件"(model specification file,MSF)。该文件含模型估算结果及其相关选项信息。相关命令如下:

```
$ESTIMATION MAXEVAL = 9999 PRINT = 5 METHOD = COND MSFO = run100.msf
```

以上命令指定模型运行成功时,将输出 run100.msf 的文件。当某一模型须长时间计算时,可生成中间计算结果的 MSF 文件。之后,可从上次运行中断的地方继续运行,而无须从头开始。若读取现有的 MSF 文件,可以用以下代码替换 $THETA 、$OMEGA 和 $SIGMA。

```
$MSFI run100.msf
```

新的计算运行将以 MSF 文件中所包含的信息作为起始点,但只能在与原 $PK ($PRED)和 $ERROR 相同格式的模型中使用。如果对模型做了修改,如添加、删除或改变参数等,计算时将报错并终止。因此,MSF 文件的使用局限于后处理步骤,如执行 $COVARIANCE 、$TABLE 等步骤。

7. 算法的选择

稳定可靠的算法是准确估计参数的前提。NONMEM 软件中提供的算法可大致分为:线性化方法(如 FO、FOCE-I)、LAPL、EM(IMP、IMPMAP 及 SAEM)及利用先验分布和条件似然的马尔科夫链蒙特卡罗(MCMC)贝叶斯法。算法选择时,应综合考虑模型的复杂程度、计算时间和计算精度的要求。

线性化方法将非线性混合效应模型通过一阶泰勒展开、转化为线性混合效应模型后进行求解。其中,FOCE-I 是最常用的算法,可适用于大部分场景的求解。LAPL 是一种应用被积函数极大值的局部信息,进行近似拟合的计算方法,常用于分类数据的模型求解。IMP 是蒙特卡罗重抽样的 EM。IMPMAP 是结合了最大后验的 IMP。SAEM 是随机近似的 EM。贝叶斯法的参数估算准确度和精密度类似于 EM。对于复杂模型或数据高度变异可考虑尝试 EM。

一般而言,经典算法的参数估算的准确度和运算时间的排列顺序为:LAPL > FOCE > FO。LAPL 准确度最优,但运算时间最长。3 种 EM 常和 FOCE-I 的结果接近,但参数估算结果可受采样方案的影响。对于简单的 PK 模型,IMP 和 IMPMAP 运算时间可远大于 FOCE、FOCE-I 和 LAPL,而对于复杂的 PK-PD 模型,IMP 和 IMPMAP 的运算速度可快于 FOCE 或 FOCE-I。

对于复杂耗时的模型,可采用 FO、ITS 等计算快但准确性稍逊的算法进行初步分析,将参数估算结果作为后续计算的初始值,然后再用耗时但计算更为准确的算法。NONMEM 7 以后的版本,可直接用多个 $ESTIMATION 语句,实现上述功能。例如,

```
$ESTIMATION METHOD = FO ...
$ESTIMATION METHOD = LAPL ...
$ESTIMATION METHOD = IMP ...
```

(二) $COVARIANCE 模块

$COVARIANCE 模块是 NONMEM 对估算结果进行协方差分析,由各参数的标准误、全方差-协方差矩阵等组成,在参数估算($ESTIMATION)步骤后进行。$COVARIANCE 模块没有指定与计算相关的选项时,采用 $R^{-1}SR^{-1}$ 或称为三明治矩阵计算(sandwich matrix computation)的默认计算方式。代码示例如下:

```
$COVARIANCE MATRIX = R COMPRESS PRINT = E CONDITIONAL
```

(1) MATRIX = R 或 MATRIX = S 选项:分别代表估算 R 矩阵或 S 矩阵。

(2) COMPRESS 选项:指定输出文件中以压缩格式输出协方差步骤的结果。

(3) PRINT=E 选项:指定输出协方差步骤结果的同时输出方差-协方差矩阵的特征值。其中,特征值通常用来计算模型的条件数(condition number),即列表中最后一个最大的特征值除以列表中第一个最小的特征值,以考察模型的稳定性。条件数过高(> 1 000)表示模型过参数化或模型欠稳定。因此,条件数可作为评价模型的指标之一。建模过程中,模型的复杂性不断增加,条件数也随之变化。任何导致条件数大幅增加的模型,均应谨慎考虑。

(4) CONDITIONAL 选项:默认 $ESTIMATION 成功终止时才执行协方差估算步骤,而采用 UNCONDITIONAL 选项,则无论 $ESTIMATION 是否成功完成,均执行协方差步骤。

十、$TABLE 和 $SCATTERPLOT 模块

(一) $TABLE 模块

$TABLE 可指定输出列表的文本文件中所含的信息,例如:

```
$TABLE ID AMT DATE TIME II ADDL EVID MDV DV GEND AGE WT CL V KA PRED IPRED NOAPPEND NOPRINT
ONEHEADER FILE=RUN001.fit
```

该命令将生成一个包含标题行的数据列表文件。文件将按照指定的变量顺序：ID、AMT、DATE、TIME……输出。此外，可通过 NOAPPEND 、NOPRINT 、ONEHEADER 等选项,设定输出文件。常用选项的介绍如下：

（1） NOAPPEND 项：不输出观测值(DV)、群体预测值(PRED)、残差(RES)和加权残差(WRES)。如不设定该选项,则默认输出上述 4 项。

（2） NOPRINT 项：不在屏幕和报告文件(后缀名为.lst)中输出数据列表。由于报告文档中纳入数据列表不利于数据后处理,通常用该选项进行限定。如果不设定该选项,数据列表将输出至 NONMEM 的报告文档。

（3） FILE= 项：此项为必需项,指定输出文件的文件名和保存路径。输出的文件为文本文件。如上例中,数据将保存为"RUN001.fit"的文本文件。

（4） ONEHEADER 项：输出的数据列表文件中,仅在首行罗列数据项名称。如果不设定该项,将在列表文件首行及后续每隔 900 条记录行列一次数据项名称。

（5） FIRSTONLY 项：仅输出每个受试对象的第一条记录。

（6）辅助工具包 Xpose 软件绘图所需数据列表的 $TABLE 输出命令,详细介绍参见附录 8。

```
$TABLE ID TIME AMT IPRE NOPRINT ONEHEADER FILE=sdtab1          ;标准文件列表
$TABLE ID CL V KA ETA1 ETA2 NOPRINT NOAPPEND ONEHEADER FILE=patab1  ;参数估算值列表
$TABLE ID AGE WT NOPRINT NOAPPEND ONEHEADER FILE=cotab1        ;连续型变量数据列表
$TABLE ID GEND NOPRINT NOAPPEND ONEHEADER FILE=catab1          ;分类型变量数据列表
```

（二） $SCATTERPLOT 模块

示例如下：

```
$SCATTERPLOT DV VS PRED UNIT            ;绘制 DV 与 PRED 之间的散点图
$SCATTERPLOT ( RES WRES) VS PRED UNIT   ;绘制 RES 和 WRES 与 PRED 之
                                         间的散点图
```

$SCATTERPLOT 模块实现了将变量(DV)或变量列表(RES WRES)对 PRED 绘制散点图,其中 UNIT 选项表示在散点图上添加趋势线。如图 4-2。

由于该命令提供的散点图是基于文本的图形,而且绘图功能较简单,已基本不采用。现常用 NONMEM 软件生成数据列表,然后用 R、Excel 等软件读取数据文件后,进行各类绘图。

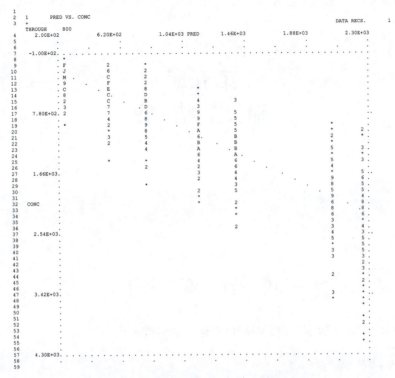

图 4 - 2　DV 与 PRED 之间关系的散点图

参 考 文 献

BEAL S L, SHEINER L B, BOECKMANN A J. NONMEM Users Guides. Icon Development Solutions, Maryland, USA：1989 - 2013.

BONATE P L. Pharmacokinetic-Pharmacodynamic Modeling and Simulation. 2nd ed. New York：Springer, 2011：257 - 261.

GIBIANSKY L, GIBIANSKY E, BAUER R. Comparison of NONMEM 7.2 estimation methods and parallel processing efficiency on a target-mediated drug disposition model. J Pharmacokinet Pharmacodyn, 2012, 39(1)：17 - 35.

OWEN J S, FIEDLER-KELLY J. Introduction to population pharmacokinetic/pharmacodynamic analysis with nonlinear mixed effects models. Hoboken：John Wiley & Sonc, Inc, 2014：178 - 197.

第五章
输出结果

第一节　简　介

以 NONMEM7.5.1 版本为例,NONMEM 运行的标准命令为

```
nmfe75  控制文件名  输出文件名
```

以一房室模型静脉给药为例,控制文件的文件名为 example5 - 1.ctl,输出文件名为 example5 - 1.lst。假定两个文件在同一目录下,运行命令为

```
nmfe75  example5-1.ctl example5-1.lst
```

NONMEM 运行结束后,不仅输出最终计算结果,而且呈现中间过程的计算结果,便于完整理解计算过程和结果的正确解读。本节将对 NONMEM 7.5.1 版的输出结果进行详细解读。

第五章代码和数据文件

第二节　报　告　文　件

NONMEM 7.5.1 版较以前的版本在结果输出方面作了改进,输出结果包括以下文件：.lst、.phi、.shk、.shm、.smr、.smy、.cov、.cor、.coi、.ext 为后缀的文件。输出的结果主要以文本文件的形式呈现,包括与模型相关的各组件的输出、错误信息和模型诊断数据。其中,.lst 为后缀的文件是其中最重要的结果输出文件。以下将重点介绍该文件。

一、控制文件和软件授权信息

（一）控制文件
首先,输出 NONMEM 运行完成的时间及执行的控制文件代码。以下以静脉给药的一

房室模型为示例。

```
$PROBLEM INTRAVENOUS BOLUS STUDY
$DATA example5-1.CSV IGNORE=@
$INPUT ID TIME AMT CONC=DV EVID MDV BW AGE ISM RACE DOSE
$SUBROUTINE ADVAN1 TRANS2
$PK
  CL   =   THETA(1)*EXP(ETA(1))                      ; 清除率
  V    =   THETA(2)*EXP(ETA(2))                      ; 分布容积
  S1   =   V/1000                                    ; 换算系数
$ERROR
  IPRE = F
  Y    = F+F*ERR(1)+ERR(2)                           ; 结合型残差模型
$THETA
  (0.1,1)
  (1,10)
$OMEGA
  0.09
  0.09
$SIGMA
  0.09
  1
$ESTIMATION METH=1 MAXEVAL=9999 PRINT=10
$COVARIANCE PRINT=E
$TABLE ID TIME DV IPRE DOSE CL V ETA1 ETA2 BW AGE ISM RACE DOSE
  NOPRINT ONEHEADER FILE=run1.fit
$TABLE ID TIME AMT IPRE NOPRINT ONEHEADER FILE=sdtab1
$TABLE ID CL V ETA1 ETA2 NOPRINT NOAPPEND ONEHEADER FILE=patab1
$TABLE ID BW AGE NOPRINT NOAPPEND ONEHEADER FILE=cotab1
$TABLE ID ISM RACE NOPRINT NOAPPEND ONEHEADER FILE=catab1
$SCATTERPLOT (TIME PRED BW AGE ISM RACE) VS WRES
```

（二）软件授权信息

其次，输出 NONMEM 软件的授权许可、版本号和研发者信息。

```
NM-TRAN MESSAGES

WARNINGS AND ERRORS (IF ANY) FOR PROBLEM    1

(WARNING  2) NM-TRAN INFERS THAT THE DATA ARE POPULATION.

License Registered to: XXX XXXXX              ——→软件的授权许可单位或机构

Expiration Date:   XXX XXXX                   ——→软件授权使用的截止日期

Current Date:      XXX XXX                    ——→当前日期
```

```
Days until program expires : XXX                          ——→软件使用权剩余天数
1NONLINEAR MIXED EFFECTS MODEL PROGRAM (NONMEM) VERSION 7.5.1
ORIGINALLY DEVELOPED BY STUART BEAL, LEWIS SHEINER, AND ALISON BOECKMANN
CURRENT DEVELOPERS ARE ROBERT BAUER, ICON DEVELOPMENT SOLUTIONS, AND ALISON BOECKMANN.
IMPLEMENTATION, EFFICIENCY, AND STANDARDIZATION  PERFORMED BY NOUS INFOSYSTEMS.
```

二、NM‑TRAN

(一)控制文件和数据集的概况

然后,呈现的内容包括:控制文件的描述($PROBLEM 模块)、数据文件的变量名列表($INPUT 模块)和读取数据的数量和变量的先后顺序。核查上述信息的正确性是确保数据文件被正确读取的一个重要步骤。

```
PROBLEM NO.:        1
INTRAVENOUS BOLUS STUDY
0DATA CHECKOUT RUN:          NO
DATA SET LOCATED ON UNIT NO.:   2
THIS UNIT TO BE REWOUND:        NO
NO. OF DATA RECS IN DATA SET:   800           ——→数据记录行数
NO. OF DATA ITEMS IN DATA SET:  11            ——→数据集变量数
ID DATA ITEM IS DATA ITEM NO.:  1             ——→数据集中 ID 所在列
DEP VARIABLE IS DATA ITEM NO.:  4             ——→数据集中观测值所在列
MDV DATA ITEM IS DATA ITEM NO.: 6             ——→观测事件是否缺失所在列
0INDICES PASSED TO SUBROUTINE PRED:
  5 2 3 0 0 0 0 0 0 0 0
0LABELS FOR DATA ITEMS:                        ——→数据项变量名及预测的参数
ID TIME AMT CONC EVID MDV BW AGE ISM RACE DOSE
0(NONBLANK) LABELS FOR PRED-DEFINED ITEMS:
CL V IPRE
0FORMAT FOR DATA:
(E4.0,2E3.0,E8.0,2E2.0,2E3.0,2E2.0,E3.0)
TOT. NO. OF OBS RECS:       694               ——→观测事件数
TOT. NO. OF INDIVIDUALS:    100               ——→受试者数
```

观测记录数是 NONMEM 默认的观测事件的计数,数据集中的数据记录数与观测记录数之间的差异是给药剂量记录与其他类型事件记录之和。当 $DATA 通过 IGNORE 和/或 ACCEPT 的选项指定子数据集时,可通过校验 ID 数和观测记录数,确保数据集的正确性。

(二)模型参数的定义

固定效应(θ)、随机效应(ω 和 σ)的数量和初始值,以及各参数的范围限定等。示例输出结果如下：

```
0LENGTH OF THETA:    2                                          ──→ 固定效应值的个数
0DEFAULT THETA BOUNDARY TEST OMITTED:    NO
0OMEGA HAS SIMPLE DIAGONAL FORM WITH DIMENSION:    2            ──→ 个体间变异的个数
0DEFAULT OMEGA BOUNDARY TEST OMITTED:    NO
0SIGMA HAS SIMPLE DIAGONAL FORM WITH DIMENSION:    2            ──→ 残差变异的个数
0DEFAULT SIGMA BOUNDARY TEST OMITTED:    NO
0INITIAL ESTIMATE OF THETA:
LOWER BOUND      INITIAL EST      UPPER BOUND                   ──→ 参数群体典型值的下限、初始值、上限
 0.1000E+00       0.1000E+01       0.1000E+07
 0.1000E+01       0.1000E+02       0.1000E+07
0INITIAL ESTIMATE OF OMEGA:                                     ──→ 参数个体间变异的初始值
 0.9000E-01
 0.0000E+00   0.9000E-01
0INITIAL ESTIMATE OF SIGMA:                                     ──→ 残差变异的初始值
 0.9000E-01
 0.0000E+00   0.1000E+01
```

（三）协方差

$COVARIANCE 指定的协方差的输出如下：

```
0COVARIANCE STEP OMITTED:       NO
EIGENVLS. PRINTED:              YES
SPECIAL COMPUTATION:            NO
COMPRESSED FORMAT:              NO
GRADIENT METHOD USED:     NOSLOW
SIGDIGITS ETAHAT (SIGLO):                -1
SIGDIGITS GRADIENTS (SIGL):              -1
EXCLUDE COV FOR FOCE (NOFCOV):           NO
KNUTHSUMOFF:                             -1
RESUME COV ANALYSIS (RESUME):            NO
SIR SAMPLE SIZE (SIRSAMPLE):             -1
NON-LINEARLY TRANSFORM THETAS DURING COV (THBND): 1
PRECONDTIONING CYCLES (PRECOND):          0
PRECONDTIONING TYPES (PRECONDS):         TOS
FORCED PRECONDTIONING CYCLES (PFCOND):   0
PRECONDTIONING TYPE (PRETYPE):           0
FORCED POS. DEFINITE SETTING: (FPOSDEF):0
SIMPLE POS. DEFINITE SETTING: (POSDEF):-1
```

（四）数据列表和散点图

$TABLE 的输出如下：

```
0TABLES STEP OMITTED:     NO
NO. OF TABLES:        5                          ──→ 输出的表格数
SEED NUMBER (SEED):   11456
RANMETHOD:                 3U
MC SAMPLES (ESAMPLE):    300
WRES SQUARE ROOT TYPE (WRESCHOL): EIGENVALUE
0-- TABLE   1 -                                  ──→ 输出列表 1
0RECORDS ONLY:   ALL
04 COLUMNS APPENDED:   YES
PRINTED:               NO
HEADER:               YES
FILE TO BE FORWARDED:  NO
FORMAT:               S1PE11.4
IDFORMAT:
LFORMAT:
RFORMAT:
FIXED_EFFECT_ETAS:
0USER-CHOSEN ITEMS:
ID TIME CONC IPRE DOSE CL V ETA1 ETA2 BW AGE ISM RACE DOSE  ──→定义输出列表 1 的数据项
0-- TABLE   2 -                                  ──→ 输出列表 2
0RECORDS ONLY:   ALL
04 COLUMNS APPENDED:   YES
PRINTED:               NO
HEADER:               YES
FILE TO BE FORWARDED:  NO
FORMAT:               S1PE11.4
IDFORMAT:
LFORMAT:
RFORMAT:
FIXED_EFFECT_ETAS:
0USER-CHOSEN ITEMS:
ID TIME AMT IPRE                                 ──→ 定义输出列表 2 的数据项
0-- TABLE   3 --                                 ──→ 输出列表 3
0RECORDS ONLY:   ALL
04 COLUMNS APPENDED:   NO
PRINTED:               NO
HEADER:               YES
FILE TO BE FORWARDED:  NO
FORMAT:               S1PE11.4
IDFORMAT:
LFORMAT:
RFORMAT:
```

```
FIXED_EFFECT_ETAS:
0USER-CHOSEN ITEMS:
ID CL V ETA1 ETA2                        ——→ 定义输出列表 3 的数据项
0-- TABLE   4 --                         ——→ 输出列表 4
0RECORDS ONLY:    ALL
04 COLUMNS APPENDED:    NO
PRINTED:              NO
HEADER:               YES
FILE TO BE FORWARDED:  NO
FORMAT:               S1PE11.4
IDFORMAT:
LFORMAT:
RFORMAT:
FIXED_EFFECT_ETAS:
0USER-CHOSEN ITEMS:
ID BW AGE                                ——→ 定义输出列表 4 的数据项
0-- TABLE   5 --                         ——→ 输出列表 5
0RECORDS ONLY:    ALL
04 COLUMNS APPENDED:    NO
PRINTED:              NO
HEADER:               YES
FILE TO BE FORWARDED:  NO
FORMAT:               S1PE11.4
IDFORMAT:
LFORMAT:
RFORMAT:
FIXED_EFFECT_ETAS:
0USER-CHOSEN ITEMS:
ID ISM RACE
```

$SCATTERPLOT 的输出如下：

```
0SCATTERPLOT STEP OMITTED:    NO
FAMILIES OF SCATTERPLOTS:    6           ——→ WRES 相关的散点图数量；
0-- SCATTERPLOT  1 --                    ——→ WRES 对时间(TIME)的散点图
UNIT SLOPE LINE:          NO
0ITEMS TO BE SCATTERED:   WRES    TIME
0-- SCATTERPLOT  2 --                    ——→ WRES 对群体预测值(PRED)的散点图
UNIT SLOPE LINE:          NO
0ITEMS TO BE SCATTERED:   WRES    PRED
0-- SCATTERPLOT  3 --                    ——→ WRES 对体重(WT)的散点图
UNIT SLOPE LINE:          NO
```

```
0ITEMS TO BE SCATTERED:    WRES    BW
0-- SCATTERPLOT  4 --                                 ⟶ WRES 对年龄(AGE)的散点图
UNIT SLOPE LINE:            NO
0ITEMS TO BE SCATTERED:    WRES    AGE
0-- SCATTERPLOT  5 --                                 ⟶ WRES 对是否吸烟(ISM)的散点图
UNIT SLOPE LINE:            NO
0ITEMS TO BE SCATTERED:    WRES    ISM
0-- SCATTERPLOT  6 --                                 ⟶ WRES 对种族(RACE)的散点图
UNIT SLOPE LINE:            NO
0ITEMS TO BE SCATTERED:    WRES    RACE
1DOUBLE PRECISION PREDPP VERSION 7.5.1
```

三、PREDPP

当 $SUBROUTINES 模块指定调用 PREDPP,则有相关内容描述模型的房室属性、参数设定、附加 PK 参数的分配、数据集中变量的所在列、$PK 模块和 $ERROR 模块被调用的方式。

```
ONE COMPARTMENT MODEL (ADVAN1)
0MAXIMUM NO. OF BASIC PK PARAMETERS:   2
0BASIC PK PARAMETERS (AFTER TRANSLATION):
ELIMINATION RATE (K) IS BASIC PK PARAMETER NO.:   1


TRANSLATOR WILL CONVERT PARAMETERS
CLEARANCE (CL) AND VOLUME (V) TO K (TRANS2)
0COMPARTMENT ATTRIBUTES
COMPT. NO. FUNCTION INITIAL ON/OFF  DOSE   DEFAULT   DEFAULT      ⟶以下为房室相关信息
STATUS ALLOWED ALLOWED   FOR DOSE FOR OBS.
1           CENTRAL  ON      NO      YES       YES       YES
2           OUTPUT   OFF     YES     NO        NO        NO
1
ADDITIONAL PK PARAMETERS - ASSIGNMENT OF ROWS IN GG
COMPT. NO.                  INDICES
SCALE     BIOAVAIL. ZERO-ORDER ZERO-ORDER ABSORB
FRACTION  RATE      DURATION   LAG
  1        3        *          *          *
  2        *        -          -          -          -
            - PARAMETER IS NOT ALLOWED FOR THIS MODEL
            * PARAMETER IS NOT SUPPLIED BY PK SUBROUTINE;
               WILL DEFAULT TO ONE IF APPLICABLE
0DATA ITEM INDICES USED BY PRED ARE:
```

```
EVENT ID DATA ITEM IS DATA ITEM NO.:        5              —→ 给药事件在数据集第 5 列
TIME DATA ITEM IS DATA ITEM NO.:            2              —→ TIME 在数据集第 2 列
DOSE AMOUNT DATA ITEM IS DATA ITEM NO.:     3              —→ 给药剂量在数据集第 3 列
0PK SUBROUTINE CALLED WITH EVERY EVENT RECORD.
PK SUBROUTINE NOT CALLED AT NONEVENT (ADDITIONAL OR LAGGED) DOSE TIMES.
0ERROR SUBROUTINE CALLED WITH EVERY EVENT RECORD.
```

四、估算方法

NONMEM 估算参数时,须指定估算方法及输出计算结果的格式。NONMEM 提供了几种不同的估算方法,其中经典的估算方法包括 FO、FOCE、FOCE-I。现以 FOCE 为例,将估算方法的输出结果作介绍。

```
#TBLN:      1
#METH: First Order Conditional Estimation
ESTIMATION STEP OMITTED:              NO
ANALYSIS TYPE:                        POPULATION        —→ 分析方法(群体分析)
NUMBER OF SADDLE POINT RESET ITERATIONS:    0
GRADIENT METHOD USED:                 NOSLOW
CONDITIONAL ESTIMATES USED:           YES               —→ 是否使用了条件估算法
CENTERED ETA:                         NO
EPS-ETA INTERACTION:                  NO                —→ 是否有 EPS-ETA 交互作用
LAPLACIAN OBJ. FUNC.:                 NO
NO. OF FUNCT. EVALS. ALLOWED:         9999              —→ 最大函数估算次数(9999)
NO. OF SIG. FIGURES REQUIRED:         3                 —→ 有效数字为 3
INTERMEDIATE PRINTOUT:                YES
ESTIMATE OUTPUT TO MSF:               NO
IND. OBJ. FUNC. VALUES SORTED:        NO
NUMERICAL DERIVATIVE
FILE REQUEST (NUMDER):                NONE
MAP (ETAHAT) ESTIMATION METHOD (OPTMAP):    0
ETA HESSIAN EVALUATION METHOD (ETADER):     0
INITIAL ETA FOR MAP ESTIMATION (MCETA):     0
SIGDIGITS FOR MAP ESTIMATION (SIGLO):       100
GRADIENT SIGDIGITS OF
FIXED EFFECTS PARAMETERS (SIGL):      100
NOPRIOR SETTING (NOPRIOR):            OFF
NOCOV SETTING (NOCOV):                OFF
DERCONT SETTING (DERCONT):            OFF
FINAL ETA RE-EVALUATION (FNLETA):     1
EXCLUDE NON-INFLUENTIAL (NON-INFL.) ETAS
```

```
IN SHRINKAGE (ETASTYPE):                          NO

NON-INFL. ETA CORRECTION (NONINFETA):      0

RAW OUTPUT FILE (FILE): 4-1.ext

EXCLUDE TITLE (NOTITLE):                          NO

EXCLUDE COLUMN LABELS (NOLABEL):            NO

FORMAT FOR ADDITIONAL FILES (FORMAT):     S1PE12.5

PARAMETER ORDER FOR OUTPUTS (ORDER):       TSOL

KNUTHSUMOFF:                                      0

INCLUDE LNTWOPI:                                      NO

INCLUDE CONSTANT TERM TO PRIOR (PRIORC):        NO

INCLUDE CONSTANT TERM TO OMEGA (ETA) (OLNTWOPI):NO

ADDITIONAL CONVERGENCE TEST (CTYPE=4)?:          NO

EM OR BAYESIAN METHOD USED:                  NONE

THE FOLLOWING LABELS ARE EQUIVALENT

PRED=NPRED

RES=NRES

WRES=NWRES

IWRS=NIWRES

IPRD=NIPRED

IRS=NIRES
```

五、中间运算结果

NONMEM 参数估算的过程可视为是目标函数值(OFV)最小化的过程。呈现的运算结果包含首次、末次迭代及指定的中间输出结果(通过 $ESTIMATION 中的 PRINT=n 选项实现),具体包括:迭代次数、目标函数值、函数估算次数、累计函数估算次数、参数估算值、参数转换值[又称为无约束参数(unconstrained parameter,UCP)]和梯度等。运算结果的示例如下:

```
MONITORING OF SEARCH:

0ITERATION NO.:    0    OBJECTIVE VALUE:   9666.02937890142        ——→ 迭代次数和目标函数值

NO. OF FUNC. EVALS.:   6                                          ——→ 函数估算次数

CUMULATIVE NO. OF FUNC. EVALS.:          6                        ——→ 累计函数估算次数

NPARAMETR:  1.0000E+00  1.0000E+01  9.0000E-02  9.0000E-02  9.0000E-02  1.0000E+00
                                                                 ——→ 参数估算值

PARAMETER:  1.0000E-01  1.0000E-01  1.0000E-01  1.0000E-01  1.0000E-01  1.0000E-01
                                                                 ——→ 参数转换值

GRADIENT:  -1.4416E+03 -5.3678E+02 -3.1272E+02 -1.2009E+02  6.0431E+02  6.2245E-03
                                                                 ——→ 梯度


0ITERATION NO.:    5    OBJECTIVE VALUE:   8411.65554812723
```

```
NO. OF FUNC. EVALS.: 37
CUMULATIVE NO. OF FUNC. EVALS.:      43
NPARAMETR: 1.8254E+00  3.7538E+01  1.1642E-01  7.8138E-01  2.7278E-02  1.0005E+00
PARAMETER: 7.5080E-01  1.5011E+00  2.2871E-01  1.1806E+00 -4.9686E-01  1.0024E-01
GRADIENT:  7.8925E+01  2.2401E+02  2.7500E+01  7.6461E+01 -1.9937E+02 -2.5280E-02

0ITERATION NO.:  10   OBJECTIVE VALUE: 8315.75461184818
NO. OF FUNC. EVALS.: 38
CUMULATIVE NO. OF FUNC. EVALS.:      81
NPARAMETR: 1.6891E+00  2.3015E+01  1.1457E-01  1.0679E-01  2.2754E-02  1.3337E+00
PARAMETER: 6.6855E-01  9.9452E-01  2.2070E-01  1.8554E-01 -5.8754E-01  2.4397E-01
GRADIENT: -1.0586E+01  1.7214E+01  6.5429E+00 -2.1559E+00  2.7245E+01 -4.2823E-02

0ITERATION NO.:  15   OBJECTIVE VALUE: 8306.91212646784
NO. OF FUNC. EVALS.: 63
CUMULATIVE NO. OF FUNC. EVALS.:      144
NPARAMETR: 1.6917E+00  2.2659E+01  1.0932E-01  1.0390E-01  2.2684E-02  6.5121E+02
PARAMETER: 6.7013E-01  9.7818E-01  1.9724E-01  1.7180E-01 -5.8908E-01  3.3394E+00
GRADIENT: -1.1200E+02 -2.2505E+00 -1.3398E+00  6.8349E-01  9.6316E+01 -1.3813E+01

0ITERATION NO.:  20   OBJECTIVE VALUE: 8225.37673696873
NO. OF FUNC. EVALS.: 65
CUMULATIVE NO. OF FUNC. EVALS.:      209
NPARAMETR: 1.9312E+00  2.0085E+01  9.3451E-02  8.1303E-02  9.5303E-03  1.1044E+04
PARAMETER: 8.1031E-01  8.5167E-01  1.1881E-01  4.9189E-02 -1.0227E+00  4.7548E+00
GRADIENT: -3.1072E+01 -2.6815E+01 -6.6981E+00 -1.2336E+01  5.5372E+01  4.5608E+01

0ITERATION NO.:  25   OBJECTIVE VALUE: 8221.75869123780
NO. OF FUNC. EVALS.: 60
CUMULATIVE NO. OF FUNC. EVALS.:      269
NPARAMETR: 1.9375E+00  2.0095E+01  9.7859E-02  8.8638E-02  7.6938E-03  1.0786E+04
PARAMETER: 8.1379E-01  8.5220E-01  1.4186E-01  9.2375E-02 -1.1297E+00  4.7430E+00
GRADIENT:  2.2990E-01 -2.1978E-01 -2.7832E-02  5.4137E-02 -7.5590E-02 -8.1273E-02

0ITERATION NO.:  27   OBJECTIVE VALUE: 8221.75865198545
NO. OF FUNC. EVALS.: 20
CUMULATIVE NO. OF FUNC. EVALS.:      289
NPARAMETR: 1.9373E+00  2.0097E+01  9.7867E-02  8.8613E-02  7.6968E-03  1.0785E+04
PARAMETER: 8.1368E-01  8.5233E-01  1.4190E-01  9.2234E-02 -1.1295E+00  4.7430E+00
GRADIENT:  2.2265E-02 -4.2218E-03 -1.1628E-02  1.6554E-03 -1.2097E-02 -7.3041E-03
```

估算参数的过程中,初期迭代计算的 OFV 较后期的变化程度大。当估算过程即将结束时,OFV 的变化程度往往非常小。在成功获得函数收敛后,程序将出现 MINIMIZATION

SUCCESSFUL ,并输出计算的函数估算次数和估算精度的有效数字数值及估算时间信息等。运算结果的示例如下:

```
#TERM:
0MINIMIZATION SUCCESSFUL
   NO. OF FUNCTION EVALUATIONS USED:      289            ⟶ 函数估算次数
   NO. OF SIG. DIGITS IN FINAL EST.:  3.7               ⟶ 最终有效数字

   ETABAR IS THE ARITHMETIC MEAN OF THE ETA-ESTIMATES,
   AND THE P-VALUE IS GIVEN FOR THE NULL HYPOTHESIS THAT THE TRUE MEAN IS 0.
   ETABAR:        1.8945E-03 -1.0733E-02                ⟶ η 的算术均值
   SE:            3.0165E-02  2.8484E-02                ⟶ η 的标准误
   N:                    100         100                ⟶ 个体 η 的数量
   P VAL.:        9.4995E-01  7.0633E-01                ⟶ η 算术均值与 0 有无显著差异
   ETASHRINKSD(%) 3.0899E+00  3.8322E+00                ⟶ η 收缩值(Shrinkage)
   ETASHRINKVR(%) 6.0844E+00  7.5176E+00
   EBVSHRINKSD(%) 2.9860E+00  3.3036E+00
   EBVSHRINKVR(%) 5.8828E+00  6.4980E+00
   RELATIVEINF(%) 9.4113E+01  9.3498E+01
   EPSSHRINKSD(%) 1.4330E+01  1.4330E+01                ⟶ ε 收缩值
   EPSSHRINKVR(%) 2.6607E+01  2.6607E+01


TOTAL DATA POINTS NORMALLY DISTRIBUTED (N):      694    ⟶ 总观测事件数
   N * LOG(2PI) CONSTANT TO OBJECTIVE FUNCTION: 1275.4866840880857
   OBJECTIVE FUNCTION VALUE WITHOUT CONSTANT: 8221.7586519854485
   OBJECTIVE FUNCTION VALUE WITH CONSTANT: 9497.2453360735344
   REPORTED OBJECTIVE FUNCTION DOES NOT CONTAIN CONSTANT


TOTAL EFFECTIVE ETAS (NIND * NETA):              200    ⟶ 个体间变异数
   #TERE:
   Elapsed estimation  time in seconds:      0.93       ⟶ 参数估算运行时间
   Elapsed covariance  time in seconds:      0.34       ⟶ 协方差计算时间
   Elapsed postprocess time in seconds:      0.01       ⟶ 后处理所用时间
1
```

  核查输出结果时,首先须注意初始估算的梯度值不等于0。之后随着 OFV 值逐渐变小,梯度逐渐变小且趋近于0,但不等于0。最后一次迭代计算后,梯度值应小于或等于0.01。若梯度值大,则表示未达到最小值;若梯度值小,则表示已找到最优解,即获得最小化的 OFV。若梯度为0,则表示没有足够信息估算该参数。

  例如,拟考察某合并用药对清除率的影响,但所有受试者均未合用该药。根据初始值估算时,该参数的梯度以 0 开始,将无法获得相应的参数估算值,但不会出现运行错误信息。通过探索性数据分析,可发现该问题。此外,当发生错误时,梯度值可提供错误来源的线索,有助于分析哪些参数引起了异常结果。例如,目标函数最小化过程失败及 COVARIANCE 步骤中出现警示时,可在报告文件中查看梯度估算值相关信息。

当使用 FO-I、FOCE-I 和 LAPLACE-I 等条件估算法时,NONMEM 亦会提供变异的相关信息,包括采用最大后验贝叶斯法估算每个参数的个体 ω 和 σ 值,并报告收缩值(shrinkage)。通过个体间变异估算值的均值(ETABAR)和标准差进行统计检验,考察 η 的平均值是否与 0 有显著差异。如果 $P<0.05$,则表明 η 的均值与 0 具显著差异,η 的计算结果不可靠。

六、最终参数估算值

中间运算结果之后,将报告目标函数值、θ、ω 和 σ 的最终参数估算值。如果参数被固定,则以固定值输出。输出结果如下:

```
********************************************************************
************        FIRST ORDER CONDITIONAL ESTIMATION        **************
#OBJT:*******        MINIMUM VALUE OF OBJECTIVE FUNCTION        **************
********************************************************************
#OBJV:***************        8221.759        ****************——→最小目标函数值
  1

********************************************************************
************        FIRST ORDER CONDITIONAL ESTIMATION        ****************
************                FINAL PARAMETER ESTIMATE               ****************
********************************************************************

  THETA - VECTOR OF FIXED EFFECTS PARAMETERS    *********
        TH 1      TH 2
      1.94E+00  2.01E+01                        ——→ CL=1.94,V=20.1
OMEGA - COV MATRIX FOR RANDOM EFFECTS - ETAS    *******
          ETA1      ETA2
  ETA1
  +       9.79E-02                             ——→ CL 个体间变异的方差为 0.0979
  ETA2
  +       0.00E+00  8.86E-02                   ——→ V 个体间变异的方差为 0.0886
SIGMA - COV MATRIX FOR RANDOM EFFECTS - EPSILONS    ****
          EPS1      EPS2
  EPS1
  +       7.70E-03                             ——→ 比例型残差变异的方差为 0.0077
  EPS2
  +       0.00E+00  1.08E+04                   ——→ 加和型残差变异的方差为 10800
  1
```

```
OMEGA - CORR MATRIX FOR RANDOM EFFECTS - ETAS *******
            ETA1      ETA2
  ETA1
  +      3.13E-01                                    ──→ CL 的个体间变异为 0.313
  ETA2
  +      0.00E+00  2.98E-01                          ──→ V 的个体间变异为 0.298
SIGMA - CORR MATRIX FOR RANDOM EFFECTS - EPSILONS ***
            EPS1      EPS2
  EPS1
  +      8.77E-02                                    ──→比例型残差变异为 0.0877
  EPS2
  +      0.00E+00  1.04E+02                           ──→加和型残差变异为 104
  1
```

七、方差和协方差

如果指定了输出协方差，则输出最终参数估算值后，将输出表示参数估算精确度的标准误、方差-协方差矩阵、相关矩阵、方差-协方差逆矩阵。

（一）标准误

标准误的单位与相应参数的单位相同，但不同参数的单位可能不同，须通过将标准误除以估算值本身，计算相对标准误。这样才能进行参数间精密度比较。输出结果显示如下：

```
***********************************************************************
**************    FIRST ORDER CONDITIONAL ESTIMATION      *************
**************         STANDARD ERROR OF ESTIMATE          *************
***********************************************************************
THETA - VECTOR OF FIXED EFFECTS PARAMETERS **********     ──→固定效应
       TH 1      TH 2
       6.22E-02  6.21E-01                              ──→ CL = 0.0622、V = 0.621
OMEGA - COV MATRIX FOR RANDOM EFFECTS - ETAS  *******    ──→个体间变异
       ETA1      ETA2
ETA1
+      1.42E-02                                         ──→ CL 个体间变异的标准误为 0.0142
ETA2
+      ... 1.36E-02                                     ──→ V 个体间变异的标准误为 0.0136
SIGMA - COV MATRIX FOR RANDOM EFFECTS - EPSILONS ****
       EPS1      EPS2
EPS1
+      1.30E-03                                         ──→ 比例型残差变异的标准误为 0.0013
```

EPS2 ——→ 加和型残差变异的标准误为 1670

```
+      ...  1.67E+03
1
OMEGA - CORR MATRIX FOR RANDOM EFFECTS - ETAS  *******
        ETA1         ETA2
ETA1
+      2.27E-02
ETA2
+      ...  2.29E-02
SIGMA - CORR MATRIX FOR RANDOM EFFECTS - EPSILONS  ***
        EPS1         EPS2
EPS1
+      7.43E-03
EPS2
+      ...  8.06E+00
```

（二）方差和协方差矩阵

以下是方差和协方差矩阵的输出结果。

```
*******************************************************************
*******************************************************************
***************        FIRST ORDER CONDITIONAL ESTIMATION        ****************
***************        COVARIANCE MATRIX OF ESTIMATE              ****************
        TH 1     TH 2    OM11    OM12     OM22    SG11     SG12     SG22
TH 1
+      3.87E-03
TH 2
+      7.18E-03  3.86E-01
OM11
+     -2.42E-04  1.91E-04  2.03E-04
OM12
+      ......
OM22
+      1.38E-04  1.02E-03  4.06E-06 ...  1.86E-04
SG11
+      1.05E-05  1.89E-04  1.01E-07 ...  3.17E-07  1.70E-06
SG12+      ......
SG22
+     -4.75E+00 -1.01E+02 -9.81E-02 ... -2.43E+00 -1.42E+00 ...  2.80E+06
1
```

其中，CL 与 V 的方差分别为 3.87×10^{-3}、0.386，两者的协方差为 7.18×10^{-3}；CL 与 V 的

个体间变异的方差分别为 2.03×10^{-4}、1.86×10^{-4},两者的协方差为 4.06×10^{-6};比例型残差变异与加和型残差变异的方差分别为 1.7×10^{-6}、2.80×10^{6},两者的协方差为 -1.42。

（三）相关矩阵

相关矩阵又称相关系数矩阵,是对角线元素为 1 且对称的相关系数矩阵,描述参数之间的相关系数。矩阵中每个元素描述了参数间的相关程度,示例如下:

```
*************************************************************************
********************* FIRST ORDER CONDITIONAL ESTIMATION  ********************
********************   CORRELATION MATRIX OF ESTIMATE    ********************
*************************************************************************

            TH 1    TH 2    OM11    OM12    OM22    SG11    SG12    SG22
TH 1
+       6.22E-02
TH 2
+       1.86E-01 6.21E-01
OM11
+      -2.73E-01 2.17E-02 1.42E-02
OM12
+       ...
OM22
+       1.63E-01 1.21E-01 2.09E-02 ... 1.36E-02      ──→ ETA1 与 ETA2 的相关系数 0.021
SG11
+       1.29E-01 2.33E-01 5.46E-03 ... 1.78E-02 1.30E-03
SG12
+       ...
SG22
+      -4.56E-02 -9.69E-02 -4.12E-03 ... -1.06E-01 -6.51E-01 ... 1.67E+03
1                                              ──→ EPS1 与 EPS2 的相关系数 -0.65
```

根据前一部分方差和协方差矩阵的计算结果,再根据式 5-1(即式 4-16),可计算相关系数,描述两个参数方差之间的关系。如 CL 与 V 个体间变异 η_1 与 η_2 的相关系数见式 5-2,残差变异 ε_1 与 ε_2 的相关系数见式 5-3。

$$\text{相关系数}(\rho_{1,2}) = \frac{\text{Cov}(\omega_{1,1}^2, \omega_{2,2}^2)}{\sqrt{\omega_{1,1}^2} \cdot \sqrt{\omega_{2,2}^2}} = \frac{\omega_{2,1}}{\sqrt{\omega_{1,1}^2} \cdot \sqrt{\omega_{2,2}^2}} \qquad (\text{式 5-1})$$

$$\frac{\text{Cov}(\omega_{1,1}^2, \omega_{2,2}^2)}{\sqrt{\omega_{1,1}^2} \cdot \sqrt{\omega_{2,2}^2}} = \frac{4.06 \times 10^{-6}}{\sqrt{2.03 \times 10^{-4}} \times \sqrt{1.86 \times 10^{-4}}} = 0.021 \qquad (\text{式 5-2})$$

$$\frac{\text{Cov}(\sigma_{1,1}^2, \sigma_{2,2}^2)}{\sqrt{\sigma_{1,1}^2} \cdot \sqrt{\sigma_{2,2}^2}} = \frac{-1.42}{\sqrt{1.70 \times 10^{-6}} \times \sqrt{2.80 \times 10^{6}}} = -0.65 \qquad (\text{式 5-3})$$

若参数间相互独立,则相关矩阵的所有非对角元素即相关系数的值较低。当相关系数的绝对值大于 0.8 时,表明两个参数之间存在高度的相关性。参数间相关性小的模型优于相关性大的模型。

(四)协方差逆矩阵

协方差逆矩阵的输出结果如下:

```
*************************************************************************
************        FIRST ORDER CONDITIONAL ESTIMATION        ***************
************        INVERSE COVARIANCE MATRIX OF ESTIMATE      ***************
*************************************************************************

            TH 1    TH 2    OM11    OM12    OM22    SG11    SG12    SG22
TH 1
+       3.02E+02
TH 2
+       -4.45E+00  2.87E+00
OM11
+       3.70E+02 -7.63E+00  5.39E+03
OM12
+       ...
OM22
+       -2.16E+02 -1.31E+01 -3.60E+02 ...  5.72E+03
SG11
+       -2.08E+03 -3.79E+02 -2.58E+03 ...  8.97E+03  1.10E+06
SG12
+       ...
SG22
+       -8.75E-04 -1.08E-04 -1.08E-03 ...  8.66E-03  5.48E-01 ...  6.37E-07
1
```

(五)特征值结果

方差-协方差矩阵特征值由 `PRINT=E` 选项指定输出,以计算模型条件数(condition number),即最大特征值除以最小特征值,以考察模型的稳定性。输出结果如下:

```
*************************************************************************
******************        FIRST ORDER CONDITIONAL ESTIMATION        ****************
******************        EIGENVALUES OF COR MATRIX OF ESTIMATE      ****************
           1        2        3        4        5        6
       3.20E-01  6.42E-01  888E-01  1.05E+00  1.29E+00  1.80E+00
1
```

其中,特征值的最大值为 1.80,最小值为 0.320,该模型的条件数为 5.625(1.80/0.32),表示模型稳定。

八、附加文件

附加文件主要指协方差结果之后的其他输出文件,如 `$TABLE` 指定的表格文件或 `$SCATTERPLOT` 指定的散点图。

NONMEM 有绘图功能,但输出的图形是文本图,且难以定义和设置图形的展现形式,故很少使用。一般,先将数据输出至单独的表格文件中,再应用 R 软件包 Xpose 等进行后处理,以获得更精美的图形,用于结果分析和解读。具体可参考附录8。

参 考 文 献

BEAL S L, SHEINER L B, BOECKMANN A J. NONMEM Users Guides. Icon Development Solutions, Maryland, USA: 1989 - 2013.

BONATE P L. Pharmacokinetic-Pharmacodynamic Modeling and Simulation. 2nd ed. New York: Springer, 2011: 257 - 261.

OWEN J S, FIEDLER-KELLY J. Introduction to population pharmacokinetic/pharmacodynamic analysis with nonlinear mixed effects models. Hoboken: John Wiley & Sonc, Inc, 2014: 178 - 197.

第六章
模型的建立

群体药动学-药效学建模和分析过程是一个系统工作,须紧密围绕研究目的展开。如图 6-1 所示,一般可分为以下步骤:建立分析计划、创建数据集、探索性数据分析、构建基础模型、筛选和评估协变量、模型优化、模型评价、模型应用和撰写分析报告。此流程最早由群体药动学-药效学理论的创始人 Lewis B. Sheiner 和 Stuart Beal 于 20 世纪 90 年代初提出并逐步完善,现已成为业内的标准流程,被广大专业人员及各国的药政审评部门接受和采纳。

第六章代码和数据文件

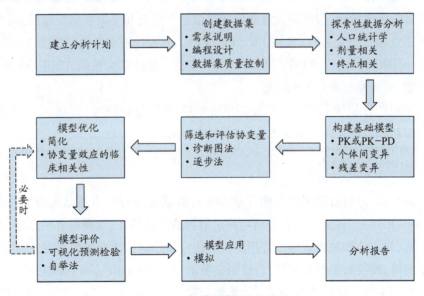

图 6-1 典型的模型建立过程

本章主要叙述前 6 个步骤,其中创建数据集已在第三章中叙述不再赘述,"模型评价"和"模型应用"将分别在第七章和第十章陈述。

第一节　建立分析计划和探索性数据分析

一、建立分析计划

群体建模分析计划(population modelling analysis plan,PMAP,以下简称"分析计划"),是数据分析和模型建立过程中的必要步骤。分析计划可明确建模分析的目的、假设和基本流程、保证分析的一致性和可重复性。FDA、EMA 及国家药品监督管理局颁布的关于群体药动学分析的技术指南文件都指出:建模分析前须制定分析计划,最大限度地减少建模过程中人为因素带来的影响,增加可信度。

分析计划应充分描述建模目的、建模过程和模型评价等步骤。即便不同的专业人员,根据分析计划也能得到基本相同的结论。分析计划也应避免过于具体,以防止在分析过程中受到不合理的限制。分析计划可随数据的变化而进行修改和调整,但是分析人员须在建模过程中详细记录与计划不同的修改内容。此外,分析关键性临床试验数据时,必须在数据库锁定前确定分析计划。

分析计划中应写明分析目的和建模数据,两者应相匹配。例如,Ⅰ期与Ⅱa 期临床试验的数据一般为密集采样数据,可用来建立可靠的结构模型。Ⅱb 与Ⅲ期临床试验中收集的数据多为稀疏数据,但具有大量的协变量信息。将其和早期数据汇总后,可用来筛选协变量和建立含有协变量的 PK 或 PK‑PD 模型。分析计划中应包括数据收集表格(data request form,DRF)的内容,列明表格中的变量,包括一些特殊变量如 ADDL、SS 或 II 等,便于后期高效、便捷地整理和编辑数据。

详细全面的分析计划不仅能够提高分析质量,还能够促进项目团队中多学科成员的分工协作加速项目的完成。附录 1 为分析计划书示例。

二、探索性数据分析

构建模型前,可通过图解法和统计学方法对数据集进行探索性数据分析(exploratory data analysis,EDA)。探索性数据分析可揭示数据的内在特征,发现具有明显趋势的变量,辨识离群值、异常值和缺失值等。常用的图解法包括绘制连续变量的直方分布图、分类变量的频率图等,检视数据的分布特点;绘制变量的栅栏图(trellis plot)或相关性散点图,分析变量间的相关性。统计学方法包括计算每个变量的中位数、范围、四分位数、算术均数、几何均数、标准差等,对数据进行统计学描述。

探索性数据分析还可以评估收集的数据是否支持分析目的,预期的数据特征是否与实际相符。若不相符则需要考虑修改建模策略。例如,原试验方案中受试者计划在下一次给药前的任一时间点采样,采样时间应在给药间隔内随机分布。但探索性数据分析后发现,采样时间主要集中在给药后早期(如给药后 1~2 h)和临近下次给药的时间(如下次给药前 2 h 内)。此时,若不改变结构模型的构建策略,可导致建模失败。

探索性数据分析主要包括人口统计学数据(如身高、体重、肝肾功能等实验室指标,合并用药情况等)、给药剂量和浓度相关数据,以下将分别详述。

(一) 人口统计学数据

研究对象的人口统计学描述是探索性数据分析的重要组成部分。人口统计学数据包括受试者数量、年龄、体重、种族、性别、用药情况等特征。多中心研究还需要按照研究中心分别进行统计,如计算连续变量的平均值(标准差)、中位数(范围);计算分类变量的计数或百分比等。表 6-1 总结了 3 项研究中的人口统计学特征,包括体重、年龄、性别和心功能情况。

表 6-1 按研究对患者特征进行统计分析

特 征 参 数	研究 A	研究 B	研究 C	总 计
例数	50	100	150	300
年龄(岁)				
平均值(标准差)	58.1(10.9)	64.4(13.0)	63.3(12.0)	62.8(12.4)
中位数(最小值,最大值)	56(36,78)	68(43,85)	65(33,90)	64(33,90)
性别				
男性(%)	19(38.0)	42(42.0)	69(46.0)	130(43.3)
女性(%)	31(62.0)	58(58.0)	81(54.0)	170(56.7)
体重(kg)				
平均值(标准差)	57.94(10.2)	62.6(13.3)	63.8(13.8)	62.5(13.3)
中位数(最小值,最大值)	55(42,95)	57(47,92)	57(43,102)	57(42,102)
NYHA 心功能分级				
Ⅰ级(%)	9(18.0)	15(15.0)	22(14.7)	46(15.3)
Ⅱ级(%)	14(28.0)	26(26.0)	37(24.7)	77(25.7)
Ⅲ级(%)	23(46.0)	47(47.0)	70(46.7)	140(46.7)
Ⅳ级(%)	4(8.0)	12(12.0)	21(14.0)	37(12.3)

NYHA：美国纽约心脏病学会(New York Heart Association)。

如果有多个剂量的治疗组,则需要进行分组统计,评估受试者在不同治疗组的特征是否一致(表 6-2)。

表6-2 按给药剂量对患者特征进行统计分析

特 征 参 数	10 mg	20 mg	总计
样本数(%)	190(63.3)	110(36.7)	300
年龄(岁)			
平均值(标准差)	62.7(12.3)	64.5(12.2)	62.8(12.4)
中位数(最小值,最大值)	64(36,90)	67(33,90)	64(33,90)
性别			
男性(%)	69(46.0)	44(40.0)	130(43.3)
女性(%)	81(54.0)	66(60.0)	170(56.7)
体重(kg)			
平均值(标准差)	64.6(13.5)	61.6(13.2)	62.5(13.3)
中位数(最小值,最大值)	57(46,102)	55(42,92)	57(42,102)
NYHA 心功能分级			
Ⅰ级(%)	32(16.8)	14(12.7)	46(15.3)
Ⅱ级(%)	52(27.4)	25(22.7)	77(25.7)
Ⅲ级(%)	78(41.1)	62(56.4)	140(46.7)
Ⅳ级(%)	28(14.7)	9(8.2)	37(12.3)

此外,连续变量可绘制直方分布图(图6-2),分类变量可绘制箱形图(图6-3),描述各个变量的分布特征、离群值等信息。

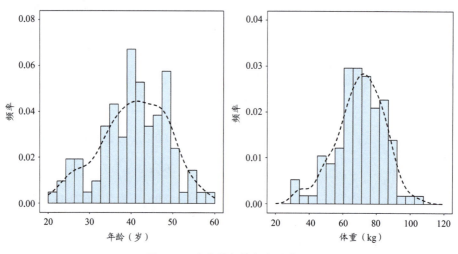

图6-2 患者特征的频数分布图

此外,还可绘制多个变量的相关性散点图,判断变量间是否存在相关关系,为后续的协变量筛选作准备。图6-4为显示患者年龄与体重之间相关性的散点图。

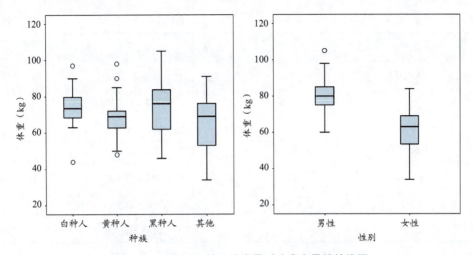

图 6-3　患者特征的连续变量对分类变量的箱线图

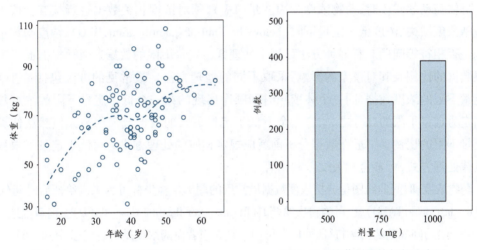

图 6-4　患者年龄对体重的散点图　　　　图 6-5　给药剂量的频数分布图

（二）剂量相关数据

剂量相关数据包括：给药剂量、输注时间、给药频率、给药途径和部位、给药次数和剂型等。如果研究中包含多个剂量组，须了解给药剂量的分布情况（图 6-5）。

此外，还可通过图或表核查与给药有关的衍生变量，如给药间隔（II）、额外给药次数（ADDL）、是否达稳态（SS）等。核查上述信息，可有助于发现数据编辑时发生的错误，识别与给药行为相关变量的异常值。如表 6-3 提示 33.3% 的 II 值存在异常，ADDL 和 SS 无误。

表 6-3　NONMEM 中与剂量相关项的汇总

II	$n,\%$
0	200，33.33%
12	400，66.67%

II	n,%
ADDL	n,%
0	200, 33.33%
30	16, 2.67%
SS	n,%
0	200, 33.3%
1	398, 66.3%
2	2, 0.3%

(三) 药物浓度相关数据

群体药动学建模时,药物浓度为因变量(DV),须对浓度相关数据进行核查。核查内容包括浓度缺失、浓度低于定量下限(below the limit of quantification,BLQ),浓度与剂量的量纲是否相符等问题。有多种方法可用于处理低于定量下限的数据。通常根据低于定量下限数据的比例及其对模型的影响,采取不同的处理方法。最常见的方法包括:忽略低于定量下限的浓度数据、同一个体依照时间顺序出现的第一个低于定量下限的浓度数据可固定为定量下限的二分之一、舍去余下低于定量下限的数据或采用最大似然法估算低于定量下限的比例。一般在数据分析前就应规定相应的处理方式。对低于定量下限数据的具体处理方式,可参考相关文献和论著。

药物浓度-时间曲线图是分析浓度数据最常用的图形。横坐标可为末次给药后时间(time after the last dose,TALD),也可为首次给药时间(time after the first dose,TAFD)。前者描述了药物在一个给药间隔的药动学特征,而后者可用于判断患者血药浓度是否达稳态(图6-6)。

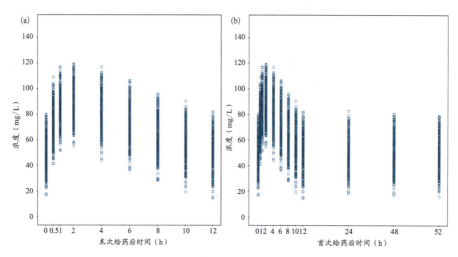

图6-6　血药浓度对时间的散点图

(a)横坐标为距离末次给药后的时间,(b)横坐标为距离首次给药后的时间

药物浓度-时间曲线图的纵坐标可为线性刻度或半对数刻度。线性刻度图能够较好地描述高浓度值,而半对数刻度图则能较好地描述低浓度值(图6-7)。此外,半对数刻度图还可用于辅助选择房室模型中的房室数量(图6-8)。若消除相为一条直线,则该数据可能符合一房室模型;若消除相为多段折线,则可能为二房室或三房室模型。

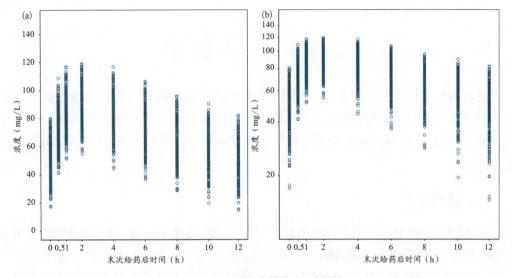

图6-7 不同尺度的浓度-时间图

(a)线性图,(b)半对数图

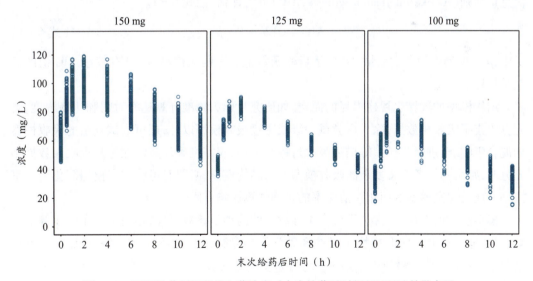

图6-8 不同给药剂量组的血药浓度对末次给药后时间(TALD)的散点图

此外,还应结合患者剂量水平综合评判药物浓度是否异常。数据集中的高浓度点都由高剂量组的患者产生,则这些浓度就不能被视为异常值。此时,可根据剂量水平分组(图6-8)或进行剂量标一化后,绘制药时曲线图。

(四)多中心研究数据

如数据来自多中心研究,则除了对汇总的数据进行分析以外,还须按试验分别进行分析。应结合不同试验的协变量信息,考察是否存在试验间的差异及造成差异的原因。例如,拟考察不同种族带来的试验间差异,可将采样方案相似的试验的血药浓度按种族或试验进行分组绘图和统计分析。

第二节 基 础 模 型

对数据集进行全面的探索性分析后,可着手建立基础模型。基础模型是表征数据整体特征的模型,包括结构模型与随机效应模型两部分。本节主要讲述群体药动学模型的建立过程,其建模的基本原则也适用于药效学模型。药效学模型的建立将在第九章中叙述。

一、结构模型

群体药动学模型中的结构模型与经典的药动学房室模型一致,如一级消除的一房室药动学模型、一级吸收和一级消除的二房室模型等。结构模型的选择方法与经典药动学一致,可通过绘制模型诊断图(详见第七章)、统计学检验及评估参数估算值的精度等进行综合评判,不能仅仅依赖其中的某一种评价方法。对于非嵌套模型的比较,还常用赤池信息量准则(Akaike information criteria, AIC)进行评估,如式6-1。

$$AIC = OFV + 2 \cdot p \qquad (式6-1)$$

式中,p 为模型中的参数数量,OFV 是目标函数值。在候选模型中,具有较小 AIC 值的模型是较好的模型。

结构模型的选择也视建模目的而定,如研究目标为精准计算达峰时间和达峰浓度,且充分收集了吸收相数据,除了可尝试一级或零级吸收模型以外,还可尝试复杂的吸收模型如混合吸收、渐进吸收模型等描述吸收过程。又如,仅需准确计算清除率且吸收相数据不充分时,则可不必考虑将复杂的吸收模型作为结构模型,必要时可将二室模型简化为一室模型。此类房室模型的简化对清除率的正确估算影响有限。

模型参数的选择中,常选用代表生理意义的药动学参数,如清除率与分布容积等。一般,尽可能应用 PREDPP 模块定义的药动学模型参数,便于后续的建模和计算。在特殊情况下,可在 $DES 模块中使用微分方程定义模型参数。

基础模型一般不包括协变量对模型参数的影响。但是,当公认的某协变量具显著影响时,可在基础模型建立时直接引入该协变量。例如,主要通过经肾清除的药物,可考虑将肌酐清除率直接引入基础模型的清除率公式中,并将药物的清除率分为肾清除率与非肾清除率,见第二章式2-3。这种模型化方式,更能从机制上理解药物的清除方式。

　　此外,正常体重的成人研究中,可在清除率和分布容积的药动学公式中直接引入体重,以加速建模的过程,并提高模型的稳定性。即根据生理学原理,将清除率公式中的指数取 0.75(式 6-2),而分布容积公式中的指数取 1.0(式 6-3)。

$$CL = a \cdot \left(\frac{WT}{70}\right)^{0.75} \qquad (式 6-2)$$

$$V = b \cdot \left(\frac{WT}{70}\right)^{1.0} \qquad (式 6-3)$$

式中,CL 为药物清除率,V 为表观分布容积,WT 为体重,a 和 b 为常系数,即体重为 70 kg 受试者的 CL、V 的群体典型值。

二、随机效应模型

(一) 个体间变异

　　个体间变异模型的选择可参考第二章。一般可采用指数模型描述药动学参数的个体间变异,以确保药动学参数值始终大于零。NONMEM 中个体间变异以 ETA 标识,可在任何一个药动学或药效学参数中引入。研究的采样设计和数据收集方案决定了哪些模型参数可纳入个体间变异项。通常可从试验设计和数据探索性分析结果入手,逐一加入或减少个体间变异项并估算模型参数。

　　样本信息量充分时,药动学参数均可估算其个体间变异项。基于后续模型的选择、优化,可适当减少个体间变异项。通常,CL 与 V 可考虑引入个体间变异。如果吸收相有足够的数据,则吸收相的药动学参数(如吸收速率常数 k_a)也可考虑引入个体间变异。

　　建模初期,由于一个或多个不可估算的个体间变异,在模型拟合过程可产生舍入错误(rounding error)或无法获得协方差计算结果。如果个体间变异估算值很小,甚至接近于零,则表明建模数据难以准确估算,而不代表此参数没有个体间变异。有时,每个个体的采样数据少,个体间变异发生收缩(shrinkage)现象,致个体间变异估算值很小。此时,可暂且忽略该个体间变异。

　　建模初期的某参数个体间变异估算失败,并不意味着该参数的个体间变异始终不能估算。如果残差变异模型不正确,使个体间变异与残差变异之间发生相互作用,也可导致参数的个体间变异不可估算。一旦残差变异采用了合适的模型来表征,则可估算相关的个体间变异。

(二) 残差变异

　　残差变异模型的选择可参考前文的第二章,不再赘述。由于 NONMEM 无法直接输出个体预测值(individual prediction,IPRED)和个体残差(individual residual,IRES),因此无法直接绘制残差变异相关的诊断图,可通过编制代码进行计算后获取。个体残差是观测值与基于模型的个体预测值之间的差值。此外,还可通过个体残差计算个体加权残差

(individual weighted residual, IWRES)。个体加权残差是基于模型个体预测值的个体残差,考虑了个体残差变异的权重。

NONMEM 中的 F 是个体预测值,包含了模型中特定个体的相关参数的随机变异值。F 值无法直接从 NONMEM 输出,必须赋值于一个新变量后才能输出。计算个体预测值、个体残差和个体权重残差主要有 3 种方法。

第一种方法中比例残差模型可用如下代码:

```
$ERROR
  IPRED = F                       ;个体预测值
  W     = F                       ;将 W(权重)设置为 F
  IRES  = DV-IPRED                ;个体残差
  IWRES = IRES/W                  ;加权个体残差
  Y     = IPRED + W * EPS (1)     ;观测值
```

通过改变权重(W)可将比例型残差模型转换为加和型、对数转换加和型、含有加和型与比例型的结合型。加和型残差时,$W=1$;对数转换的加和型残差时 `IPRED = LOG` (F) 且 $W=1$;结合型误差可表示为

$$W = \sqrt{1 + \theta_n^2 \cdot F^2} \qquad\qquad (式 6-4)$$

或:

$$W = \sqrt{F^2 + \theta_n^2} \qquad\qquad (式 6-5)$$

用 NONMEM 的控制文件代码表示为

```
W = SQRT(1 + THETA(n) * * 2 * F * * 2)
```

或

```
W = SQRT(F * * 2 + THETA(n) * * 2)
```

第 1 行代码 `THETA(n)` 为加和型残差与比例型残差之比值,第 2 行代码中 `THETA(n)` 为比例型对加法型残差之比值。`THETA(n)` 应在 `$THETA` 模块中予以初始化赋值,其下限值为 0。

第二种方法与第一种方法相似,W 也随着不同模型而变化。该结构将 `$SIGMA` 中的 `EPS (1)` 的方差 σ^2 固定为 1。采用 θ 参数表示变异的标准差。

```
$ERROR
  IPRED = F                       ;个体预测值
  W     = THETA(X)                ;加和型残差
```

```
W        = THETA(Y) * IPRED                              ; 比例型残差
W        = SQRT(THETA(X) ** 2 + (THETA(Y) * IPRED) ** 2)  ; 加和型和比例型混合残差
W        = SQRT(THETA(Y) ** 2 + (THETA(X)/IPRED) ** 2)    ; 数据对数转换后, 加和型和比例型混
                                                            合残差, IPRED 须为 LOG(F)
IWRES    = (DV - IPRED) / W                              ; 加权个体残差
Y        = IPRED + W * EPS(1)                            ; 观测值
$SIGMA
  1 FIX                                                  ; EPS(1)的方差 σ² 固定为 1
```

第三种方法的 IWRES 无须进行转换,且无须用 θ 项来编码残差变异。该方法不仅易于解释两个 ε 项,而且通过将其中某个 ε 项固定为 0,评估其他残差模型的适用性,如评估加和型残差或比例型残差。控制文件的代码如下:

```
$ERROR
  IPRED = F                                              ; 个体预测值
  W     = SQRT(IPRED ** 2 * SIGMA (1,1) + SIGMA(2,2))    ; 加和型和比例型混合残差
  IWRES = (DV - IPRED) / W                               ; 加权个体残差
  Y     = IPRED + IPRED * EPS(1) + EPS(2)                ; 观测值:加和型和比例型混合残差
$SIGMA
  0.04 10                                                ; ε₁ 和 ε₂ 的方差和协方差
```

上述代码中 SIGMA(1,1) 和 SIGMA(2,2) 的含义详见前文的第四章。运行上述代码后,将以表格形式输出个体预测值,根据个体预测值进一步计算个体残差和个体权重残差值。

三、参数的估算精度

$COVARIANCE 步骤计算成功后,可输出 θ、ω 和 ε 参数估计值的标准误(standard errors,SE)。与相应的参数估计值比较,可计算获得参数估计值的相对精度——相对标准误差百分比(percent relative standard error,RSE%)。RSE%的计算公式如下:

$$\text{RSE\%} = SE(\theta_n)/\text{FPE}(\theta_n) \cdot 100 \qquad (式6-6)$$

随机效应参数的%RSE 计算公式如下:

$$\text{RSE\%} = SE(\omega_n^2)/\text{FPE}(\omega_n^2) \cdot 100 \qquad (式6-7)$$

式中,FPE 为最终参数估计值(final parameter estimate)。

一般而言,固定效应参数的相对精度低于30%被视为参数估计值可靠,随机效应参数的相对精度应小于40%[①]被认为参数估计值可靠。

式6-7是基于方差(ω^2)尺度的个体间变异估算值的 RSE%。若以 SD 尺度

---

① 也有学者认为相对精度应小于50%。

（$\omega \cdot 100\%$）进行表达，如式 6-8 所示，可应用方差的 RSE% 由 FO 的 delta 法近似计算。上述方法也适用于个体内变异的 RSE% 计算。

$$RES\%(\omega_{1,1}^2) = \frac{SE(\omega_{1,1}^2)}{2 \cdot FPE(\omega_{1,1}^2)} \cdot 100 \qquad (式 6-8)$$

当协方差计算（ `$COVARIANCE` ）运算成功时，应仔细核查各参数间的相关性矩阵。若参数间相关系数的绝对值>0.8，则说明参数高度相关，模型不稳定。若协方差计算失败，则说明模型可能过参数化。建议简化模型结构或减少随机效应，直至计算成功。有时，改变模型参数的初值能使运算成功。但需要比较和分析参数的估算值，确认是全局最优解，而非局部最优解。

协方差运算时，通过增加选项（ `$COVARIANCE PRINT = E` ）输出每个参数的特征值（eigenvalue）。其中的最大特征值除以最小特征值就可获得模型的条件数（condition number）。条件数可代表模型的稳定性。当条件数>1 000，则说明该模型不稳定。其最常见的原因是模型的参数过多，须简化模型结构、减少模型参数或固定模型参数等。

第三节 协变量模型

一、协变量的定义

协变量模型的建立旨在描述和解释药动学和药效学参数的个体间变异和残差变异。协变量模型可区分群体中可能无法达到药效或产生不良反应的亚群体；明确药动学和药效学行为的影响因素；提高对药物作用机制的认识和模型的预测能力；也可进一步提出合理的科学假说。

协变量包括人口统计学特征（如性别、年龄、体重、体表面积及种族等）、实验室检查（如肌酐、白蛋白等）、疾病状态（如基线值、病原学、疾病周期、疾病总体特征等）、与治疗相关的因素（如合并用药、预防治疗、透析等）、生活习惯或者环境因素（如吸烟、喝酒、饮食等）、研究相关因素（如不同中心、研究者、受试者随访等）等。

建立协变量模型前须考虑考察哪些协变量，且这些协变量对哪些参数产生了影响，并在分析计划书中予以明确。一般而言，可从药物的药动学特征或药物的作用机制入手，分析可能的影响因素。须注意统计学检验有显著意义的协变量，并不代表协变量与药动学（或药效学）之间的因果关系。应考虑纳入的协变量与药动学或药效学参数之间是否存在合理的因果关系，是否可用已知的生理学、病理学、药理学等知识进行解释。

另外，须注意协变量间的相关关系。如存在相关关系，则之后的分析一般仅纳入其中的一个变量或将相关变量进行合理转换，以避免共线性和参数估算值不稳定。如体重和身高间常高度相关，故常纳入其中之一，或根据体重和身高计算体表面积后，将体表面积作为协变量进行分析。

此外,还应考虑协变量是否可产生具有临床意义的影响。例如,合并用药可对药物清除率产生影响,但是当改变不超过 20%,对临床用药剂量的调整不具实际意义,因此可不纳入模型。有些协变量在研究期间可随时间发生变化,如体重、肝肾功能或合并用药等。引入这些协变量不仅可以解释部分个体间变异的原因,也可解释部分的残差变异的来源。

二、图解法

筛选协变量时,常采用图解法进行初筛。首先可在 $ESTIMATION 模块中加入 POSTHOC 选项,应用经验贝叶斯法估算个体参数;然后将个体参数与待考察的协变量作散点图,或将参数的个体间变异与协变量作散点图,检视两者之间是否存在相关性。散点图中有趋势性分布的协变量将纳入进一步的统计学检验。此外,协变量纳入前后,除了对模型拟合结果进行比较,还可再次绘制参数的个体间变异与协变量的散点图,检视两者的分布特征。

图解法是协变量评估中的重要工具,有助于选择有意义的协变量、构建合适的数学函数式描述参数与协变量的关系,也可识别某些具有显著影响的协变量。此外,绘制协变量诊断图,可合理有效地对协变量进行初步筛选,避免不必要的分析计算和统计学检验。但是,当模型随机效应的收缩值较大时,基于贝叶斯法计算的个体参数值的诊断图就不可信。一般认为收缩值大于 30%[1],则应慎重解读诊断图的结果。

例如,图 6-9~图 6-12 是典型的协变量和参数关系的散点图。

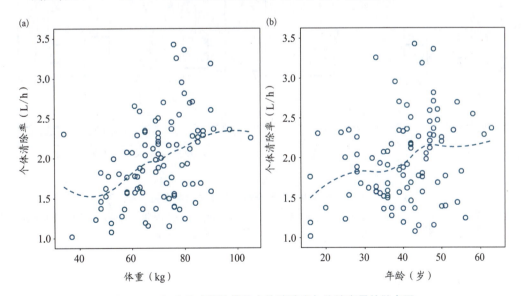

图 6-9　经验贝叶斯估算的个体清除率与连续变量的散点图

(a) 个体清除率与体重的关系图;(b) 个体清除率与年龄的关系图。图中虚线为 Loess[2] 线

---

[1]　也有学者认为收缩值大于 40%。
[2]　Loess:局部加权回归(locally weight regression)。

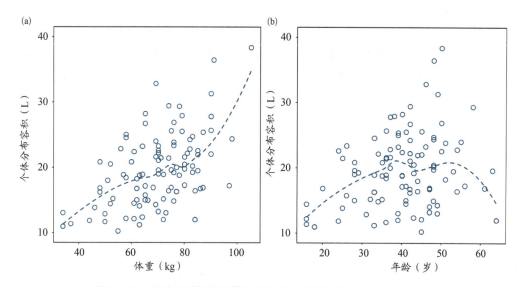

图 6 - 10　经验贝叶斯法估算的个体分布容积与连续变量的散点图

（a）个体分布容积与体重的关系图，（b）个体分布容积与年龄的关系图。图中虚线为 Loess 线

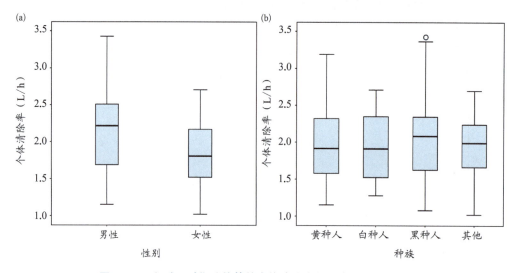

图 6 - 11　经验贝叶斯法估算的个体清除率与分类变量的箱形图

（a）个体清除率与性别的关系；（b）个体清除率与种族的关系。箱体的上沿表示数据的 75% 分位数，下沿表示数据的 25% 分位数，实线是中位数；轴须线末端表示 1.5 倍四分位距，空心圆表示异常值

三、统计学检验原理

当考察协变量效应时，所比较的模型须为嵌套模型（nested model）。嵌套模型是模型结构一致的模型。即当复杂模型的协变量参数设为 0 时，复杂模型可转化为简单模型。例如，式 6 - 9 的模型含有性别对药物清除率的影响。当式 6 - 9 中 $\theta_2 = 0$ 时，即性别对清除率没有影响时，式 6 - 9 可简化为式 6 - 10。故两者是嵌套模型。

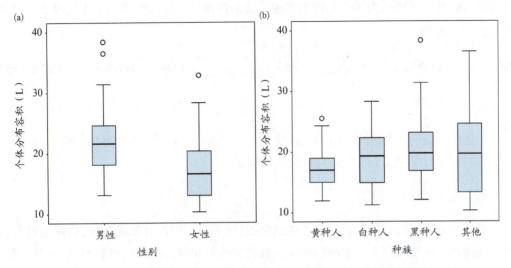

图 6-12 经验贝叶斯法估算的个体分布容积与分类变量的箱线图

（a）个体分布容积与性别的关系；（b）个体分布容积与种族的关系。箱体的上沿表示数据的 75% 分位数，下沿表示数据的 25% 分位数，实线是中位数；轴须线末端表示 1.5 倍四分位距，空心圆表示异常值

$$CL_i = \theta_1 + \theta_2 \cdot SEXF_i \qquad \text{（式 6-9）}$$

$$CL_i = \theta_1 \qquad \text{（式 6-10）}$$

而式 6-11 和式 6-12 之间，没有相同的模型结构，无法相互转换，故不是嵌套模型。

$$CL_i = \theta_1 \cdot WT_i \qquad \text{（式 6-11）}$$

$$CL_i = \theta_1 \qquad \text{（式 6-12）}$$

当式 6-14 中的 θ_2 为 0 时，式 6-13 可简化为式 6-14，两者为嵌套模型。

$$CL_i = \theta_1 \cdot WT_i \qquad \text{（式 6-13）}$$

$$CL_i = \theta_2 + \theta_1 \cdot WT_i \qquad \text{（式 6-14）}$$

NONMEM 将 -2 倍的对数似然值（log likelihood，-2LL）作为目标函数值（objective function value，OFV）和拟合程度的整体衡量指标。与未纳入协变量的模型相比，纳入协变量后模型的 OFV 应减小。当模型间有嵌套关系时，模型 OFV 的差值（记作 $-2\Delta LL$）近似符合自由度（the degree of freedom，df）的 χ^2 分布。df 为所比较模型的参数数量的差值。应用卡方检验，可判别含协变量模型的 OFV 变化是否具有统计学意义，即是否可纳入协变量。

假设基础模型的 OFV 为 1 000，当检验水平 $\alpha = 0.05$，自由度为 1 时（$df = 1$），纳入协变量的模型的 OFV 下降大于 3.84 才具统计学意义（$\chi^2_{\alpha=0.05, df=1} = 3.84$）。此外，假设分别考虑了两个协变量的效应（性别和体重），逐一添加协变量到基础模型。如果模型考虑性别

的影响后的目标函数值为997.5,模型考虑体重的影响后目标函数值为981.3,计算嵌套模型之间的差值得

$$\Delta OFV_{性别} = OFV_{基础模型} - OFV_{基础模型+性别效应} = 1\,000 - 997.5 = 2.5 \quad （式6-15）$$

$$\Delta OFV_{体重} = OFV_{基础模型} - OFV_{基础模型+体重效应} = 1\,000 - 981.3 = 18.7 \quad （式6-16）$$

上述结果表明：性别的影响无统计学意义（<3.84）。但是,体重可致 OFV 降低 18.7（>3.84）,具统计学意义（$P<0.05$）,可纳入模型。

四、常用函数表达式

根据协变量与药动学参数的相关性诊断图,可采用不同的数学函数式,描述变量与药动学或药效学参数的关系。常用的数学函数式包括加和型、比例型、指数型、幂函数型等,但须注意保证药动学参数的估算值大于 0。

（一）连续变量

在描述连续变量与药动学或药效学参数之间的关系时,常见的函数有线性、分段线性、幂函数和指数形式。

1. 线性模型

在协变量的取值范围内,药动学或药效学参数随着协变量的增大而增大或减小,则估计的斜率参数（θ_2）相应地可为正值或负值,如图6-13所示。

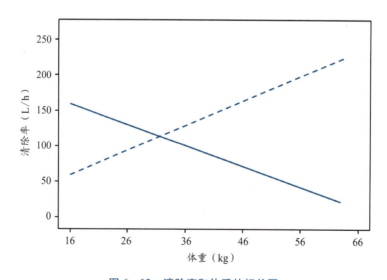

图6-13　清除率和体重的相关图
虚线、实线分别表示正、负相关关系

线性函数的截距（θ_1）是独立于协变量的参数,即使没有协变量或协变量值为 0 时也存在。协变量的线性模型通常采用以下形式。

$$CL_i = \theta_1 + \theta_2 \cdot WT_i \qquad\qquad （式6-17）$$

式中，θ_1 为体重为 0 时的清除率（截距）；θ_2 是估算的斜率，可为正数，也可为负数，反映单位体重变化下的清除率变化；WT_i 是第 i 个受试者的体重。

绘制清除率与体重之间的相关性图（图 6-13）可有助于确定两者的线性关系，估算参数的初始值。

2. 分段线性模型

若参数和协变量之间的关系呈现折线形态，则可采用分段线性模型。如图 6-14 可见体重 ≤72 kg 时，清除率为常数，体重 >72 kg 时，清除率与体重呈线性相关。

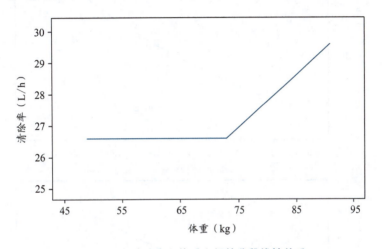

图6-14　清除率和体重之间的分段线性关系

上述案例的数学关系式如下：

$$CL_i = \theta_1 + \theta_2 \cdot (WT_i - 72) \cdot WT_{ind_i} \qquad\qquad （式6-18）$$

式中，WT_i 是第 i 个个体的体重，θ_1 是体重 ≤72 kg 时的部分清除率；WT_{ind_i} 是第 i 个个体的指示变量，≤72 kg 时定义为 0，>72 kg 时定义为 1；θ_2 为斜率，反映体重 >72 kg 时的单位体重带来的清除率变化。具体代码如下：

```
TNP     = 72                          ; 体重拐点值(TNP)为72 kg
WTIND   = 0                           ; WTIND为指示变量：体重≤拐点值时WTIND=0
IF (WT .GT. TNP) WTIND = 1            ; 体重>拐点值时,WTIND=1
TVCL    = THETA(1) + THETA(2) * (WT - TNP) * WTIND   ; 清除率群体典型值
CL      = TVCL * EXP(ETA(1))          ; 个体清除率:指数型残差
```

此外，通过额外增加一个参数 `TNP = THETA(n)`，拐点值可进行最佳估算。

3. 幂函数模型

如图 6-15 所示，幂函数模型可描述参数和协变量之间的多种关系。幂函数模型通常采用以下形式。

$$CL_i = \theta_1 \cdot WT_i^{\theta_2} \qquad (\text{式}6-19)$$

式中，WT_i是第i个个体的体重，θ_1为体重$=1$时的清除率（系数）；θ_2是指数估计值，反映了单位$\ln(WT)$变化对应的$\ln(CL)$变化量。

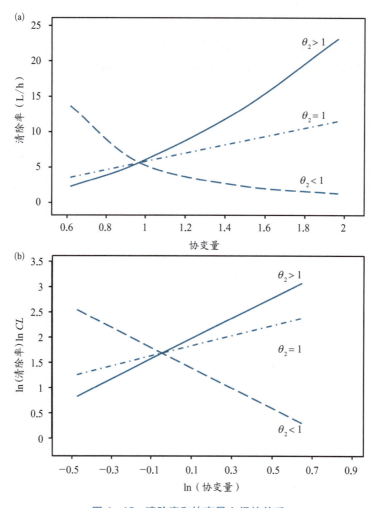

图6-15 清除率和协变量之间的关系

（a）幂函数模型；（b）对数转换后的幂函数模型

式6-19的两边均取自然对数，得对数线性模型（式6-20）。自然对数转换后的模型曲线如图6-15所示。该方式仅使用两个参数，即可描述多种关系，灵活性强，常被推荐采用。

$$\ln(CL_i) = \ln(\theta_i) + \theta_2 \cdot \ln(WT_i) \qquad (\text{式}6-20)$$

药动学参数和体重之间的参数化引入了异速放大模型，将指数θ_2设定成固定值。如下所示：

$$CL_i = \theta_1 \cdot WT_i^{0.75} \qquad\qquad （式6-21）$$

$$V_i = \theta_2 \cdot WT_i^{1.0} \qquad\qquad （式6-22）$$

4. 指数模型

指数模型的曲线如图6-16，协变量的指数模型通常采用以下形式：

$$CL_i = \theta_1 \cdot e^{\theta_2 \cdot WT_i} \qquad\qquad （式6-23）$$

式中，WT_i 是第 i 个个体的体重，θ_1 为体重为 0 时的清除率（系数）；θ_2 是估算的指数，反映单位 $\ln(WT)$ 变化时的 $\ln(CL)$ 变化量。

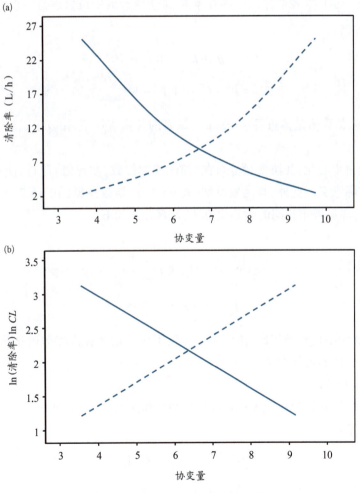

图 6-16　清除率和协变量之间的关系

（a）指数模型；（b）对数转换后的指数模型

式 6-23 两边取自然对数,得线性模型式 6-24。自然对数转换后的模型曲线如图 6-16 所示。

$$\ln(CL_i) = \ln(\theta_i) + \theta_2 \cdot WT_i \qquad \text{(式 6-24)}$$

5. 协变量中心化

协变量中心化(covariate centralization)是指将每个观测值减去(或除以)协变量的平均值或中位值,从而使变换后的协变量影响的均值为 0(或 1)的过程。协变量中心化可改善模型稳定性,提高计算收敛的成功率和参数的估算精度。

以线性模型式 6-17 为例,通过数学转换,可以得

$$CL_i = \theta_1' + \theta_2 \cdot (WT_i - WT_{mean}) \qquad \text{(式 6-25)}$$

式 6-25 中,WT_{mean} 是体重的均值,θ_1' 是当体重等于群体均值时的药物清除率,即群体中清除率的均值。亦有学者推荐采用参考体重(如 70 kg)或中位数进行中心化,如式 6-26,式 6-27 所示:

$$CL_i = \theta_1' + \theta_2 \cdot (WT_i - 70) \qquad \text{(式 6-26)}$$

$$CL_i = \theta_1' + \theta_2 \cdot (WT_i - WT_{median}) \qquad \text{(式 6-27)}$$

式 6-26 中,θ_1' 估算值是体重等于 70 kg 受试者的药物清除率,相较于式 6-17 中的 θ_1 更具实际意义。

通过协变量中心化,使协变量分布在均值(或中位数、参考值)附近,使药物清除率的估算值更有实际意义。此外,幂函数模型(式 6-19)、指数模型(式 6-23)和分段线性模型(式 6-14),亦可采用相同的中心化方法,计算公式如下:

幂函数模型:
$$CL_i = \theta_1 \cdot \left(\frac{WT_i}{WT_{mean}} \right)^{\theta_2} \qquad \text{(式 6-28)}$$

指数模型:
$$CL_i = \theta_1 \cdot e^{\theta_2 \cdot (WT_i - WT_{mean})} \qquad \text{(式 6-29)}$$

总之,与非中心化模型相比,协变量中心化不仅有助于提高参数的估算精度,也有助于体现参数估算值的实际意义。

(二) 分类变量

常用的二分类变量的数学表达式包括加和型和比例型,具体如下:

加和型模型:
$$CL_i = \theta_1 + \theta_2 \cdot \text{SEXF}_i \qquad \text{(式 6-30)}$$

比例型模型:
$$CL_i = \theta_1 \cdot (1 + \theta_2 \cdot \text{SEXF}_i) \qquad \text{(式 6-31)}$$

式中,指示变量 $SEXF_i$ 取值为 0(男性)或 1(女性)。θ_1 为男性的清除率,θ_2 为男、女清除率之间的差值(式 6-30)或比例系数(式 6-31)。θ_1 和 θ_2 应均为正数。

此外,可使用 IF-THEN 语句,如下所示:

```
IF (SEXF .EQ. 1) THEN
   TVCL = THETA(1)                          ;SEXF=1 时,清除率为 THETA(1)
ELSE
   TVCL = THETA(2)                          ;SEXF≠1 时,清除率为 THETA(2)
ENDIF
CL   = TVCL * EXP(ETA(1))                    ;清除率个体值:指数型个体间变异
```

多分类变量的指示变量可赋以多个值。例如,种族指示变量:1=白种人,2=黑种人,3=亚洲人,4=其他。基于此也可创建 3 个指示变量:黑种人(RACB)、亚洲种族(RACA)和其他种族(RACO)。在每一种情况下,指标变量的值为 0 表示该研究对象不是该种族成员,为 1 时为该种族成员。如果所有的值都是 0,那么该个体属于参照人群。在本例指白种人。采用加和模型表达的数学关系式如下:

$$CL_i = \theta_1 + \theta_2 \cdot RACB_i + \theta_3 \cdot RACA_i + \theta_4 \cdot RACO_i \qquad (式 6-32)$$

参照组不需要任何指示变量。θ_1 的估计值是白种人药物清除率的典型值,θ_2、θ_3 和 θ_4 分别是黑种人、黄种人和其他种族清除率的典型值。与先前的加和模型一致,对于 θ_2、θ_3 和 θ_4 均无须设置上下限。一般而言,可选择最具代表性的人群为参照。但是,有时为了避免出现清除率等参数为负数的情况,可选择平均清除率最低的人群为参考人群,并定义所有的 θ 均大于 0。

若采用 IF-THEN 语句描述上述案例,则代码如下:

```
IF (RACB .EQ. 1) THEN
   TVCL = THETA(1) + THETA(2)               ;黑种人(RACB=1)的清除率
IF (RACA .EQ. 1) THEN
   TVCL = THETA(1) + THETA(3)               ;黄种人(RACA=1)的清除率
IF (RACO .EQ. 1) THEN
   TVCL = THETA(1) + THETA(4)               ;其他种族(RACO=1)的清除率
ELSE
   TVCL = THETA(1)                          ;白种人(RACB=RACA=RACO=0)的清除率
ENDIF
CL   = TVCL * EXP(ETA(1))                    ;清除率个体值:指数型个体间变异
```

五、逐步法

协变量模型建立中最常用的方法是逐步法,即分为两步,包括前向纳入(forward

inclusion)和逆向剔除(backward elimination)。前向纳入法即采用线性、分段线性、幂函数或指数模型等逐一考察并纳入具有统计学意义的影响因素。建立全量模型后,用逆向剔除法逐一考察各影响因素,排除无统计学显著性意义的固定效应参数后,获得最终模型。

(一) 前向纳入法

前向纳入过程中,将协变量逐个添加至模型中。每次只添加一个协变量,且仅在一个参数上进行尝试。假设检验水平 $\alpha = 0.05$。若加入某协变量后,OFV 的下降超过3.84,则将该协变量加入模型,反之予以剔除。例如,以表 6-4 中的药动学参数-协变量组合为例,第 1 轮考查时,有 3 个协变量对药物清除率有影响,3 个协变量对表观分布容积有影响。比较每个模型与基础模型的 OFV(表 6-5)。其中,体重对药物清除率的影响使目标函数值下降最大,可首先考虑纳入。模型选择时,不仅应考虑 OFV 的改变,还应考虑参数个体间变异的减少程度。建模过程中,通常选择 OFV 或个体间变异下降最大的模型。

表 6-4   协变量评估过程中拟评估的协变量与参数

药动学参数	协变量	药动学参数	协变量
CL	体 重	V	年 龄
CL	年 龄	V	体 重
CL	性 别	V	性 别

表 6-5   第一轮前向纳入过程

模型编号	说 明	函数式	目标函数值	目标函数值的减少	P 值
1	基础模型	/	8 277.00	0	/
2	体重对清除率的影响	指数	8 246.72	30.28	<0.05
3	年龄对清除率的影响	指数	8 267.46	9.54	<0.05
4	性别对清除率的影响	线性	8 265.27	11.73	<0.05
5	年龄对表观分布容积的影响	指数	8 271.83	5.17	<0.05
6	体重对表观分布容积的影响	指数	8 250.80	26.20	<0.05
7	性别对表观分布容积的影响	线性	8 260.22	16.78	<0.05

从表 6-5 可见,体重、年龄和性别均对清除率和表观分布容积有显著影响。完成第一轮的协变量筛选后,可复查协变量与参数个体间变异关系的诊断图,检视协变量的纳入是否影响了协变量与参数的关系。然后,进行第二轮的协变量筛选,结果见表 6-6,提示应纳入体重对表观分布容积的影响。

表 6-6　第二轮前向纳入过程

模型编号	说　明	函数形式	目标函数值	目标函数值的减少	P 值
8	模型 2+年龄对清除率的影响	指数	8 246.38	0.34	>0.05
9	模型 2+性别对清除率的影响	线性	8 246.16	0.56	>0.05
10	模型 2+年龄对表观分布容积的影响	指数	8 241.71	5.01	<0.05
11	模型 2+体重对表观分布容积的影响	指数	8 221.85	24.87	<0.05
12	模型 2+性别对表观分布容积的影响	线性	8 230.72	16.00	<0.05

为了便于检视,诊断图的纵坐标常采用协变量纳入前后参数的个体间变异(η),如 η_{CL} 或 η_V,检查个体间变异的分布情况。图 6-17 和图 6-18 分别显示了 η_{CL} 与连续变量和分类变量的关系。

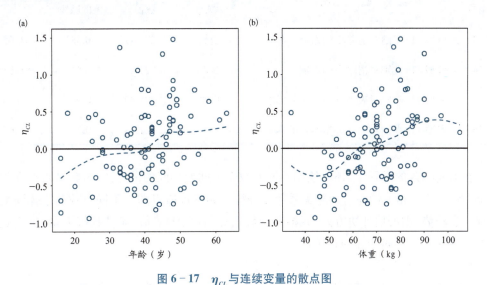

图 6-17　η_{CL} 与连续变量的散点图

(a) η_{CL} 与年龄的关系;(b) η_{CL} 与体重的关系图。图中虚线为 Loess 线

如果诊断图显示某种趋势,表明变量与参数间的数学关系式可能需要进一步优化。如果未见明显趋势,则表明参数的个体间变异可能与此变量无关。上述过程不断重复,直至 OFV 无显著下降(表 6-7)。至此,前向纳入过程完毕。模型中纳入了体重对清除率和分布容积的影响。

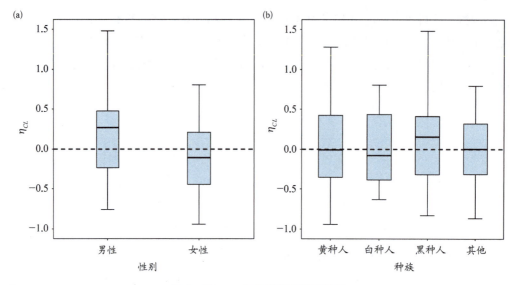

图 6-18 η_{CL} 与分类变量的箱线图

(a) η_{CL} 与性别的关系图;(b) η_{CL} 与种族的关系。箱体的上沿表示数据的 75% 分位数,下沿表示数据的 25% 分位数,箱体中间的实线是中位数;轴须线末端表示 1.5 倍四分位间距

表 6-7 第三轮前向纳入过程

模型编号	说　　明	函数式	目标函数值	目标函数值的减少	P 值
13	模型 11+年龄对清除率的影响	指数	8 221.47	0.38	>0.05
14	模型 11+性别对清除率的影响	线性	8 221.27	0.58	>0.05
15	模型 11+年龄对表观分布容积的影响	指数	8 221.82	0.03	>0.05
16	模型 11+性别对表观分布容积的影响	线性	8 221.48	0.37	>0.05

在前向纳入的过程中,还应绘制不同参数个体间变异间的散点图,考察是否存在相关性(图 6-19)。相关性亦可用相关系数 r^2 表征。如发现散点图中不同参数的个体间变异呈现一定趋势,则可估计协方差,并根据参数估算精度、OFV 值、条件数等因素,决定是否在模型中纳入个体间变异的相关性。

(二)逆向剔除法

前向纳入后的模型可能因为纳入了一些不必要的协变量,导致模型不稳定或过参数化。因此,应进一步剔除不合理的协变量。逆向剔除过程中,每一轮只剔除一个协变量,并检视模型参数估算值和 OFV 的变化。表 6-8 描述了逆向剔除的过程。一般而言,逆向剔除的检验水平较前向纳入设定得更为严苛,如 $\alpha=0.001$($df=1$)。即 OFV 的改变大于 10.83,则视该协变量具统计学显著意义,应予以保留。表 6-8 中,OFV 分别增加了 29.34 和 25.20,均大于 10.83,故将影响清除率和分布容积的协变量体重保留在模型中。

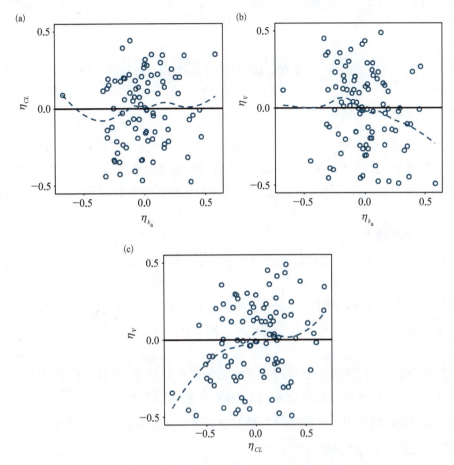

图 6-19 个体间变异间相关关系的散点图

（a）η_{CL}对η_{k_a}作图；（b）η_V对η_{k_a}的散点图；（c）η_{CL}对η_V的散点图

η_{CL}、η_{k_a}和η_V分别为清除率、吸收速率常数和表观分布容积的个体间变异。图中虚线为 Loess 线

经逆向剔除，可排除无显著性意义的协变量，得最终模型。协变量筛选过程中还应考虑：① 协变量参数的估算精度；② 个体间变异、残差变异是否下降。

表 6-8 逆向剔除过程

模型编号	说　　明	函数式	目标函数值	目标函数增加值	P值
17	模型 11-体重对清除率的影响	指数	8 251.16	29.34	<0.001
18	模型 11-体重对表观分布容积的影响	指数	8 247.02	25.20	<0.001

逐步回归法可用工具软件 WFN 的 NMAC 命令和 PsN 的 SCM 命令实现上述过程，具体方法参见附录 8。

第四节 建模的质量控制和常见错误

一、建模的质量控制

药动学-药效学模型的建立过程中,质量控制应贯穿于整个过程。每一个步骤都需要仔细核验,避免错误的发生。严格的质量控制有助于提高所建模型的可信度,增加建模报告的可读性,并可使监管人员更有效地审查提交的建模报告。模型建立的质量控制应包含以下内容:

(一) 控制文件

(1) `$DATA` 语句中指定的数据集中变量的数量和顺序是否与 `$INPUT` 中的定义保持一致?

(2) 子程序 ADVAN 和 TRANS 的选择与预期的模型结构、参数是否匹配? 例如, ADVAN1 对应"静脉给药的一房室模型", 而 ADVAN2 对应"口服给药的一房室模型"。

(3) 是否需要应用比例因子将剂量和血药浓度进行转化? 例如,剂量单位为 mg,分布容积(V)单位为 L,而浓度单位为 ng/mL,则采用 ADVAN2 时 `S2=V2/1000`。

(4) 如果误差模型中个体间变异和残差变异存在相互关系,则 `$ESTIMATION` 语句是否启用了 `INTERACTION` 选项?

(5) 如果控制文件中采用 `$DES` 模块编写微分方程,CMT 的值是否对应了正确的房室? 例如,房室 1 为给药室,房室 2 为口服给药模型的观测室。`$SUBROUTINE` 语句中的 TOL 是否比 `$ESTIMATION` 语句中的 NSIG 值大?

(6) 如果残差模型采用双向转换法(transform-both-side),因变量和残差模型是否采用了相同的转换? 例如,如果自变量作了对数转换,那么因变量是否进行了相同的对数转换,残差模型是否为 $Y=F[LOG(F), EPS(n)]$?

(7) 如果使用多个 `$ESTIMATION` 语句,是否采用了合理的算法及其参数选项?

(二) 参数估算结果的输出文件

(1) 受试者和观测值的总数是否与数据集保持一致? 观测值的数量是否与数据集中未删除数据的数量一致?

(2) 是否有警告和报错?

(3) `$COVARIANCE` 步骤是否报错? 若有报错,该模型是否仍然可接受?

(4) 最终参数估算的有效数字数值是否合理?

(5) θ、ω、σ 的估算值是否合理?

(6) 标准误是否可估算?

（7）收缩程度是否可接受？

（8）ETABAR 的值是否有统计学意义？

（9）最终模型的条件数是否低于 1 000？

（10）列表文件中开始和结束的时间是否与输出文件中的日期和时间一致？

（三）数据列表的输出文件

（1）如果未使用 FIRSTONLY 选项，输出文件的数据行数是否等于数据集中录入的行数减去 $INPUT 选项中 IGNORE 或 ACCEPT 选项移除的行数？

（2）输出文件的时间标记是否与控制文件中的时间标记一致？

（3）输出文件与输入文件的数值精度是否相同？

处理庞大的数据集和进行复杂的建模时，应尽可能及时发现并解决问题，逐一核查这些注意事项可避免上述错误的发生。

二、常见错误和解决方法

NONMEM 中常见的错误包括：NM‑TRAN 错误、$ESTIMATION 运行失败、$COVARIANCE 运行失败和 PREDPP 错误等。用户须根据错误提示，分析和排查错误发生的原因，并予以解决。

（一）NM‑TRAN 错误

NM‑TRAN 错误属于语法错误，是最易解决的一类错误。无论是控制文件，还是数据集出现 NM‑TRAN 错误，错误提示通常非常明确，如：

```
AN ERROR WAS FOUND IN THE CONTROL STATEMENTS.
THE CHARACTERS IN ERROR ARE: CL
196 $PK: NO VALUE ASSIGNED TO A BASIC PK PARAMETER.
```

上述信息提示用户未定义 CL，而 CL 是所采用的房室模型所必需的变量，因此导致 NM‑TRAN 运行失败。另外，当 CL 变量名拼写错误时，也会导致上述错误。又如：

```
AN ERROR WAS FOUND IN THE CONTROL STATEMENTS.
35 $PK: INITIAL ESTS. REQUIRED FOR THETAS USED IN COMPUTATIONS.
```

以上信息提示用户未在控制文件中定义某 θ 参数的初始值。再如：

```
(WARNING 31) $OMEGA INCLUDES A NON‑FIXED INITIAL ESTIMATE
CORRESPONDING TO AN ETA THAT IS NOT USED IN ABBREVIATED CODE.
(WARNING 41) NON‑FIXED PARAMETER ESTIMATES CORRESPONDING TO UNUSED PARAMETERS MAY CAUSE
THE COVARIANCE STEP TO FAIL.
```

以上信息提示 $OMEGA 模块中定义的 η 初值的数量与模型定义的 η 数量不相等。

```
AN ERROR WAS FOUND IN THE CONTROL STATEMENTS.
THE CHARACTERS IN ERROR ARE: dataset-9.csv
33 INPUT DATA FILE DOES NOT EXIST OR CANNOT BE OPENED.
```

该信息提示 $DATA 中指定的数据文件不存在或无法打开。此类错误通常由于文件名或文件路径书写错误所致。

（二）$ESTIMATION 运行失败

$ESTIMATION 运行失败是一类复杂错误，排查原因和解决时常较为困难。模型最小化计算成功时，结果报告会提示：

```
MINIMIZATION SUCCESSFUL
```

上述信息提示最小化估算参数成功。但即便出现此提示，也未必保证一定计算成功。当参数初始值等于最终估算值，或是迭代计算时参数梯度始终为 0，仍表明计算错误。

若最小化计算过程失败，则会显示：

```
MINIMIZATION TERMINATED
```

随后显示失败的原因：

```
MAXIMUM NUMBER OF FUNCTION EVALUATIONS EXCEEDE (ERROR=131)
```

上述错误信息提示：已完成控制文件定义的最大计算迭代次数，但目标函数值还未达到预设的最小值。用户可在 $COVARIANCE 模块中将 MAXEVAL 选项改为最大值 9 999（MAXEVAL=9999），或将当前获得的参数估算值，作为初始值继续进行计算。后者适用于运行时间较长的模型。

另一个常见的错误提示如下：

```
DUE TO ROUNDING ERRORS (ERROR=134)
```

上述错误信息提示：由于计算时发生舍入错误导致计算中止。如计算矩阵求逆的过程中，由于有效数字偏倚，导致计算中止。常用的 6 种主要解决方案如下：

（1）重新设置参数的初始值，并增加影响计算精度的有效数字：如将 $ESTIMATION 模块中 SIGDIGITS=3 改为 SIGDIGITS=4，并将初始值设为上次运算终止时的估算值。此过程可能需要重复多次方能成功。

（2）减少影响计算精度的有效数字：如将有效数字从 3 改为 2（SIGDIGITS=2）。如果计算方差时发生舍入错误，则该方案是常见的解决方案。

（3）简化模型：模型过参数化可造成计算失败，因此可简化模型结构，如将三房室模型简化为二房室模型,或减少参数个体间变异的估算等。

(4) 忽略该错误提示,或删除 $COVARIANCE 步骤。

(5) 在 $COVARIANCE 选项中尝试 SLOW 选项。

(6) 对数据集中的个体进行重新排序。有学者提出舍入错误有时可能是由于浮点运算的影响,改变患者顺序(而不是个体患者的观测值顺序),可避免或解决一部分的舍入错误。

(三) $COVARIANCE 运行失败

有时即使模型收敛成功,在 MINIMIZATION SUCCESSFUL 后还会有一些其他补充说明。若提示如下,则表明模型中的某一参数估算值非常接近设定的下限或上限(通常为零)。此时,如果边界值未被限定,则考虑重设边界值,或者改变模型参数的初值。

```
ESTIMATE OF THETA IS NEAR THE BOUNDARY AND IS PROBABLY UNINTERPRETABLE
```

当最终参数估计值与初始估算值相差超过 2 个数量级时,则会出现下述警告提示,同时不进行协方差估算。

```
PARAMETER ESTIMATE IS NEAR ITS BOUNDARY
THIS MUST BE ADDRESSED BEFORE THE COVARIANCE STEP CAN BE IMPLEMENTED
```

当相关性矩阵的元素非常接近于 1 时,也会出现如上的警告提示。该警告提示可在 $ESTIMATION 模块中设置关闭,禁止报告,例如:

```
$ESTIMATION NOTHETABOUNDTET  NOOMEGABOUNDTEST  NOSIGMABOUNDTEST
```

或简写为

```
$EST NOTBT  NOOBT  NOSBT
```

上述命令选项禁止参数的边界检测,可设置禁止检测单个变量,也可设置禁止检测多个变量。

此外,还有很多其他原因导致 $COVARIANCE 步骤运行失败,最常见的为 $COVARIANCE 中矩阵(如 R 矩阵、S 矩阵等)的应用条件不当。

```
R MATRIX ALGORITHMICALLY NON-POSITIVE-SEMIDEFINITE
BUT NONSINGULAR
COVARIANCE STEP ABORTED
```

或

```
R MATRIX ALGORITHMICALLY SINGULAR
COVARIANCE STEP UNOBTAINABLE
S MATRIX ALGORITHMICALLY SINGULAR
```

通常由于数据集的信息量不足,不支持估算特定参数的个体间变异,使 ω^2 的估算值接近 0,致计算时发生边界值溢出并出现该警告信息。此时,可考虑重新设置模型参数初值,或移除特定参数的个体间变异以减小 ω 矩阵。

(四) PREDPP 错误

NONMEM 调用 PREDPP 时,通常假设药动学参数(如 CL、V、k_a 等)为正值。当药动学参数值小于零时,NONMEM 会出现错误提示。此时须仔细核查参数的数学公式,是否由于个体间变异或参数与协变量的数学关系选择不当所致。

比例型模型描述个体间变异时,当 `ETA(1)<-1` 时,药动学参数值将小于零,而采用与比例型模型等价的指数型模型,则无论 `ETA(1)` 取何值,药动学参数均大于零。

此外,采用减法的协变量中心化模型,也可能会导致药动学参数出现负值,如:

```
CL =(THETA(1)+ THETA(2)*(WT-70)) * EXP(ETA(1))
```

在这种情况下,参数与协变量的关系可能需要选择其他中心化方式,如采用以下比例型的中心化方式。

```
CL = THETA(1)*(WT/70) ** THETA(2) * EXP(ETA(1))
```

(五) 其他 NONMEM 错误

常见的其他类型错误也可能导致估算终止,如:

```
MINIMIZATION TERMINATED
DUE TO PROXIMITY OF LAST ITERATION EST. TO A VALUE AT WHICH THE OBJ. FUNC. IS INFINITE (ERROR=
136, 138)
```

或

```
DUE TO PROXIMITY OF NEXT ITERATION EST. TO A VALUE AT WHICH THE OBJ. FUNC. IS INFINITE (ERROR=137)
```

或

```
DUE TO INFINITE INITIAL VALUE OF OBJ. FUNC. AT INITIAL ESTIMATE (ERROR=135)
```

上述错误信息提示表明:目标函数最小化过程终止时,目标函数值无穷大。该类错误可能是由于某一观测值为 0 所致。此时须核查观测值是否为零。由于缺失值在 NONMEM 中被视作 0,故还应核查观测值是否存在缺失值。有时,观测值为 0 是合理的。如给药前的浓度为 0,则可在残差变异模型中添加一个很小的加和误差项,避免错误的产生,如:

```
Y = F * EXP(EPS(1)) + EPS(2)
```

同时,将变量 `EPS(2)` 固定为一个很小的值(如 0.000 1)。为避免上述错误,也可尝试 METHOD = HYBRID 选项。

　　有时,某些参数的设定也可能导致此类错误,如将滞后时间参数(ALAG)纳入模型时,滞后时间初值之前的数据点的预测值为 0,并出现以下提示信息。

```
PROGRAM TERMINATED BY OBJ, ERROR IN CELS WITH INDIVIDUAL 1 (IN INDIVIDUAL RECORD ORDERING)
INTRAINDIVIDUAL VARIANCE OF DATA FROM OBS RECORD 1 ESTIMATED TO BE 0
```

　　或

```
VAR-COV OF DATA FROM INDIVIDUAL RECORD ESTIMATED TO BE SINGULAR
```

　　此时,最简单的解决方法是设定滞后时间的初值为略早于最早取样的时间。

(六) FORTRAN 编译错误

　　FORTRAN 编译器包含了诸多计算功能的设置,对模型参数的计算产生很大影响。FORTRAN 编译器的错误主要包括数字下溢(underflow)和上溢(overflow),以及分母为 0 的错误等。如:

```
FLOATING OVERFLOW
```

　　该信息提示出现了分母为零的情况。用户须核查控制文件中数学关系式中的分母,核查相关的变量或表达式是否会出现等于 0 的情况。

　　进行群体药动学-药效学分析时,发生错误是难免的。正确分析错误的来源是解决错误的前提。附录 4 中含常见错误和解决方案的列表,供参考。另外,有时错误并非来自NONMEM,而是来自操作系统或硬件。未能正确安装 NONMEM 软件也可能导致错误。用户须仔细阅读并理解错误提示信息,再根据上述常见错误和解决方案逐一排查和尝试。

参　考　文　献

焦正. 群体药动学和药效学分析进阶. 北京:科学出版社. 2022:41 - 77.

OWEN J S, FIEDLER-KELLY J. Introduction to population pharmacokinetic/ pharmacodynamic analysis with nonlinear mixed effects models. Hoboken:John Wiley & Sonc, Inc, 2014:90 - 174.

第七章
模型的评价

第一节　简　　介

　　模型评价(model evaluation)是一个备受争议的术语。美国 FDA 颁布的第一个群体药动学技术指南——《群体药动学制药工业指南》(1999)在内的一些重要文件,大多采用了"模型验证(model validation)"这一术语。然而,真实情况是未知的,故模型不可能真正被验证。正如著名统计学家 George E. P. Box 所述:"所有模型都是错误的,但其中有些模型是有用的"。因此,本书使用较为保守和中性的术语——"模型评价"。

　　模型化的基本原则之一就是模型永远不能被证明,只能被推翻。因此,模型评价的核心是通过考察模型本身及其预测性能,来证明其有效性。模型通过的测试越多,其可信度就越高。此外,模型评价的尺度往往取决于建模的目标。如建模目标仅为描述数据特征,则需要开展的模型评价方法可相对较少;若目标为预测,则通常需要进行全面和严格的模型评价。

　　Yano 等定义模型评价为"客观评价模型在特定领域的预测能力,或判断模型偏倚是否会对决策产生实质性影响"。模型无法普适于所有场景,但可评估模型是否适用于特定场景。模型可能在一种情况下有效,但在另一种情况下无效;可能对一组数据有效,但对另一组数据无效;也可能对一组假设有效,但对另一组假设无效。尽管存在许多评价技术,然而没有任何一种技术可简单地得出模型"通过"或"失败"的结论。绝大多数的评价方法都具一定主观性,因此需要正确选择评价方法,对评价结果进行科学解读。总体而言,一个模型的评价应综合考虑以下几方面。

　　(1)模型对既往系统的重现性。

　　(2)模型与现有理论知识的符合程度。

　　(3)模型预测的准确程度。

　　(4)模型被其他建模者所接受的程度。

　　(5)模型被使用者或潜在使用者所接受的程度。

（6）当作出相反的模型假设，并赋予相应的模型关系和参数值时，模型产生相反结果的程度。

模型评价是群体药动学-药效学研究关注的重点内容之一，贯穿于模型构建与应用的全过程，涵盖了对模型结构、模型参数和模型预测性能等多方面的评估。根据数据集的来源，模型评价可分为内部评价（internal evaluation）和外部评价（external evaluation）。按照具体实施手段，模型评价又可分为基于预测（prediction-based）和基于模拟（simulation-based）的评价。本章将重点介绍目前广泛使用的模型评价方法。

一、内部评价和外部评价

（一）内部评价

内部评价指评价的数据集与建模的数据集来自同一研究。常用方法包括数据分割法（data splitting）和重抽样法（resampling techniques）。后者在群体研究中应用更为广泛。

数据分割法适用于大样本量的数据集。通常在建模之前随机选择部分数据作为建模数据集。此部分的数据通常为原始数据集的70%～80%，然后将剩余的20%～30%数据作为评价数据集，用于评价所建立的模型。制定分析计划时，应明确定义数据分割的方法，确保评价数据集具有代表性。数据分割时，以单个个体为最小分割单位，一般不将单个研究对象的数据分成多个部分。此外，数据分割时应考虑研究的试验设计、采样策略与研究对象特征，必要时应作分层，以保证建模数据和评价数据集中不同类型特征的数据具有相似的比例。

数据分割法的缺点在于建模数据样本量的减少会降低构建模型的预测精度。为了充分利用数据，Stone、Geisser 和 Efron 等提出了交叉评价法（cross-validation）和自助法（bootstrap）等重抽样技术。交叉评价可视为重复多次的数据分割。与数据分割相比，其优势在于充分利用了所有的数据，而不依赖于单一的数据分割；其缺点在于估算准确性存在较大变异，且重复多次评价的效率往往不高。

自助法是一种有放回的重抽样方法，是现今应用最为广泛的群体药动学-药效学研究的评价方法之一。自助法能较好地评价模型参数估算值的可信度和模型稳定性，但不能反映模型对研究数据集的拟合优劣程度及模型的预测性能。自助法进行模型评价的具体原理和步骤将在本章第二节中详细介绍。

（二）外部评价

外部评价指应用独立于建模数据之外的数据集对模型进行评价。如果建模数据来源于多中心的大样本数据，可仅采用内部评价。当建模数据来源于单中心研究时，除内部评价外，还应进行更为严格的外部评价。内部和外部评价的本质区别在于评价数据集的来源。

外部评价选择评价数据集时，应考虑研究设计、采样策略和研究对象特征是否与建模数据集存在差异。鉴于不同的研究之间可能存在一些无法控制的差异，在解读外部评价结果时应重视这些差异。不理想的评价结果并不一定意味模型不当。如果外部评价的结果符合预期，则外推预测成功率将大大增加。具体的评估方法将在本章第二节中详细介绍。

二、基于预测和模拟的评价

基于预测的模型评价指通过绘制模型诊断图、计算预测误差(prediction error,PE)等方法,比较模型预测值与观测值的接近程度,综合评价模型预测性能。模型参数的估算过程中,可采用不同的算法,如 FO、FOCE 等,故不同算法的模型预测结果可有不同。此外,预测值包括个体预测值和群体预测值。因此,在进行模型比较和评价时,应说明采用的算法和预测值的类型;结果解读时,也应作相应的具体分析。

基于模拟的模型评价指通过构建的模型及模型参数,进行蒙特卡罗模拟,生成若干套模拟数据集。通过诊断图、统计学检验等方法,综合评价模拟数据与观测数据分布特征的相符程度。如果模型对原始数据的拟合程度较高,准确描述了原始数据的分布特征,则认为基于模型的模拟数据能较好地再现原始数据的分布。反之,如果模拟数据的分布与原始数据存在较大偏差,则提示构建的模型需要进一步优化和改进。

这两种方法是目前最为常用的评价方法。也是目前国内外群体药动学-药效学分析相关的技术指南所推荐的方法。

第二节　常用评价方法

模型评价的方法和尺度取决于建模的目标。常用方法包括绘制诊断图、预测误差检验、可视化预测检验(visual predictive check,VPC)、数值预测检验(numerical predictive check,NPC)、正态化预测分布误差(normalized prediction distribution errors,NPDE)检验和后验预测检验(posterior predictive check,PPC)等。单个评价方法通常仅能展现模型在某一方面的特征。因此,常采用多种评价方法相结合的手段,对构建的模型进行综合评估。

一、诊断图

绘制诊断图是最常用的一种模型评价方法,常用于基础模型、中间关键模型和最终模型的比较与评价。总体而言,模型诊断图可根据不同变量分为以下几种:① 基于预测的模型诊断图;② 基于残差的模型诊断图;③ 基于经验贝叶斯估算的模型诊断图。

不同的诊断图从不同的视角反映模型的准确性与适用性,可呈现模型化过程中的模型结构设定、随机变异分布假设等所致的潜在错误。这些诊断图可并行比较,描述不同结构模型及纳入协变量前后模型拟合的改善情况,以指导模型的开发与优化过程。本节将重点介绍常用的模型诊断图。

(一) 基于预测的模型诊断图

基于预测的模型诊断图侧重呈现实际观测值与群体/个体预测值的一致性,直观反映模型对观测数据的拟合程度。

1. 因变量-群体预测值

因变量-群体预测值（dependent variable versus population prediction，DV－PRED）散点图可直观地评估群体预测值能否很好地描述建模数据的集中趋势和离散程度。如果存在较大系统偏差，则提示模型或模型参数不能很好地描述数据特征，须进一步优化和改进模型。

绘图时须呈现参考线和趋势线，并保持 x 轴和 y 轴的尺度一致。此类图形中，参考线通常为 $y=x$ 对角线，趋势线通常为局部加权回归（locally weighted regression，Loess）线。当因变量/预测值在较大范围内波动变化时，线性坐标图可反映数值较大处的偏差，对数坐标图则更侧重呈现数值较小处的偏差。如图 7－1 所示，x 轴为基于模型的群体预测值，y 轴为因变量/观测值，实线代表参考线，虚线代表趋势线。趋势线与参考线重合度越高，表明模型对数据集中趋势的描述越好。图 7－1 提示与基础模型相比，最终模型的拟合优度大大提高，最终模型较好地描述了数据的集中趋势。

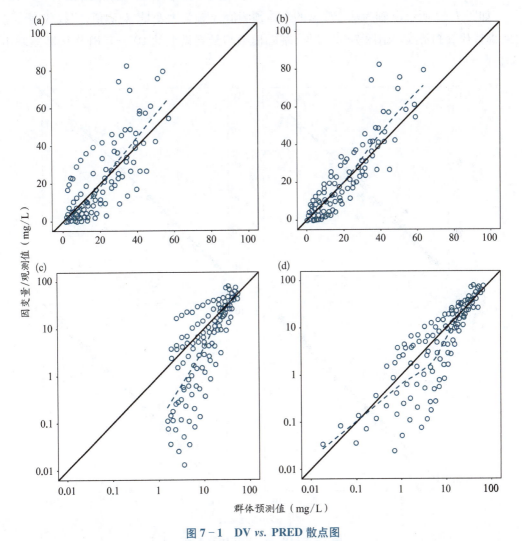

图 7－1 DV *vs.* PRED 散点图

线性坐标的（a）基础模型和（b）最终模型；半对数坐标的（c）基础模型和（d）最终模型

群体预测值在对角线附近的分布除了主要与模型结构有关,还与很多因素相关,如个体间变异和残差变异的大小、离群值等。此外,趋势线未考虑数据是否呈方差齐性,也未考虑数据是否来自不同个体。因此,须谨慎解读结果。

2. 因变量-个体预测值

因变量-个体预测值(dependent variable versus individual prediction,DV - IPRED)散点图可直观地评估模型的个体预测值能否很好地描述个体数据的集中趋势和离散程度。数据集在参考线 $y = x$ 附近的分布情况反映了残差变异的大小。由于 DV - IPRED 散点图仅能反映残差变异的大小,而协变量主要解析个体间变异,故对于包含协变量的模型而言,该诊断图并不能提供协变量的相关信息。此外,基础模型和最终模型的个体预测值常保持较高的一致性,故该诊断图常用于评估基础模型。与绘制 DV - PRED 散点图一致,须同时呈现参考线和趋势线,并保持 x 轴和 y 轴的尺度一致。有时,须绘制和比较线性和对数尺度的散点图。

如图 7 - 2 所示,x 轴为基于模型的个体预测值,y 轴为因变量/观测值,实线代表参考线,虚线代表趋势线。由图 7 - 2 可见,基础模型与最终模型的 DV - IPRED 诊断图基本相近。

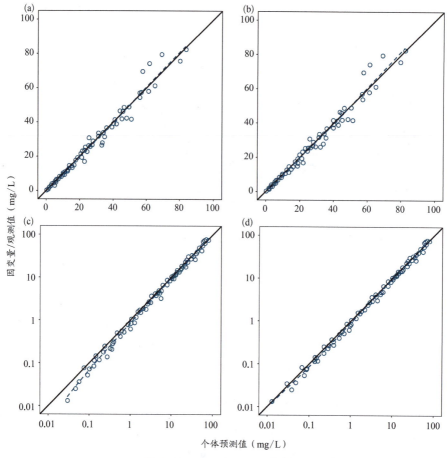

图 7 - 2 DV *vs.* IPRED 散点图

线性坐标的(a) 基础模型和(b) 最终模型;半对数坐标的(c) 基础模型和(d) 最终模型

当数据信息充分、可准确估算参数值时,才可通过 DV－IPRED 诊断图评估模型。如果仅有稀疏的个体数据,个体预测值可趋近于实测值,出现观测值与个体预测值完美吻合的假象,产生残差变异的收缩(epsilon shrinkage)。收缩值越大,提示 DV－IPRED 诊断图越不可信。一般认为,收缩值大于 30% 时,避免采用此类诊断图进行模型评价,详见"(三)基于经验贝叶斯估算的模型诊断图"。

3. 个体药时曲线

个体药时曲线(individual concentration-time profile)可直观地评估模型对于每个个体的拟合程度,更适用于密集采样的数据。通常将每个个体的因变量/观测值、群体预测值和个体预测值-时间曲线图叠加或并列呈现。

如图 7-3 所示:x 轴(自变量)为末次给药后时间(time after the last dose,TAD),空心圆点代表每个个体的实际观测值,虚线代表基于模型的群体预测值,实线代表基于模型的个体预测值。由图 7-3 可见:个体预测值的拟合程度明显优于群体预测值,部分个体(如 ID 11、12)的整体拟合欠佳;大多数个体的峰浓度的拟合情况亦不理想,提示可能需要进一步优化模型,改进药物的吸收相部分的拟合。

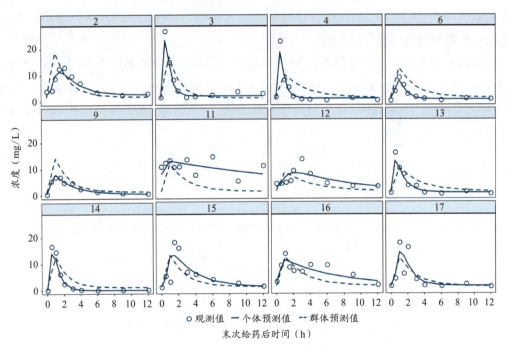

图 7-3　个体药时曲线图

(二)基于残差的模型诊断图

尽管前述的基于预测的诊断图能很好地反映模型的预测误差,但基于残差的模型诊断图可更为直观地评估这些预测偏差(如系统偏差)。不同的残差诊断图能显示不同结构模型或统计学模型的特性。为了更充分地评估模型的准确性与适用性,应重视残差诊断图在模型评价中的作用。

1. 加权残差-时间

加权残差(weighted residuals versus time,WRES)-自变量诊断图可用来评估结构模型的准确性。对药动学模型而言,最关键的自变量是时间。通常使用给药后时间(time after dosing,TAD)或试验中的持续时间。如果时间跨度较长,可考虑将时间进行对数转换后作图。如果药动学采样点较密集,可考虑针对不同的给药时间段绘制诊断图。例如,首次给药后时间(time after the first dose,TAFD)、末次给药后时间(time after the last dose,TALD)或一个给药间隔内进行绘图。

采用 FO 对加权残差进行计算时,可产生偏倚,引起模型拟合优度的误判。因此,建议使用基于 FOCE 的条件加权残差(conditional weighted residuals,CWRES)替代加权残差。如果使用含个体间变异和个体内变异交互作用的一阶条件估算法(FOCE-I),则可考虑使用含个体间变异和个体内变异交互作用的条件加权残差(conditional weighted residuals with interaction,CWRESI)替代加权残差。

如果模型拟合良好,则大多数的 WRES/CWRES/CWRESI 应在参考线($y=0$)两侧对称分布,且大部分在$-2\sim2$之间,且不随自变量(时间)变化而呈现趋势性变化。此外,还可通过 WRES/CWRES/CWRESI 探查异常值。通常认为,WRES/CWRES/CWRESI 绝对值大于 6 的观测值可视为异常值。

如图 7-4 所示:x 轴为末次给药后时间,空心圆点代表条件加权残差,点线和实线分别代表 $y=\pm2$ WRES 和 $y=0$ 参考线,虚线代表 Loess 回归趋势线。由图可见,绝大多数的 CWRES 分布在$-2\sim2$之间,且均匀分布于参考线 $y=0$ 两侧,提示模型结构的选择基本合理。

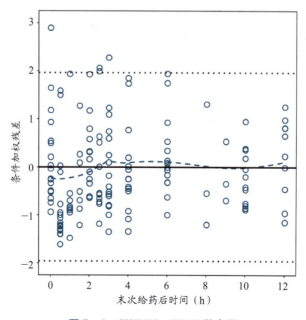

图 7-4　CWRES-TIME 散点图

2. 加权残差−预测值

与加权残差(WRES)−时间的诊断图类似,条件加权残差−预测值(conditional weighted residuals versus prediction,CWRES − PRED)诊断图优于 WRES − PRED。诊断图中应同时呈现参考线与趋势线。如果预测值范围的跨度较大,可考虑将预测值进行对数转换后作图。

如图 7−5 所示:x 轴为基于模型的群体预测值,空心圆点代表条件加权残差,实线代表参考线,虚线代表趋势线。由图可见,绝大多数的条件加权残差均分布在−2~2 之间。随着群体预测值的增加,条件加权残差呈现趋势性下降,提示模型对高浓度数据的拟合欠佳。

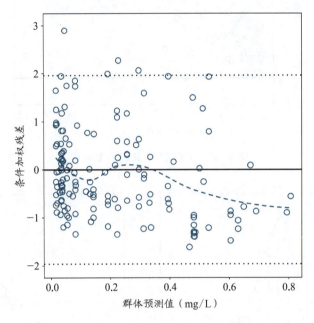

图 7−5　CWRES *vs.* PRED 散点图

个体加权残差绝对值−个体预测值(absolute values of individual weighted residuals versus individual prediction,|IWRES|−IPRED)诊断图常用于识别残差模型的设定是否合理,也可用来验证方差齐性。同样,在诊断图中应同时呈现参考线与趋势线。如果残差模型结构的设定无误,则在整个个体预测值范围内,趋势线应是水平的。

如图 7−6 所示:x 轴为基于模型的个体预测值,空心圆点代表个体加权残差的绝对值,虚线代表 Loess 回归趋势线。整体个体预测值范围内,个体加权残差绝对值的回归趋势线并不完全呈水平状,提示残差模型有进一步提高的空间。

3. 加权残差直方图和 Q−Q 图

CWRES/IWRES 的直方图能较好地描述残差的分布特征,可识别残差是否服从以零为均值的正态分布。此外,可用 Q−Q 图(quantile-quantile plot)来描述残差的分布特征。如图 7−7 所示:直方图中虚线为概率密度曲线,Q−Q 图中实线为 $y = x$ 参考线。若条件加权残差服从正态分布,则空心圆点应大多分布在参考线附近。另外,空心圆点在尾端偏离参考线,提示条件加权残差不完全服从正态分布。

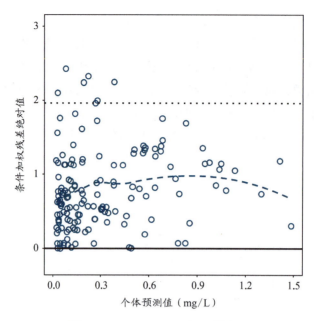

图 7-6 |IWRES|-IPRED 散点图

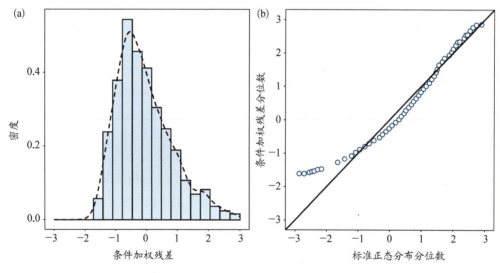

图 7-7 CWRES 直方图(a)和 Q-Q 图(b)

(三) 基于经验贝叶斯估算的模型诊断图

基于经验贝叶斯的诊断依赖于个体间变异和残差变异。个体参数可以结合参数的先验分布、残差变异及个体信息,通过贝叶斯法估算获得。

1. 个体间变异和残差变异的收缩值

个体间变异收缩(shrinkage)描述了贝叶斯估算的方差趋近于群体均值 0 的现象。与之类似,个体加权残差的分布趋近于零的现象称为残差变异收缩。数据信息量不足可导致"收缩"。该现象可影响诊断图评价结果的可靠性,还可影响量效关系的分析,包括协变量与暴露-效应(exposure-response)之间的关系。当收缩>30%时,基于贝叶斯估算的诊断图有一定的局限性,应予以关注。

2. 参数和个体间变异的散点图矩阵

各参数间的相关性可通过绘制参数和个体间变异的散点图矩阵(scatter matrix plot of parameters and ETAs)考察。在协变量模型的建立过程中,应充分考虑这些参数之间的相关性。如图7-8所示,矩阵图中对角线面板显示了变量名及其直方分布图,右上面板呈现变量两两之间的相关系数(r)和相关性检验的P值,左下面板为两变量的散点图和Loess线。由图7-8可见:分布容积和清除率、分布容积和吸收速率常数之间均存在较强相关性,而清除率和吸收速率常数之间相关性较弱。模型化过程中,应充分考虑诊断图所提供的这些信息。

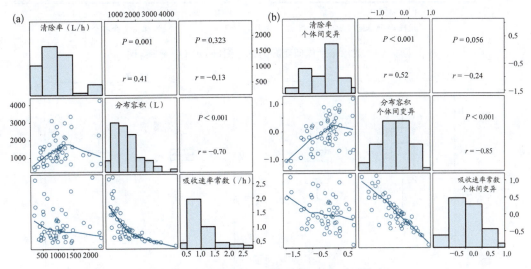

图7-8　个体参数和个体间变异的散点图矩阵

(a)个体参数的散点图矩阵;(b)个体间变异的散点图矩阵

3. 个体间变异直方图和Q-Q图

个体间变异直方图和Q-Q图(histogram and quantile-quantile plot of ETAs)是检验参数变异正态性的一种有效手段。图7-9所示,清除率个体间变异呈偏态分布,提示模型尚需进一步优化,可考虑对个体间变异进行转化[如博克斯-考克斯变换(Box-Cox transformation)],使其符合正态分布。

4. 个体间变异对协变量图

个体间变异对协变量的散点图常用来检验参数和协变量之间的相关性。通常对连续型协变量使用散点图,而对分类型协变量使用箱线图。此类图形可用于变量间相关性探索而非因果关系的确认。

如图7-10所示:箱形图的箱体上下边沿分别代表第25和75百分位数,箱体中部实线代表中位数,箱体的虚线末端代表1.5倍四分位间距,实心圆点代表离群值;散点图中实线代表$y=0$参考线,虚线代表Loess线。

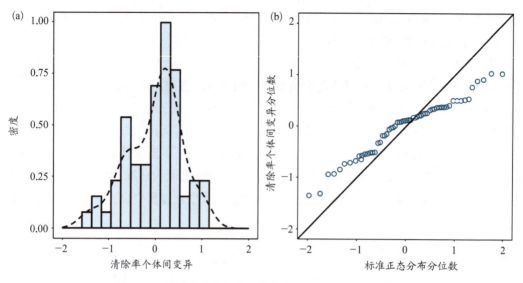

图7-9 清除率个体间变异的直方图(a)和Q-Q图(b)

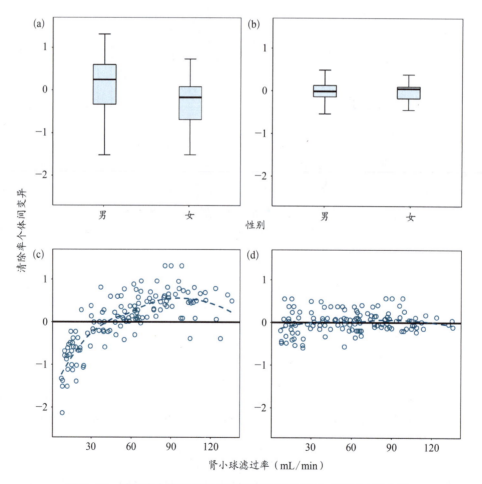

图7-10 清除率个体间变异对性别箱线图和对肾小球滤过率散点图

(a)、(c)基础模型;(b)、(d)最终模型

由图 7-10 可见：基础模型中,箱形图(a)提示清除率可能与性别有关,而散点图(c)提示清除率可能与肾小球滤过率有关。随后尝试在模型中纳入了性别和肾小球滤过率作为影响清除率的协变量,再次绘制个体间变异与协变量的关系图可见：箱形图(b)和散点图(d)中清除率和肾小球滤过率、性别的相关性不再显著。即肾小球滤过率和性别是影响清除率的重要因素。

二、预测误差检验

(一) 原理和过程

群体研究方法的创始人 Lewis Sheiner 和 Stuart Beal 曾提出评估模型预测准确性和精密度的统计量,如预测误差、绝对预测误差等,用于比较模型预测值和观测值的接近程度和相关性。观测值可来自建模数据集,也可来自独立于建模数据集的外部数据。

预测误差(PE_i)是衡量模型预测准确性的经典指标,如式 7-1 所示：

$$PE_i = \text{pred}_i - \text{obs}_i \qquad (式 7-1)$$

式中,pred_i 为第 i 个预测值(群体或个体),obs_i 为第 i 个观测值。

$PE_i > 0$ 表明第 i 个个体的模型预测值大于观测值；反之则代表模型预测值小于观测值。将评价数据集中所有观测值(N)的 PE 取平均值,可求算平均预测误差(mean prediction error,MPE),如式 7-2 所示：

$$MPE = \frac{1}{N} \sum_1^N (\text{pred}_i - \text{obs}_i) \qquad (式 7-2)$$

MPE 常用于衡量模型预测的总体偏差,包括偏离方向和偏离程度。MPE > 0 代表模型存在预测值高估的倾向,MPE < 0 则代表预测值低估的倾向。

MPE 接近于 0 并不一定意味着模型具有良好的预测性能。除了评估模型预测的准确度外,还须考量模型的预测误差的波动范围,即模型预测的精密度。评估模型预测精密度的常用方法有以下两种。

(1) PE 取绝对值后,求算绝对预测误差(absolute prediction error,APE),进而求算平均绝对预测误差(mean absolute prediction error,MAPE),如式 7-3、式 7-4 所示：

$$APE_i = |\text{pred}_i - \text{obs}_i| \qquad (式 7-3)$$

$$MAPE = \frac{1}{N} \sum_1^N |\text{pred}_i - \text{obs}_i| \qquad (式 7-4)$$

(2) 每个 PE 取平方后再计算平均值,即平均方差(mean squared error,MSE),MSE 开方可得平均根方差(root mean square error,RMSE),如式 7-5、式 7-6 所示：

$$MSE = \frac{1}{N} \sum_1^N (\text{pred}_i - \text{obs}_i)^2 \qquad (式 7-5)$$

$$\text{RMSE} = \sqrt{\text{MSE}} \qquad\qquad (\text{式}\,7-6)$$

MAPE、MSE、RMSE 均可用作模型预测精密度的衡量标准。与 MSE 相比,MAPE 和 RMSE 更易于理解。后者与预测值、观测值的度量单位一致。

上述统计量代表了预测误差精密度的绝对量。实际应用中,还可采用基于观测值的相对误差(%),如式 7-7~式 7-11 所示:

$$PE_i\% = \frac{\text{pred}_i - \text{obs}_i}{\text{obs}_i} \cdot 100 \qquad\qquad (\text{式}\,7-7)$$

$$APE_i\% = \frac{\lvert\,\text{pred}_i - \text{obs}_i\,\rvert}{\text{obs}_i} \cdot 100 \qquad\qquad (\text{式}\,7-8)$$

$$\text{MPE}\% = \frac{1}{N}\sum_{1}^{N}\left(\frac{\text{pred}_i - \text{obs}_i}{\text{obs}_i} \cdot 100\right) \qquad\qquad (\text{式}\,7-9)$$

$$\text{MAPE}\% = \frac{1}{N}\sum_{1}^{N}\left(\frac{\lvert\,\text{pred}_i - \text{obs}_i\,\rvert}{\text{obs}_i} \cdot 100\right) \qquad\qquad (\text{式}\,7-10)$$

$$\text{MSE}\% = \frac{1}{N}\sum_{1}^{N}\left(\frac{\text{pred}_i - \text{obs}_i}{\text{obs}_i} \cdot 100\right)^2 \qquad\qquad (\text{式}\,7-11)$$

此外,计算 PE 可基于群体预测值,亦可基于个体预测值。因此,结果呈现时予以说明。例如,群体和个体预测值的 MAPE% 分别为 25% 和 10%,表明模型群体预测值在观测值的 75%~125% 内,个体预测值在观测值的 90%~110% 内。此外,还可采用同时表征预测准确性与精确度的复合指标——F_{20} 和 F_{30},分别代表了 PE% 介于(−20%~20%)和(−30%~30%)间的百分比。

(二)结果

PE_i、APE_i 不一定服从正态分布或近似正态分布,故采用中位数代替平均值更为合理。当比较多个模型的预测性能时,箱线图较数值列表更为直观明晰。如图 7-11 所示:黑色实线、虚线和点线分别代表了预测误差为 0、±20% 和 ±30% 的参考线。箱线图箱体中的实线(中位数)越接近零,表明模型预测准确度越高,箱体越窄则表明模型预测精密度愈佳。

评估和比较模型预测性能前,一般须在分析计划中预先设定相关标准,以评判模型的有效性或适宜性。例如,当基于群体预测值的 $-20\% \leqslant \text{MPE} \leqslant 20\%$,$\text{MAPE} \leqslant 30\%$,$F_{20} \geqslant 35\%$,$F_{30} \geqslant 50\%$ 时,可视为模型的预测性能可接受,即在特定应用目的或场景下,该模型是有效的。如果统计量超过了预设标准,则表明模型预测性能不佳或须进一步优化。

当一个受试者有多个观测值,且多个观测值间有相关性,或预测误差存在方差非齐

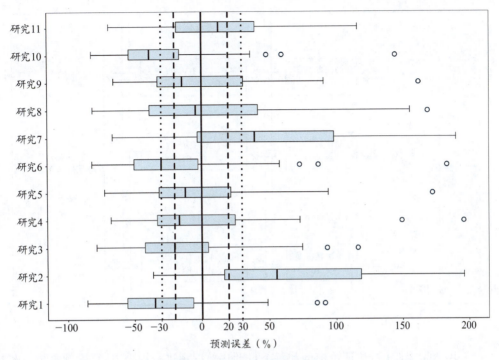

图 7 - 11 模型预测误差箱线图

性,则不宜采用上述方法进行评价,须对上述预测误差的计算进行校正。Vozeh 等提出了标准化预测误差(standardized prediction error,SPE,即 NONMEM 输出的 WRES/CWRES)和标准化平均预测误差(standardized mean prediction error,SMPE),用于比较不同模型的拟合优度。具体方法请参考相关文献。

三、自助法

(一) 原理和过程

自助法(bootstrap)主要包括重抽样生成自助法数据集、用 NONMEM 将待评价模型和自助法数据集进行参数拟合,上述过程重复多次后对参数估算值进行汇总分析。具体过程如图 7 - 12 所示:

(1) 首先,以研究个体(ID)为单位从原始数据集中重抽样,生成与原始数据集相同样本量的自助法数据集。假设原始数据集包含 100 个 ID $\{X_1, X_2, \ldots, X_{100}\}$,则每次 1 个 ID 被抽中的概率为 1/100,所抽的第 1 个 ID 记为 X_1^*;然后将之放回,同法再抽取,记为 X_2^*;以此类推,每次抽取后放回,完整地进行 100 次抽取放回,可得到 1 个自助法数据集 $\{X_1^*, X_2^*, \ldots, X_{100}^*\}$。在此过程中,重抽样是随机的。因此,在 1 个自助法数据集中,部分个体可能不被抽中,而部分个体可能会被多次抽中。

(2) 重复若干次重抽样过程(至少 200 次,通常 1 000 次),生成若干套自助法数据集。

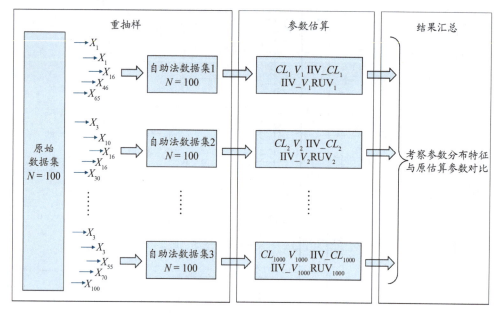

图7-12　自助法示意图

（3）用 NONMEM 对待评价模型和每个自助法数据集进行拟合,估算模型参数。若在此过程不需要协方差的估算,可删去 $cov 命令,以节省运行时间。

（4）计算模型成功估算参数(最小化成功)的比例,即模型稳健率信息。例如,目标模型在 1 000 套自助法数据集中成功 900 次,则代表稳健率为 90%。稳健率越高,表明模型稳定性越好。

（5）汇总成功估算的计算结果,计算参数的中位数值和 2.5%～97.5%区间,并与原始模型的参数估算值进行比较。

自助法通过以下两方面进行模型评价：① 每个参数的 2.5%～97.5%区间包含原始模型估算参数;② 满足预先设定的稳健率,如稳健率>80%。

（二）结果

自助法结果的呈现可采用列表形式(表 7-1),列举每个参数的自助法估算值的中位数和 2.5%～97.5%区间、原模型估算值等。

表7-1　模型估算参数与自助法参数分布特征

参　　　　数	NONMEM 估算值（相对标准误,%）	自　　助　　法	
		中位数（相对标准误,%）	2.5%～97.5%区间
清除率（L/h）	4.05（6.3%）	4.06（6.4%）	3.48～4.51
表观分布容积（L）	47.63（17.1%）	48.59（18.67%）	30.92～63.25

续　表

参　　数	NONMEM 估算值（相对标准误,%）	自　助　法	
		中位数(相对标准误,%)	2.5%~97.5%区间
清除率个体间变异(%)	13.51(18.8%)	13.81(21.77%)	11.71~15.32
比例型残差变异(%)	20.35(17.7%)	21.24(20.63%)	15.77~26.39

　　此外,也可绘制直方图进行比较,如图 7－13。图中实线代表原始模型清除率估算值,虚线代表 1 000 次自助法清除率估算值的第 2.5 和 97.5 百分位数,直方图代表自助法参数估算值的分布情况,黑色点线代表分布曲线。图可见自助法参数估算值基本呈正态分布。

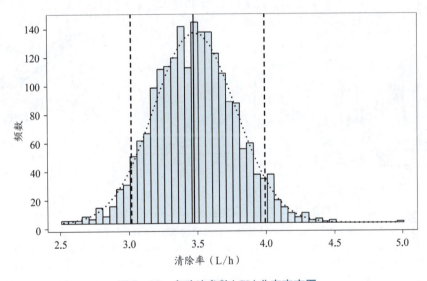

图 7－13　自助法参数(CL)分布直方图

　　自助法可采用辅助工具包 Wings for NONMEM(WFN)或 Perl speak NONMEM(PsN)实现。请参见本书附录八。

　　运行时间较长的复杂模型,自助法计算耗时太长,不宜使用。对于小样本数据,自助法也不适用。针对上述两种情况,可采用抽样重要性重抽样(sampling importance resampling,SIR)进行参数的不确定性评价。该法无须对参数分布进行假设,也无须对参数进行重复估算。SIR 是在预设的分布中进行抽样和重要性重抽样的技术,用以估算参数的不确定性,可通过 PsN 包的 SIR 命令实现。

四、可视化预测检验

　　如果模型能准确描述原始数据的特征,则基于模型产生的模拟数据应能再现原始数据的分布,包括数据的集中趋势和离散程度。基于该理论,Karlsson 和 Savic 提出了基于模拟的模型评价方法——可视化预测检验(visual predictive check, VPC)和数值预测检验(numerical predictive check, NPC)。可视化预测检验借助于图形化手段,呈现模型预测值和观测值的相符程度,而数值预测检验则将检验结果转化为模拟数据与观测数据的统计学比较。

(一)原理和过程

可视化预测检验包括模拟数据集的生成、统计量的计算及图形结果的呈现,具体过程如图 7 - 14 所示。

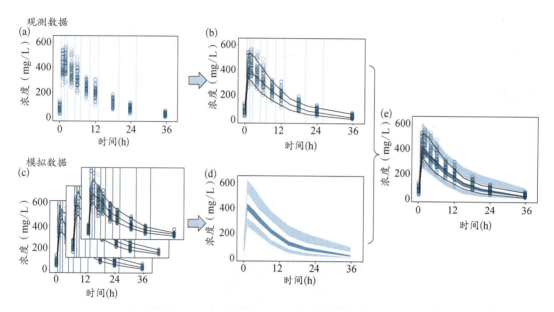

图 7 - 14 可视化预测检验(VPC)过程示意图

(a)观测数据划分成若干时间段(bin),(b)计算每个时间段的第5、50和95百分位数;(c)根据最终模型生成模拟数据,同(a)划分相同的时间段,并计算第5、50和95百分位数,重复上述过程多次;(d)获得模拟数据集的第5、50和95百分位数的95%置信区间;(e)观测数据(b)和模拟数据(d)相叠加,比较两者的分布特征

1. 生成模拟数据

根据构建的模型、模型参数估算值和现有观测数据结构(如给药记录、观测时间、协变量信息等)产生模拟数据集。有关模拟的原理和实现方法将在第九章详细介绍。

2. 计算统计量

生成模拟数据后,分别计算观测数据和模拟数据集在各个时间点(或时间段)的中位数、平均值和重要百分位数(如5%、10%、20%、80%、90%、95%等),比较两者的分布特征是否相同。

由于不同研究对象的采样时间常不统一,因此需要将样本采集时间划分成若干时间段(bin),据此进行统计分析,避免不同时间段样本分布数量的不平衡。时间段的划分须注意以下几个方面。

(1)每个时间段中观测值的样本量分布应尽可能相等。

(2)每个时间段的间隔应尽可能均匀分布。

（3）将时间分布上呈集中趋势的观测值纳入同一时间段内。

确定时间段的划分后,可根据预先设定的预测区间,计算模拟数据集在不同时间段的 95% 置信区间。工具包 PsN 结合 Xpose 绘图工具,可实现 VPC,具体参见附录 8。

（二）结果

VPC 结果中观测数据与模拟数据的分布特征通常以图形化的方式呈现。如图 7 - 15 所示,蓝色圆点代表原始观测数据,黑色实线代表观测数据的第 5、50 和 95 百分位数,黑色虚线代表基于模型模拟数据的第 5、50 和 95 百分位数,阴影区域代表模拟数据对应分位数的 95% 置信区间。结果提示在中位数和第 95 百分位数附近观测数据与模拟数据具有相似分布特征,而在第 5 百分数附近分布差异较大。

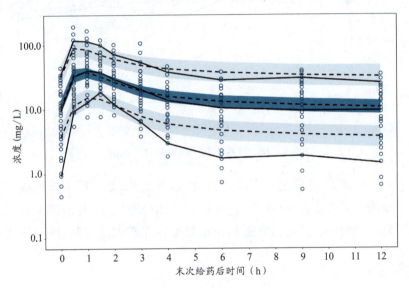

图 7 - 15　叠加原始数据点的可视化预测检验示例图

此外,还须注意落在基于模拟的 90% 预测区间之外(小于第 5 百分位数和大于第 95 百分位数)的观测值的数量。理想情况下,90% 预测区间之外的观测值的数量应为 10%。因此,当 90% 预测区间之外的观测值的数量远高于或远低于 10%,提示模型可能存在问题。如仅 1% 的观测数据点落在模拟的 90% 预测区间之外,则提示模型可能高估了部分或所有的随机效应。相反,如 40% 的观测值落在模拟的 90% 预测区间之外,则应仔细考量这些数据的特征,以辨识模型可能存在的问题。

当观测数据较多时,大量的观测数据堆积重叠可使结果不易识读,难以判别模型可能存在的问题。此时,可考虑简化图形展示结果。

如图 7 - 16 所示:基于观测和模拟数据的第 5、50 和 95 百分位数与模拟数据相对应百分位数的 95% 置信区间大致重合。通过这种呈现方式,可观察观测数据的 3 条分位数曲线与模拟数据相应预测区间(如 95%)的吻合情况,识别潜在的模型问题。图 7 - 16 结果提示模型拟合良好。给药间隔 12 h 内,观测数据的中位数、第 5 和

95 百分位数曲线较好地落在相应的预测区间之内。只有在给药后 6 h，观测数据的第 5 百分位数略微偏离对应模拟数据的预测区间，但对模型整体预测效能的影响有限。

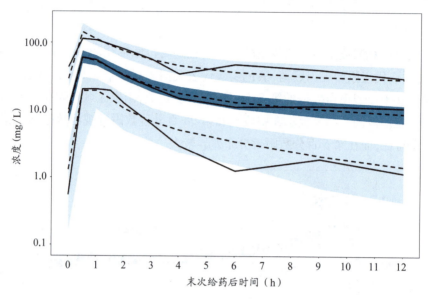

图 7-16　可视化预测检验简化示例图

　　在图 7-16 基础上，还可进一步简化，仅显示 6 条线，并应用不同的线型表征。每个时间段中观测数据的第 5、50 和 95 百分位数使用一种线型，基于模拟数据的相同百分位数使用另一种线型。当观测数据和模拟数据存在较大差异时，该图往往可更直观地体现。

（三）注意事项

1. 模拟次数

VPC 模拟次数取决于评价目的与研究目标。如评估集中趋势（central tendency）或是否存在偏态分布的现象，1 000 次模拟已足够。如果要达到更高的预测准确度，则需更多的模拟次数。

2. 百分位数

通常采用 5%~95% 或 10%~90% 区间呈现模拟数据与观测数据的分布。每个时间段内的观测值数量决定了百分位数区间的选择。如果观测值较少，每个时间段内仅有 10~20 个观测值，那么 VPC 图中可能仅有 1~2 个点出现在 90% 的预测区间之外。此时，选择较小的预测区间，如 80%（10%~90% 百分位数）会更合适。如果每个时间段内有近 100 个观测值，选择 5%~95% 百分位数较合理。一般只有在每个时间段内观测值较多（如 >200）的情况下，才使用 2.5%~97.5% 的预测区间。

3. 时间段的划分

划分时间段的主要依据是将采样时间相近的观测值分配在一个组内。分组过多或过少均将影响模型拟合优度的判断。划分时间段时,应充分考虑药物的药动学特征。例如,药物的吸收和分布快且消除半衰期较短时,可将服药后的消除相采样时间相近(如服药后 7.9 h 与服药后 8.1 h)的观测值划分到同一时间段内。但在描述一个口服药物快速吸收时,则不宜将吸收相的多个观测值划分到同一时间段内。此外,根据不同的试验设计和采样方案,可采用首次给药后时间或末次给药后时间进行 VPC。

Lavielle 等提出了一种自动选择分区的策略,可避免时间段的划分不当。PsN 工具包中的 VPC 可实现上述功能。具体可参见相关文献。

4. 分层

当数据集包含多个剂量水平或显著影响预测行为的协变量(如不同研究阶段、给药间隔、给药途径、给药剂量、基因型、肾功能等)时,可根据剂量或相关协变量因素分层,绘制 VPC 图,以避免 VPC 结果的错误解读。但应注意有时分层后每个亚组的数据量较少,限制了 VPC 的有效应用。此外,对于呈线性动力学的药物,也可将不同剂量水平的研究数据进行剂量归一化处理,然后再行 VPC。

5. 其他

尽管 VPC 可直观地对模型的预测性进行判断,但在某些情况下并不适用。Karlsson 等描述在剂量探索性试验和剂量调整场景中,尤其是药物的药动学-药效学具有非线性特征时,经典 VPC 不适用。此时,可考虑预测值校正的可视化预测检验(prediction-corrected visual predictive check,pc – VPC)、变异校正的可视化预测检验(variance-corrected visual predictive check,vc – VPC)或预测值和变异校正的可视化预测检验(prediction- and variance- corrected visual predictive check,pvc – VPC)。

此外,Wang 等还提出了标准化 VPC(standardized visual predictive check,SVPC),可根据受试者特征,对预测区间的计算进行标准化,提高对结构模型的识别或随机效应的估计。其他 VPC 的扩展类型还包括定量 VPC(quantified visual predictive check,QVPC)、自助 VPC(bootstrap visual predictive check,BVPC)。具体可参考相关文献。

五、数值预测检验

(一) 原理和过程

NPC 的原理与 VPC 相似,但侧重于数值统计量的比较。NPC 通过基于待评价模型的模拟数据,构建多个预测区间(如 0、20%、40%、50%、60%、80%、90%、95%),然后统计观测数据在预测区间以外的数量和百分比,并与预期值作比较。

具体过程如下:首先基于待评价模型进行多次模拟,生成多套模拟数据集。针对每个观测数据,根据对应的模拟数据构建多个特定的预测区间,统计并报告观测数据点落在特定预测区间以外的数量和百分比。例如,特定预测区间为 90% (5%~95%),则预期 5% 的观测数据低于 5% 分位数值,5% 的观测数据高于 95% 分位数值。

随后,基于给定的预测区间(如 90%),汇总模拟数据的分布特征,计算相对应的

95%置信区间。理想模型的实际统计值应接近预期值,或在预期值的95%置信区间以内。

（二）结果

NPC 输出结果如表 7-2 所示。以 90%预测区间为例,25 个观测值(8.62%)低于第 5 百分位数,在相应的 95%置信区间(2.07%~9.31%)以内;而另有 29 个观测数据(10%)高于第 95 百分位数,且超出了相应的 95%置信区间(1.38%~9.66%)。总计有 18.62%的观测数据在 5%~95%预测区间以外,与预期值(10%)相差较大。

表 7-2　数值预测检验结果列表($n = 290$)

预测区间(PI,%)	低于预测区间(计数)	低于预测区间下限(%)	低于预测区间下限95%置信区间(%)	高于预测区间下限(计数)	高于预测区间下限(%)	高于预测区间下限95%置信区间(%)
0	140	48.28	39.66~60.34	150	51.72	39.66~60.34
20	107	36.90	30.00~50.00	127	43.79	29.66~50.34
40	85	29.31	21.03~39.66	96	33.10	20.69~40.00
50	82	28.28	16.90~33.79	84	28.97	16.21~34.83
60	71	24.48	12.76~28.28	72	24.83	12.07~28.97
80	43	14.83	5.17~15.86	45	15.52	4.48~16.90
90	25	8.62	2.07~9.31	29	10.00	1.38~9.66
95	12	4.14	0.69~5.86	18	6.21	0.34~6.21

此外,NPC 结果亦可用涵盖图(coverage plot)直观地呈现。如图 7-17 所示,x 轴为预测区间分位数,y 轴为观测值与预期值之比,蓝色虚线代表观测值等于预期值的参考线,蓝色实线代表观测数据低于预测区间下限(图 7-17b)或高于预测区间上限(图 7-17a)之比,阴影区域代表模拟数据低于预测区间下限(图 7-17b)或高于预测区间上限(图 7-17a)之比的 95%置信区间。若观测值在上述 95%置信区间外,则以三角表示。

NPC 可同时在多个预测区间的水平上评估模型设定,与仅能考查 1 个预测区间的 VPC 相比,NPC 可提供更多的信息。此外,NPC 能比较每一个观测值和对应模拟值的分布,无须进行剂量归一化和确定"时间段"。然而,NPC 评价过程中未考虑时间的影响,因此无法识别随时间变化的趋势性变化。NPC 也可以通过 PsN 辅助工具包完成。

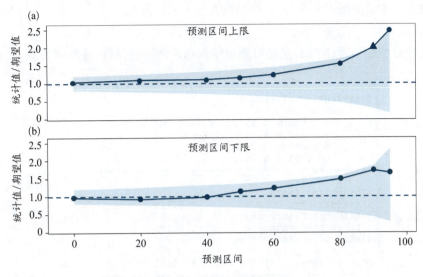

图 7-17　NPC 涵盖图

(a) 预测区间分位数上限；(b) 预测区间分位数下限

六、正态化预测分布误差检验

(一) 原理和过程

1. 统计量计算

Mentre 等提出了基于整体预测分布(通过蒙特卡罗模拟,而无须模型近似)评价非线性混合效应模型的标准和检验方法。该法针对每个观测值,定义预测误差(prediction discrepancy,PD)为观测值在整个边缘预测分布(marginal predictive distribution)中的百分位数。假设模型有效,则 PD 应在[0,1]呈正态分布,并可用科尔莫戈罗夫-斯米尔诺夫检验(Kolmogorov-Smirnov test)是否符合正态分布。

然而,PD 未考虑同一个体在不同时间的观测值之间的相关性,增加了第一类错误发生的概率。因此,Brendel 等进一步提出了正态化预测分布误差检验(normalized prediction distribution errors,NPDE)。该法通过对 PD 进行标准化转换,克服了上述缺点。与 PD 类似,若模型有效,NPDE 应服从标准正态分布。

2. 统计检验

NPDE 法采用以下方法进行统计检验和模型评价:

(1) 威尔科克森符号秩检验(Wilcoxon's signed rank test):检验 NPDE 的均值与 0 是否有显著性差异。

(2) 费希尔方差检验(Fisher variance test):考察 NPDE 的方差与 1 是否有显著性差异。

(3) 夏皮罗-威尔克检验(Shapiro-Wilks test):考察 NPDE 的分布是否为正态分布。

(4) 综合检验:根据邦弗朗尼(Bonferroni)原理对上述 3 种统计学检验进行校正,取上述 3 种方法中最小的 P 值乘以 3,若乘积大于 1 则计为 1。

（二）结果

除统计检验结果外,NPDE 法还可通过绘制诊断图进行评价,诊断图如图 7-18 所示。

```
------------------------------------------------
Distribution of npde :
     nb of obs: 147
          mean= 0.1348   (SE= 0.084 )
      variance= 1.042    (SE= 0.12 )
      skewness= 0.2509
      kurtosis= 0.9936
------------------------------------------------

Statistical tests
   t-test                        : 0.111
   Fisher variance test          : 0.694
   SW test of normality          : 0.135
Global adjusted p-value          : 0.334
---
Signif. codes: '***' 0.001 '**' 0.01 '*' 0.05 '.' 0.1
------------------------------------------------
```

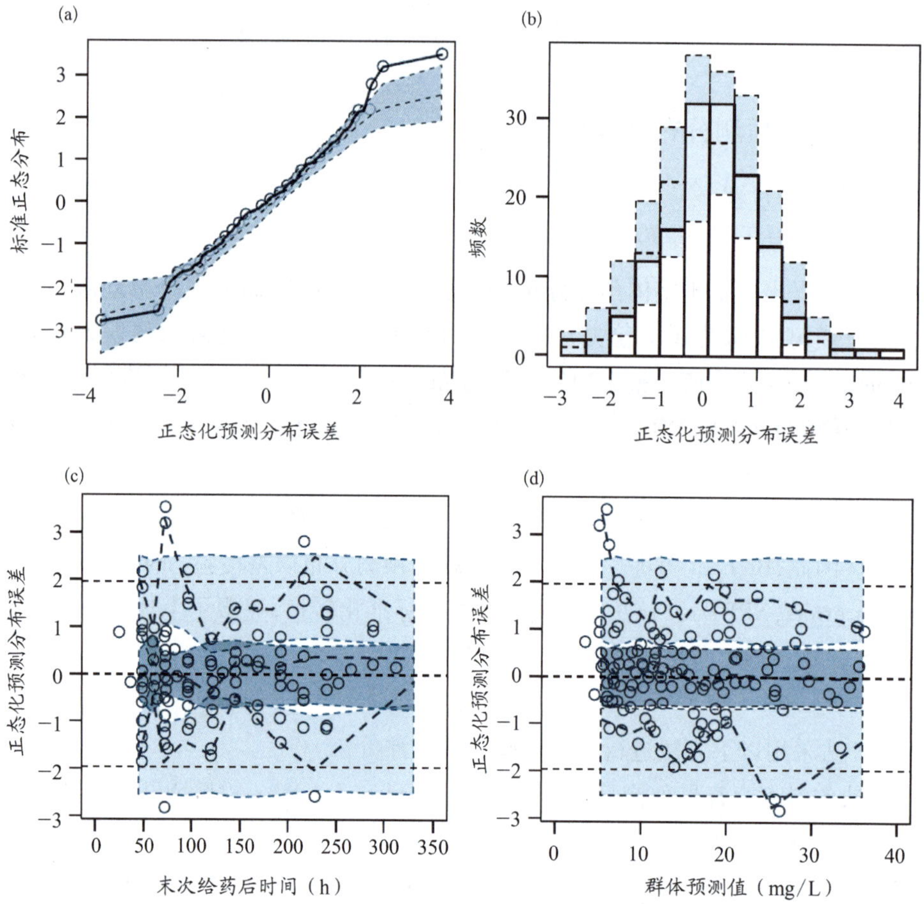

图 7-18 NPDE 统计检验结果和诊断图

（a）NPDE -标准正态分布的 Q-Q 图;（b）NPDE 直方图叠加标准正态分布密度图;（c）NPD 对自变量的散点图;（d）NPDE 对因变量的散点图

在 NONMEM 7.1.2 及以后的版本中,可直接计算 NPDE,并可由 $TABLE 模块输出计算结果。为了方便 NPDE 的计算及使用,Comets 等用 R 语言编写了 npde 程序包(http://www.npde.biostat.fr/),不仅可计算 NPDE 的均值(标准误)、方差(标准误)、偏度和峰度等,完成上述 4 个统计学检验,还可绘制 NPDE 诊断图。

NPDE 和 VPC 都是基于模拟的模型评价方法,可利用建模数据或建模数据以外的外部数据对模型的预测能力进行评价。两种方法均不涉及参数估算,可减少第一类错误发生的概率。VPC 结果缺乏客观判断标准,而 NPDE 可通过统计学检验,获得明确的模型评价结果。此外,NPDE 是基于每个观测值拟合情况的模型评价方法,不考虑观测值随时间的变化过程,较少受实验设计的影响。故通常认为,NPDE 较 VPC 是更严格的评价方法。然而,与 VPC 相比,NPDE 无法体现观测值随时间推移而发生变化的过程。

七、后验预测检验

类似于 VPC 和 NPC,后验预测检验(posterior predictive check,PPC)是另一种基于模拟的模型评价技术。该法首先从模拟数据获取对应统计量的后验预测分布,然后与原始数据的特征(统计量)进行比较。

一般需要选取多个统计量对模型的预测性进行综合评估。例如,常用的药动学-药效学统计量包括:给药后特定时刻 t 的血药浓度(C_t)、峰浓度(C_{max})、谷浓度(C_{min})、达峰时间(t_{max})、药时曲线下面积(AUC)、半数有效浓度(EC_{50})和最大效应(E_{max})等。

PPC 定义贝叶斯 P 值为后验预测分布(模拟)统计量 ≥ 观测统计量的概率,以评估两者的相符程度。贝叶斯 P 值接近 0 或 1,提示模型可能无效。直方图可直观地呈现模拟数据与观测数据的分布特征。

如图 7-19 为常用免疫抑制剂麦考酚酸群体药动学的 PPC 评价结果。由于麦考酚酸

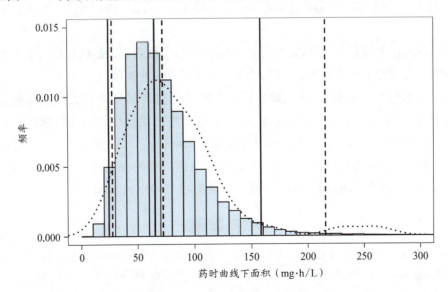

图 7-19　后验预测检验示例图

的 AUC 与临床结局指标相关,故选一个给药间期的 AUC(AUC_{12h})作为药动学评价指标。图 7-19 中的直方分布图代表基于模型的后验预测分布,黑点曲线为观测值的分布曲线,黑色实线分别代表观测值的第 2.5、50 和 97.5 百分位数,黑色虚线分别代模拟值的第 2.5、50 和 97.5 百分位数。该图提示:观测和模拟值的中位数和第 2.5 百分位数较为接近,但在第 97.5 百分位数,两者存在一定差异。

此外,Yano 等提出,如 PPC 提示模型表现不佳,则可确定该模型存在严重的问题;而 PPC 未提示模型无效时,也无法保证该模型是有效的。由于 PPC 计算较复杂且缺乏相应的计算软件,故该技术在模型评价方面的应用有限。

八、敏感性分析

敏感性分析(sensitivity analysis)是一种定量描述模型输入变量对模型响应或输出的影响程度的方法。假设模型表示为 $y=f(x_1, x_2, \cdots, x_n)$,令 x 在可能的取值范围内变动,考察 x 的变动对模型响应/输出影响程度,即敏感性系数。敏感性系数越大,说明 x 对模型响应/输出的影响越大。

敏感性分析包括局部敏感性分析(local sensitivity analysis,LSA)和全局敏感性分析(global sensitivity analysis,GSA)。常用以下两种方法评估模型的局部敏感性。

(1)评估模型响应(response)随某一参数或假设的变化梯度($\partial C / \partial V$)。例如,群体药动学分析结果显示体重是分布容积的协变量。若考察体重对分布容积的影响时,可固定其他模型参数,将不同体重值代入模型,计算单位体重的清除率变化。

(2)改变某一参数或假设值,比较模型的响应值。例如,稀疏采样时常采集谷浓度,缺乏吸收相的信息,故建模时常将吸收速率常数 k_a 固定。此时,将 k_a 值减少 75% 或增加 2 倍,然后分别计算清除率的变化,考察 k_a 对清除率的影响。相关研究报道表明:上述情况下,k_a 对清除率的影响非常有限(<15%)。因此,固定 k_a 不影响清除率的估算。

局部敏感性分析具有一定局限性,仅能反映一个参数或假设的敏感度。只有当其他所有参数或假设均不变的前提下,局部敏感性分析的结论才准确。

与局部敏感性分析相比,全局敏感性分析则可同时评估多个相关参数或假设的变化对模型的影响,考察多个参数或假设在一定范围内的敏感度。全局敏感性分析可通过随机抽样或拉丁超立方抽样(latin hypercube sampling,LHS)生成一组待评估参数。随后,将这些参数输入模型进行计算,形成响应曲面(response surface)。一般可通过绘制响应曲面图,或建立响应曲面模型,确定参数对模型输出的影响。

参 考 文 献

BERGSTRAND M, HOOKER A C, WALLIN J E, et al. Prediction-corrected visual predictive checks for diagnosing nonlinear mixed-effects models. Aaps J, 2011, 13(2): 143-151.

BONATE P L. Pharmacokinetic-pharmacodynamic modeling and simulation. 2nd. New York: Springer, 2011.

BRENDEL K, COMETS E, LAFFONT C, et al. Evaluation of different tests based on observations for external model evaluation of population analyses. J Pharmacokinet Pharmacodyn, 2010, 37(1): 49 – 65.

BYON W, SMITH M K, CHAN P, et al. Establishing best practices and guidance in population modeling: an experience with an internal population pharmacokinetic analysis guidance. CPT Pharmacometrics Syst Pharmacol, 2013, 2(7): e51.

COMETS E, BRENDEL K, MENTRE F. Computing normalised prediction distribution errors to evaluate nonlinear mixed-effect models: the npde add-on package for R. Comput Methods Programs Biomed, 2008, 90(2): 154 – 166.

EFRON B. Estimating the error rate of a prediction rule: improvement on cross-validation. J Am Stat Assoc, 1983, 78(382): 316 – 331.

KARLSSON M O, SAVIC R M. Diagnosing model diagnostics. Clin Pharmacol Ther, 2007, 82(1): 17 – 20.

LAVIELLE M, BLEAKLEY K. Automatic data binning for improved visual diagnosis of pharmacometric models. J Pharmacokinet Pharmacodyn, 2011; 38(6): 861 – 871.

MENTRE F, ESCOLANO S. Prediction discrepancies for the evaluation of nonlinear mixed-effects models. J Pharmacokinet Pharmacodyn, 2006, 33(3): 345 – 367.

NGUYEN T H, MOUKSASSI M S, HOLFORD N, et al. Model evaluation of continuous data pharmacometric models: metrics and graphics. CPT Pharmacometrics Syst Pharmacol, 2017, 6(2): 87 – 109.

OWEN J S, FIEDLER-KELLY J. Introduction to population pharmacokinetic/ pharmacodynamic analysis with nonlinear mixed effects models. Hoboken: John Wiley & Sons, Inc, 2014.

POST T M, FREIJER J I, PLOEGER B A, et al. Extensions to the visual predictive check to facilitate model performance evaluation. J Pharmacokinet Pharmacodyn, 2008, 35(2): 185 – 202.

SHEINER L B, BEAL S L. Some suggestions for measuring predictive performance. J Pharmacokinet Biopharm, 1981, 9(4): 503 – 512.

WADE J R, KELMAN A W, HOWIE C A, et al. Effect of misspecification of the absorption process on subsequent parameter estimation in population analysis. J Pharmacokinet Biopharm, 1993, 21 (2): 209 – 222.

WANG D D, ZHANG S. Standardized visual predictive check versus visual predictive check for model evaluation. J Clin Pharmacol, 2012, 52(1): 39 – 54.

YANO Y, BEAL S L, SHEINER L B. Evaluating pharmacokinetic/pharmacodynamic models using the posterior predictive check. J Pharmacokinet Pharmacodyn, 2001, 28(2): 171 – 192.

ZHANG H X, SHENG C C, LIU L S, et al. Systematic external evaluation of published population pharmacokinetic models of mycophenolate mofetil in adult kidney transplant recipients co-administered with tacrolimus. Br J Clin Pharmacol, 2019, 85(4): 746 – 761.

第八章
自定义模型

第一节　简　介

　　NONMEM 软件可通过自定义方式,高度灵活地建立各种复杂的药动学-药效学模型。NONMEM 软件含内设的药动学模型(`ADVAN1` 、 `ADVAN 2` 、 `ADVAN 3` 、 `ADVAN 4` 、 `ADVAN 10` 、 `ADVAN 11` 和 `ADVAN 12`),也可采用非限定的 PRED 及 PREDPP 模块,自定义房室结构、模型参数和相关数学函数关系式等,描述复杂的药动学、药效学行为。例如,药物的零级和一级的混合吸收、渐进吸收、非线性消除、自身诱导等特殊的药动学行为,难以用 NONMEM 内置的 ADVAN 模块直接表征,但可应用自定义模型描述。

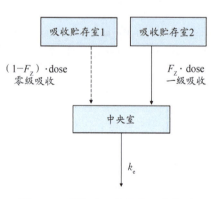

图 8-1　零级和一级混合吸收模型

　　图 8-1 表征了某一级消除的一房室模型药物的药动学模型结构。该药有一级和零级动力学的混合吸收特征。参数 F_z 指经一级速率吸收药物的分数,$1-F_z$ 指经零级速率吸收药物的分数,k_e 指一级消除速率常数。基于此模型结构,还可扩展至其他吸收过程,如含一个或多个零级或一级吸收过程、两个及以上不同吸收速率的并行吸收、含两个或多个吸收时滞的吸收模型等。上述药动学模型可用 NONMEM 内设的 ADVAN 模块实现,也可采用自定义模块实现。

　　又如图 8-2 所示的代谢动力学模型。该药的药动学模型含 6 个房室,母药为两房室模型,代谢物为三房室模型。母药和代谢物在各房室间的转运为线性动力学过程。NONMEM 的自定义 ADVAN 模块可用于描述原药和代谢物的转运过程,进而拟合估算其药动学参数。

　　自定义模型时,须定义模型的房室结构、参数、各房室间物质转运的数学关系式等。除了编写控制文件外,还须对数据集作相应的调整。本章第三节将进一步阐述复杂药动学模型的结构和房室中物质转运的数学关系,并详细介绍控制文件和数据文件的编写方法。关于药动学-药效学研究中的自定义模型,将在本书第九章中介绍。

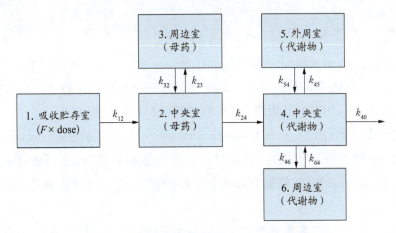

图 8－2　母药-代谢物的药动学结构模型示意图

第二节　常用模块

一、$PRED

因变量(y)和自变量(x)具有直接数学函数关系,可用 $PRED 模块直接描述,并估算模型参数。在药动学建模中,$PRED 模块可用于线性回归或非线性回归模型的构建。$PRED 模块也可用于建立药效学模型,如最大效应模型描述药效指标随治疗时间的变化过程;又如线性模型描述药物暴露与药效学的关系等(详见第八章)。

二、PREDPP 子程序

PREDPP 子程序中的 ADVAN5 、ADVAN 6 、ADVAN7 、ADVAN8 、ADVAN9 和 ADVAN13 可实现用户自定义模型。其中 ADVAN5 和 ADVAN7 以线性模型描述药物在不同房室间的转运,ADVAN6 、ADVAN8 、ADVAN9 和 ADVAN13 以自定义微分方程形式描述药物在不同房室间的转运。以下将分别介绍。

(一) $MODEL

PREDPP 子程序中用 $MODEL 模块定义房室的数量和属性,并以 COMP 语句来命名各个房室,并定义其属性。如图 8－1 展示具有零级和一级混合吸收的一房室模型,其代码如下:

```
$MODEL
   COMP(DEPOT1, DEFDOS)                              ;吸收 1 室
   COMP(DEPOT2)                                      ;吸收 2 室
   COMP(CENTRAL, DEFOBS)                             ;中央室
```

房室命名可以用 NONMEM 术语之外的任意字母或数字。一般推荐采用具有实际意义的命名,便于更好地理解模型结构。例如,上述编码表明模型中包含 3 个房室,分别以 DEPOT1(吸收 1 室)、DEPOT2(吸收 2 室)和 CENTRAL(中央室)命名。

上述代码中, DEFDOS (default dosing compartment)和 DEFOBS (default observation compartment)是 NONMEM 术语,分别指默认的给药室和观测室(血药浓度或药效指标等),不可更改。此外,须在数据集中同时定义 CMT 项,并与 DEFDOS 和 DEFOBS 中房室的定义保持一致。

使用 ADVAN 模块时,数据集中可用 EVID 项来描述记录类型。另外,NONMEM 中有启动或关闭特定房室的选项,用于描述肠肝循环等特殊的药动学行为。具体可参考 NONMEM 软件的指南文件。

通过 PREDPP 模块,NONMEM 可描述每个房室中随时间变化的变量,如药量、药物浓度或药效学指标等。药动学模型中,预测值的单位由观测室的剂量单位和换算参数(S_n)决定。前文第四章第二节已作介绍,不再赘述。

(二) $SUBROUTINES

确定模型房室结构后,须定义房室间物质转运的数学关系,并选择合适的数学解析方法。数学解析算法由 ADVAN 子程序指定。房室间物质转运的关系通常由 $PK 、$DES 、$AES 或 $ERROR 模块中的参数和方程来定义。$PK 和 $ERROR 模块已在第四章中进行了简述。本章将重点阐述其他构建自定义模型的方法。

1. 通用线性模型

通用线性模型包括 ADVAN5 和 ADVAN7 ,描述由一级速率转运物质的房室模型。采用 ADVAN5 和 ADVAN7 的优势在于计算速度快。当速率常数矩阵的特征值为实数时(如大多数药动学结构),可采用 ADVAN7 进行计算。一般情况下, ADVAN7 的运算速度比 ADVAN5 更快。

应用 ADVAN5 和 ADVAN7 时,须在 $MODEL 模块中定义房室数量,并在 $PK 模块中定义房室间的物质转运。房室之间的物质转运可用一级速率常数 k 表示。k 后面的数字代表了房室间的转运。例如,k_{12}定义从房室 1 到房室 2 的一级动力学转运,前 1 个数字是来源室,后 1 个数字是目标室。当模型多于 9 个房室时,房室号增加至两位数。此时,数字须用大写字母"T"分隔。例如,从房室 1 到房室 10 的转运应编码为 K1T10。药物从体内消除的输出房室用 0 编码,即 0 代表输出室。例如,k_{20}表示药物从房室 2 以一级速率转运至体外。

若采用具生理意义的药动学参数,如清除率和分布容积时,可通过 CL/V 等公式定义 k。如图 8-3 所示的具有一级吸收的三室模型的药物,可用以下代码描述其药动学行为。

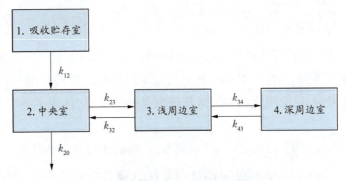

图 8-3 具有一级吸收的三室模型

```
$PROBLEM Catenary 3-compartment model with first-order absorption
$INPUT ID TIME AMT DV CMT EVID MDV        ;定义输入数据结构
$DATA example8-1.csv                      ;定义指定的数据集文件
$SUBROUTINES ADVAN5                       ;使用 ADVAN5 子程序,定义一级和零级吸收的线性三
                                           室模型

$MODEL                                    ;定义模型的房室结构
  COMP (DEPOT, DEFDOS)                    ;给药室
  COMP (CENTRAL, DEFOBS)                  ;中央室
  COMP (Peripheral SHALLOW)              ;浅周边室
  COMP (Peripheral DEEP)                 ;深周边室
$PK                                       ;定义药动学参数
  KA  = THETA(1) * EXP(ETA(1))          ;吸收速率常数
  V2  = THETA(2) * EXP(ETA(2))          ;中央室的分布容积
  CL  = THETA(3) * EXP(ETA(3))          ;中央室的清除率
  Q1  = THETA(4) * EXP(ETA(4))          ;中央室至浅周边室的转运速率
  Q2  = THETA(5) * EXP(ETA(5))          ;浅周边室至深周边室的转运速率
  V3  = THETA(6) * EXP(ETA(6))          ;浅周边室的分布容积
  V4  = THETA(7) * EXP(ETA(7))          ;深周边室的分布容积
;定义速率常数
  K12 = KA                              ;给药室至中央室的转运速率,等同于药物吸收速率
  K20 = CL/V2                           ;中央室的消除速率常数
  K23 = Q1/V2                           ;中央室至浅周边室的转运速率
  K32 = Q1/V3                           ;浅周边室回至中央室的转运速率
  K34 = Q2/V3                           ;浅周边室至深周边室的转运速率
  K43 = Q2/V4                           ;深周边室回至浅周边室的转运速率
```

通过 $SUBROUTINES ADVAN5 或 $SUBROUTINES ADVAN7 命令,应用 $MODEL 和 $PK 模块,可定义多房室模型结构及房室中物质转运的过程。自定义模型时,还须考虑

所定义的模型结构是否合理,收集的数据是否足以估算模型参数等。如果药物在房室之间的转运为非线性过程,则无法使用 ADVAN5 和 ADVAN7 描述,应采用通用非线性模型模块描述。

2. 通用非线性模型

通用非线性模型包括模块 ADVAN6 、ADVAN8 、ADVAN9 和 ADVAN13 。用户可依据物料平衡原理,采用非线性方程描述物质在房室间的转运过程。用户自定义房室中物质转运的微分方程时,可应用代数方程等任何数学函数关系,体现了 NONMEM 软件的高度灵活性。

ADVAN6 、ADVAN8 、ADVAN9 和 ADVAN13 间的主要区别在于微分方程的求解算法不同。ADVAN6 和 ADVAN8 针对刚性与非刚性微分方程进行了优化,ADVAN9 和 ADVAN13 采用了其他算法求解微分方程。上述模块中,ADVAN6 运算速度最快,适用于大多数情况；ADVAN9 则更稳健,有时优于 ADVAN6 。NONMEM 创始人 Stuart Beal 博士提供了一种选择 ADVAN 模块的方法。首先,为每个待比较的算法(ADVAN)编写控制文件,在 $ESTIMATION 中定义仅作一次迭代计算,代码如下:

```
$ESTIMATION MAXEVAL = 1
```

然后分别运行不同的 ADVAN,比较每种算法是否运行成功和计算速度。最快提供第1次成功迭代结果的 ADVAN 是首选方法。

此外,可通过 $SUBROUTINES 语句中 TOL 选项定义数值计算的精确度,代码如下:

```
$SUBROUTINES ADVAN6 TOL = 4
```

TOL 不是最终参数估算时的有效数字,而是各房室内部计算时所用的有效数字。TOL 的最佳值是数据、模型复杂性或非线性程度与最终参数估计精度之间的平衡。当估算运行时间过长或需要更高精度的计算结果时,可考虑定义或更改 TOL 值。

3. $DES

$DES 模块采用了一组微分方程式,表征每个房室中药物的瞬时质量、浓度或效应量的变化率。其中,房室中物质的转运变化须符合物料平衡原理。

微分方程组用 DADT(n) 表示。其中,n 定义了房室编号。以经典的一级口服吸收和一级消除的两房室模型为例,药物贮存室即胃肠道室(房室 1)、中央室(房室 2)、周边室(房室 3)中药量的变化,可用如下微分方程表征:

$$\frac{\mathrm{d}A(1)}{\mathrm{d}t} = -k_a \cdot A(1) \qquad (式 8-1)$$

$$\frac{\mathrm{d}A(2)}{\mathrm{d}t} = k_a \cdot A(1) - (k_{23} + k_{20}) \cdot A(2) + k_{32} \cdot A(3) \qquad (式 8-2)$$

$$\frac{\mathrm{d}A(3)}{\mathrm{d}t} = k_{23} \cdot A(2) - k_{32} \cdot A(3) \qquad\qquad (式8-3)$$

NONMEM 中的代码为

```
$DES
  DADT(1) = -KA * A(1)                              ;给药室(室1)中药物量随时间的变化
  DADT(2) =  KA * A(1) - (K23 + K20) * A(2) + K32 * A(3)   ;中央室(室2)内药物量随时间的变化
  DADT(3) =  K23 * A(2) - K32 * A(3)                ;外周室(室3)中药物量随时间的变化
```

A(n) 是 t 时刻第 n 个房室中的药量，KA 是吸收速率常数，K20 是一级消除速率常数，K23 和 K32 是房室2和房室3间转运的一级速率常数。KA、K23、K20 和 K32 是固定效应参数，须在 $PK 或 $DES 模块中定义，并在 $THETA 模块中定义相应的初始值。

上述案例也可用 ADVAN4 中实现，且使用 ADVAN4 模块运行速度更快且更易编码，优于使用 $DES 模块。但 $DES 模块可根据需求修改模型，描述复杂的药动学行为。此外，使用 $DES 模块时，时间可用变量"T"表示，较使用变量"Time"可提高非线性模型的稳定性。

第三节　典型示例

本节中将介绍采用 $PRED 模块，以及一般线性、非线性 ADVAN 模块进行自定义模型的具体方法。

一、多元线性回归

假设患者口服某药物，待血药浓度达稳态后采集血样并测定浓度。该研究中，因变量为稳态血药浓度，自变量为药物的清除率，两者的关系可用以下数学关系式表示。

$$Y = \frac{DD}{24 \cdot CL} + \varepsilon \qquad\qquad (式8-4)$$

式中，DD 为日剂量（daily dose），Y 为实测稳态浓度，ε 为个体预测误差，即个体预测值与实测值的差值。应用 $PRED 模块可表征式8-4，进而估算参数。NONMEM 代码如下：

```
$PRED
  TVCL = THETA(1)                    ;清除率的典型值
  CL   = TVCL * EXP(ETA(1))          ;个体清除率:指数型个体间变异
  F    = DD/24/CL                    ;预测值
```

```
Y      = F + ERR(1)                              ;实测值
IPRED = F                                        ;个体预测值,设为F,用于后续计算个体残差
IRES  = DV-IPRED                                 ;个体残差
```

代码中 F 是模型预测值。假设 ID=1 的患者(体重为 60 kg),给予日剂量 100 mg,测得稳态浓度为 3.7 mg/L,数据文件如表 8-1 所示。

表8-1　稳态浓度下多元线性回归的数据文件

ID	DD	DV	WT
1	100	3.7	60

二、零级和一级的混合吸收

(一) 吸收分数已知

假设受试者口服控释药物 A 300 mg。该药的绝对生物利用度(F)为 100%,给药后,其中 100 mg 立即吸收无延迟,剩余的 200 mg 通过控释技术延迟 2 h 释药。立即吸收的药物以一级吸收方式进入体循环,而延迟部分以零级吸收方式进入体循环。本例的房室模型结构图参见图 8-4。

在数据文件中将每次给药(300 mg)分成 2 条给药记录:一级吸收部分 AMT=100,CMT=1;零级吸收部分 AMT=200,CMT=2。数据文件如表 8-2 所示。

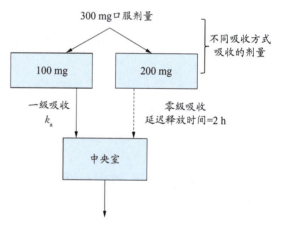

图8-4　剂量及绝对生物利用度已知的一阶和零阶吸收的单室模型

表8-2　固定剂量药物在一级吸收方式和零级吸收方式的给药记录

ID	TIME	DV	AMT	EVID	RATE	MDV	CMT
1	0	·	100	1	0	1	1
1	0	·	200	1	-2	1	2

若零级和一级吸收的药物量和零级吸收的延迟释放时间已知,可使用 `ADVAN2` 实现上述吸收过程的定义。零级吸收的房室(CMT=2)无须再次定义,且吸收的药量可视为以零级输注方式直接进入中央室(CMT=2)。示例中的参数定义部分的控制文件如下:

```
$PROBLEM First- and Zero-Order Abs.; Known Fractions; F=1
$INPUT ID TIME DV AMT EVID RATE MDV CMT
$DATA example8-2.csv
$SUBROUTINES ADVAN2 TRANS2
$PK
   KA    = THETA(1) * EXP(ETA(1))                    ; 一级吸收速率常数
   ALAG2 = 2                                         ; 零级吸收的时滞
   D2    = THETA(2)                                  ; 零级吸收输注时间
   CL    = THETA(3) * EXP(ETA(2))                    ; 中央室清除率
   V     = THETA(4) * EXP(ETA(3))                    ; 中央室分布体积
   K     = CL/V                                      ; 消除速率常数
$ERROR
   IPRED = F                                         ; 个体预测值
   Y     = A(2)/V * (1+ERR(1))                       ; 比例型残差
```

控制文件的 `$PK` 模块定义了模型参数。零级药物吸收的延迟可用吸收时滞参数 ALAGn 标识。其中，n 指第 n 房室。该参数在 PREDPP 中可用于每个房室。本例中由于零级吸收部分的吸收时滞为 2 h，故将 ALAG2 设为 2（ `ALAG2 = 2` ）。如存在多个不同的吸收时滞，则可在数据集中补充定义吸收时滞数据项（如 LAGT），并在控制文件中作相应的设定（如 `ALAG2 = LAGT` ）。

零级吸收速率（RATE）和给药剂量（AMT）参数可用于估计零级吸收过程的持续时间（D_2）。该过程从服药 2 h 后开始，持续至 200 mg 药物被完全吸收。此外，可根据 D_2 参数，估算零级吸收速率（式 8-5）。

$$RATE = \frac{AMT}{D_2} \qquad (式 8-5)$$

式中，零级吸收速率的单位是单位时间的药量。

本例中若延迟开始的零级吸收时间未知，可设置 `ALAG2 = THETA(i)`。式中 `THETA(i)` 的估算值为零级吸收的滞后时间，表征了时间大于 ALAG2 时药物以零级动力学方式进入中央室。此时，药物以一级和零级动力学过程进行混合吸收。

本例中也可用 `$SUBROUTINES` 模块的 `ADVAN6` 对模型进行自定义，数据文件同表 8-2 所示。控制文件代码如下：

```
$DATA example8-3.csv
$SUBROUTINES ADVAN6 TOL=3
$MODEL                                               ; 房室模型结构的定义
   COMP (DEPOT1, DEFDOS)                             ; 肠道室
   COMP (CENTRAL, DEFOBS)                            ; 中央室
$PK
   KA      = THETA(1) * EXP(ETA(1))                  ; 一级吸收速率常数
```

```
  ALAG2   = 2                              ; 零级吸收的时滞
  D2      = THETA(2)                       ; 零级吸收输注时间
  CL      = THETA(3) * EXP(ETA(2))         ; 中央室清除率
  V       = THETA(4) * EXP(ETA(3))         ; 中央室分布体积
  K       = CL/V                           ; 消除速率常数
  S2      =  V
$DES
  DADT(1) = -A(1) * KA                     ; 药物贮存室(房室1)的药量
  DADT(2) =  A(1) * KA-A(2) * K            ; 中央室(房室2)的药量
$ERROR
  IPRED   = F                              ; 个体预测值
  Y       =  A(2)/V * (1+ERR(1))           ; 比例型残差
```

同 $ADVAN2 的代码，$ADVAN6 中零级吸收量可视为以零级输注方式直接进入中央室，因此也无须定义零级吸收的药物贮存室。

(二) 吸收分数未知

当吸收速率、剂量和吸收延迟时间未知时，仍可通过构建模型估算相关的参数。此时，数据文件须进行相应设置。假定房室1为一级吸收的药物贮库、房室2为零级吸收的药物贮库。两个房室均需包含给药剂量 AMT 项，且 AMT 值均应设为全部药量(如本例的 300 mg)。其余设定与前文的案例相同，数据文件的给药记录如表8-3所示。

表8-3 估计剂量药物在一级吸收方式和零级吸收方式的给药记录

ID	TIME	DV	AMT	EVID	RATE	MDV	CMT
1	0	·	300	1	0	1	1
1	0	·	300	1	-2	1	2

随后，通过生物利用度参数[如 F = THETA(1)]定义药物不同药物贮库(房室)的吸收分数。作为一级吸收的药物贮库(房室1)，设定吸收分数为 F1。零级吸收(房室2)药物贮库的吸收分数 F2 = 1 - F1。按照此方式划分2个药物贮库的剂量。此时的 F1 和 F2 不是生物利用度，而是应用 F 参数来表征不同吸收类型的吸收分数。采用 ADVAN2 的示例代码如下：

```
$PROBLEM Parallel first-order and zero-order absorption
$INPUT ID TIME AMT DOSE DV EVID RATE MDV CMT
$DATA example8-4.csv
$SUBROUTINE ADVAN2
$PK
  F1      =  THETA(1) * EXP(ETA(1))        ; 一级吸收药物的吸收分数
```

```
  F2       =   1-F1                                    ; 零级吸收药物的吸收分数
  ALAG2    =   THETA(2) * EXP(ETA(2))                  ; 零级吸收的吸收时滞
  D2       =   THETA(3) * EXP(ETA(3))                  ; 零级吸收的输注时间
  KA       =   THETA(4) * EXP(ETA(4))                  ; 一级吸收速率常数
  TVV2     =   THETA(5)                                ; 中央室分布体积群体典型值
  V2       =   TVV2 * EXP(ETA(5))                      ; 中央室分布体积:指数型个体间变异
  TVK      =   THETA(6)                                ; 一级消除速率常数群体典型值
  K        =   TVK  * EXP(ETA(6))                      ; 一级消除速率常数:指数型个体间变异
  S2       =   V2/1000                                 ; 转换系数 Dose = mg; DV = ng/mL
$ERROR
  IPRED    =   F
  Y        =   F * (1+EPS(1))                          ; 比例型残差
```

也可以用 $SUBROUTINES 模块中的 ADVAN6 进行模型自定义,数据文件同表 8 - 2 所示。NONMEM 的控制文件代码如下:

```
$DATA example8-5.csv
$SUBROUTINES ADVAN6 TOL = 4
$MODEL
  COMP (DEPOT1, DEFDOS)                                ; 肠道室
  COMP (CENTRAL, DEFOBS)                               ; 中央室
$PK
  F1       =   THETA(1) * EXP(ETA(1))                  ; 经一级吸收途径药物的分数
  F2       =   1-F1                                    ; 经零级途径吸收药物的分数
  ALAG2    =   THETA(2) * EXP(ETA(2))                  ; 零级吸收的吸收时滞
  D2       =   THETA(3) * EXP(ETA(3))                  ; 零级吸收输注时间
  KA       =   THETA(4) * EXP(ETA(4))                  ; 一级吸收速率常数
  TVV2     =   THETA(5)                                ; 中央室分布体积群体典型值
  V2       =   TVV2 * EXP(ETA(5))                      ; 中央室分布体积:指数型个体间变异
  TVK      =   THETA(6)                                ; 一级消除速率常数群体典型值
  K        =   TVK  * EXP(ETA(6))                      ; 一级消除速率常数:指数型个体间变异
  S2       =   V2/1000                                 ; Dose = mg; DV = ng/mL
$DES
  DADT(1) = -A(1)*KA                                   ; 肠道室
  DADT(2) =  A(1)*KA-A(2)*K                            ; 中央室
$ERROR
  IPRED    =  F
  Y        =  A(2)/S2 * (1+ERR(1))                     ; 比例型残差
```

三、母药和代谢物

假设患者口服单剂量 100 mg A 药,并采集了母药和代谢物的血药浓度,假设母

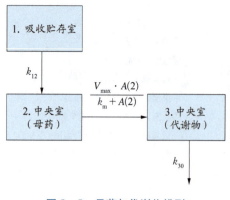

图 8-5 母药与代谢物模型

药符合一级吸收的一房室动力学过程,代谢物符合一级消除的一房室的动力学过程,母药以米氏原理全部转化为代谢物,模型结构可见图 8-5。

图 8-5 中,k_{12} 是母药的一级吸收速率常数,k_{30} 是代谢物的一级消除速率常数。V_{max} 是最大反应速率,k_m 是米氏常数。房室间的物质转化用以下微分方程表示(式 8-6、式 8-7 和式 8-8):

$$\frac{\mathrm{d}A(1)}{\mathrm{d}t} = -k_{12} \cdot A(1) \tag{式 8-6}$$

$$\frac{\mathrm{d}A(2)}{\mathrm{d}t} = k_{12} \cdot A(1) - \frac{V_{max} \cdot A(2)}{k_m + A(2)} \tag{式 8-7}$$

$$\frac{\mathrm{d}A(3)}{\mathrm{d}t} = \frac{V_{max} \cdot A(2)}{k_m + A(2)} - k_{30} \cdot A(3) \tag{式 8-8}$$

$A(2)$ 是中央室中母药的量。由于涉及母药转化为代谢物的过程,所以母药和代谢产物须进行分子质量校正。一般,可在数据文件中将代谢物与母药的量统一转化为摩尔质量,或在转运方程纳入转换系数进行校正。

本例的数据文件要求将母药和代谢物浓度列在同一个 DV 列中,以 CMT 来区分。母药室为房室 2(CMT=2),代谢物为房室 3(CMT=3)。数据示例见表 8-4。

表 8-4 母药与代谢物浓度同步建模下的数据文件

ID	TIME	DV	AMT	EVID	MDV	CMT
1	0	·	100	1	1	1
1	0.5	46	·	0	0	2
1	0.5	156	·	0	0	3

数据列表中 DV 表示观测浓度值: CMT=2 时,DV 为中央室中母药的浓度;CMT=3 时 DV 为代谢物的浓度。该模型也可以使用以下代码实现:

```
$PROBLEM Model of Parent and Metabolite Concentrations
$DATA example8-6.csv
$INPUT ID TIME DV AMT EVID MDV CMT
$SUBROUTINE ADVAN6 TOL = 4
```

```
$MODEL
  COMP (DEPOT, DEFDOS)                                      ;药物贮库室(胃肠道)

  COMP (CENTPRNT, DEFOBS)                                   ;母药中央室

  COMP (CENTMETB)                                           ;代谢物中央室

$PK
  K20   =   THETA(1) * EXP(ETA(1))                          ;母药中央室的消除速率常数

  V2    =   THETA(2) * EXP(ETA(2))                          ;母药中央室的分布容积

  K12   =   THETA(3) * EXP(ETA(3))                          ;从药物贮库室到母药中央室的转移速率

  VMAX  =   THETA(4) * EXP(ETA(4))                          ;非线性代谢过程的最大速率

  KM    =   THETA(5) * EXP(ETA(5))                          ;非线性代谢过程的米氏常数

  K30   =   THETA(6) * EXP(ETA(6))                          ;代谢物中央室的消除速率常数

  V3    =   THETA(7) * EXP(ETA(7))                          ;代谢物中央室的分布容积

  S2    =   V2 / 1000

  S3    =   V3 / 1000

$DES
  DADT(1) = -K12 * A(1)                                     ;贮库室药物浓度

  DADT(2) = K12 * A(1)  - (VMAX * A(2))/(KM + A(2))         ;母药中央室内药物浓度

  DADT(3) = (VMAX * A(2))/(KM + A(2)) - K30 * A(3)

                                                           ;代谢物中央室内药物浓度

$ERROR
  IF (CMT .EQ. 2) TYPE = 0                                  ;母药

  IF (CMT .EQ. 3) TYPE = 1                                  ;代谢产物

  Y      =F * (1-TYPE) * EXP(EPS(1)) + F * TYPE * EXP(EPS(2))   指数型残差
```

　　构建母药和代谢物的药动学模型时,应注意收集的数据是否支持估算所有的药动学参数。如原药转化为代谢物的分数已知,或者代谢物的分布容积已知,则可估算所有模型参数。若上述 2 个参数均未知时,应固定原药转化为代谢物的转化率,或假设代谢物的分布容积与原药相同。如有可能,设计试验直接获取母药转化为代谢物的转化率,或代谢物的分布容积则更佳。

参 考 文 献

CHATELUT E, ROSTAING L, GRÉGOIRE N, et al. A pharmacokinetic model for alpha interferon administered subcutaneously. Br J Clin Pharmacol, 1999;47(4): 365-371.

OWEN J S, FIRDLER-KELLY J. Introduction to population pharmacokinetic/ pharmacodynamic analysis with nonlinear mixed effects models. Hoboken: John Wiley & Sons, Inc, 2014: 232-249.

第九章
药动学和药效学模型

第一节　简　介

第九章代码和数据文件

药动学反映了药物在体内的吸收、分布、代谢和排泄的动力学过程,即机体对药物的处置。而更为重要的是机体对药物的反应,即药效学。药效学反应可以是正向的作用,即药物的疗效和患者的获益;也可以是反向的作用,即药物不良反应和毒性。无论是药物研发还是临床用药,一般均需明确药物的量效关系,或称药物的暴露-效应(exposure-response,ER)关系,从而设计临床研究或优化给药方案(包括给药途径、给药剂量和频率等)。

药物的暴露指标是药物在体循环中的浓度水平、靶组织的浓度水平或药时曲线下面积等,有时也可用药物的剂量表征。而由于药效学过程常较药动学更为复杂,故药效学指标的确定也较复杂。针对相同的适应证,不同作用机制药物的药效学指标也可不同。药效学指标既可以是患者的临床终点指标(如死亡、功能丧失等)或患者症状、体征、评分等,也可以是通过仪器或实验室检查等手段获得的客观数据。用于药动学-药效学分析的指标须与药物治疗的最终疗效密切相关,且对药物暴露敏感,并可反复准确测定。药效学数据可为连续变量,如血压、血脂、血糖等,也可是二分类或多分类变量,如临床结局事件是否发生或其程度等。评判疾病治疗结果时,可有多个药效学指标,应与临床专家和药理学专家共同商讨,确定临床结局的最佳药效学指标。

药动学和药效学的建模分析是明确药物暴露、药物效应和时间三者之间的关系(图9-1)。一般而言,药动学和药效学之间的关系较为复杂,难以用一个通用的函数或微分方程来描述,常须同时考虑药物作用机制、疾病进展等多种因素的影响。因此,药动学和药效学建模较药动学建模更具有挑战性。

本章主要阐述了基于连续型变量数据的常用药效学模型,包括直接效应模型、效应室模型和翻转模型(turnover model,也称为间接效应模型)。同时,将介绍如何使用NONMEM软件实现群体药动学和药效学的建模。

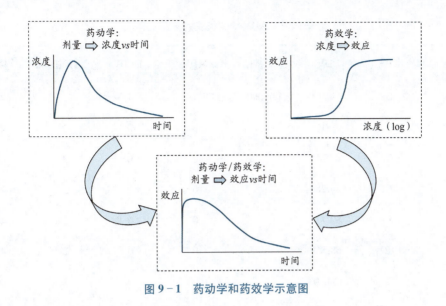

图 9-1　药动学和药效学示意图

第二节　常用的药动学-药效学模型

一、直接效应模型

药效学直接效应模型可用来描述大多数药物在药理作用靶点部位的量效关系,其数学表达式常用 Sigmoid E_{max} 模型表征。

$$E_t = E_0 + \frac{E_{max} \cdot C_t^{\gamma}}{EC_{50}^{\gamma} + C_t^{\gamma}} \qquad (\text{式}9-1)$$

式中,E_0 为药效学指标的基线水平,C_t 为 t 时刻的血药浓度,E_t 为 t 时刻的药效学效应值,γ 为 Hill 指数,决定曲线的形状。当 $\gamma = 1$ 时,式 9-1 可简化为一般 E_{max} 模型。

药物浓度与效应的关系也可为线性关系。当药物浓度远低于 EC_{50} 时,上述 E_{max} 模型可简化为线性模型(式 9-2)。

$$E_t = E_0 + S \cdot C_t \qquad (\text{式}9-2)$$

式中,E_0 为药效的基线值,即没有药物作用时的基线水平,S 为斜率。

建立直接效应的药动学-药效学联合模型相对较为简单,将药动学模型的个体预测浓度或个体预测参数(AUC 或 C_{max} 等)直接代入模型即可。NONMEM 程序中既可以使用 ADVAN 模块,也可采用 PRED 模块,实现直接效应模型。

(一) ADVAN 模块

本节中使用了 ADVAN2 的模块,描述一房室药动学模型和直接效应药效学模型。数据文件见表 9-1。数据文件中以 DVID 区分药动学和药效学观测值,DVID = 2 和 DVID = 3 分别代表了血药浓度和药效学指标。

表 9－1　ADVAN2 模块的数据文件

#ID	TIME	DV	AMT	MDV	EVID	DVID	WT
19	0	.	1 000	1	1	.	49
19	0	0	.	0	0	2	49
19	0	0.745	.	0	0	3	49
19	6	54.288	.	0	0	2	49
19	6	80.715	.	0	0	3	49
19	12	68.569	.	0	0	2	49
19	12	134.08	.	0	0	3	49
…	…	…	…	…	…	…	…

NONMEM 的控制文件如下：

```
$INPUT ID TIME DV AMT MDV EVID DVID WT
$DATA example9-1.csv IGNORE=#
$SUBROUTINE ADVAN2 TRANS2
$PK
; 药动学参数
  KA   = THETA(1)*EXP(ETA(1))                          ; 吸收速率常数
  CL   = THETA(2)*EXP(ETA(2))*(WT/60)**(THETA(8))      ; 清除率
  V    = THETA(3)*EXP(ETA(3))*(WT/60)                  ; 分布容积
; 药效学参数
  EMAX = THETA(4)*EXP(ETA(4))                          ; 药物最大效应
  EC50 = THETA(5)                                      ; 半数效应浓度
  E0   = THETA(6)                                      ; 效应基线值
  HILL = THETA(7)                                      ; Hill 系数
$ERROR
  CP   = A(2)/V                                        ; 中央室的药物浓度
  EFF  = E0 + EMAX*CP**HILL/(EC50*HILL+CP*HILL)        ; Sigmoid $E_{\max}$ 模型
  FLAG = 1
  IF(DVID.EQ.3) FLAG = 0                               ; 指示变量，药效记录为 0
  Y    = FLAG*(CP*(1+EPS(1))+EPS(2))+(1-FLAG)*(EFF*(1+EPS(3))) ; 药动学为结合性残差($\varepsilon_1$、$\varepsilon_2$)
                                                       ; 药效学为比例型残差($\varepsilon_3$)
  IPRED = FLAG * CP + (1-FLAG)*EFF                     ; 个体预测值
  IRES = DV - IPRED                                    ; 个体残差
```

上述代码中,CP 为浓度预测值,EFF 为药效学预测值。本例中在 $ERROR 模块定义了药动学-药效学链接的 Sigmoid E_{max} 模型。

(二) PRED 模块

本节考察了峰浓度(C_{max})与心电图的校正 QT 间期延长(ΔQTc)的关系,介绍了采用 $PRED 编码此类模型。

1. 每个受试者仅有单个观测值

如果每个受试者仅有单组药动学-药效学观测值,则如表 9－2 所示,记录药动学指标(C_{max})和药效学指标(ΔQTc)的观测值。

表 9－2　$PRED 模块采用的数据文件

ID	DQTC	C_{max}
1001	3.3	38.6
1002	5.7	63.2
1003	4.2	57.9
1004	4.5	49.1
1005	5.5	56.9
…	…	…

由于每个受试者仅有单组观测值,因此无法区分个体间变异和残差变异,模型估算的变异是总变异。药效学与药动学间的关系可表示为

$$\Delta QTc = a \cdot C_{max} + b \qquad (式 9－3)$$

式中,a 表示斜率,b 表示截距。NONMEM 代码如下:

```
$PROBLEM  QTc,PRED
$INPUT  ID=DROP  DQTC=DV  CMAX
$DATA  example9-2.csv  IGNORE=#
$PRED
  A    = THETA(1)                              ;斜率
  B    = THETA(2)                              ;截距
  EFF  = A*CMAX + B                            ;线性药物效应模型
  Y    = EFF + ETA(1)                          ;加法型总变异
```

由于每个受试者仅有一组药动学和药效学观测值,故在 $INPUT 中用 DROP 选项忽略 ID 项。此外,$INPUT 中将 DQTC 项定义为 DV 项,CMAX 定义为自变量项。

本例中通过线性回归模型,将 C_{max} (自变量)和 ΔQTc (因变量)进行关联。b 和 a 分别是线性模型的截距和斜率参数。EFF 是 ΔQTc 的模型预测值,Y 为 ΔQTc 的观测值。采用加法模型描述总变异。

2. 每个受试者有多个观测值

如果每个受试者有多个药动学(血药浓度)观测值及其相对应的药效学观测值,则可估算模型参数的个体间变异。药动学和药效学的函数关系可用 Sigmoid E_{max} 模型描述。

本例未对药动学模型进行任何假设,仅将药物浓度与药效学观测值进行关联。数据文件格式见表9-3。每个药效学观测值对应一个药动学观测值。

表9-3 数据文件范例

#ID	TIME	DV	CONC
19	0	0.745	0
19	6	80.715	54.288
19	12	134.08	68.569
22	0	0.900	0
22	6	108.58	58.595
22	12	88.884	66.308
…	…	…	…

NONMEM 控制文件如下:

```
$INPUT  ID TIME DV CONC
$DATA   example9-3.csv  IGNORE=#
$PRED
  EMAX  = THETA(1) * EXP(ETA(1))                              ;最大效应
  EC50  = THETA(2)                                            ;半数效应浓度
  EBSL  = THETA(3)                                            ;药效的基线值
  HILL  = THETA(4)  * EXP(ETA(2))                             ;Hill 系数
  EFF   = EBSL + EMAX * (CONC**HILL)/(EC50**HILL + CONC**HILL) ;Sigmoid Emax 模型
  IPRED = EFF
  Y     = EFF * (1 + EPS(1))                                  ;比例型模型
```

本例中估算了药效学参数及其个体间变异。ETA(1) 和 ETA(2) 分别描述药效学参数 E_{max} 和 Hill 系数的个体间变异,EPS(1) 为模型的残差变异。

二、效应室模型

效应室模型可用于描述药物的药动学和药效学之间的延迟现象。该模型假设药物从体循环分布到靶组织的过程导致了药动学和药效学之间的延迟。此外,该模型还假设药物作用的靶点位于效应室或称生物相(biophase)中,且仅有少量的药物进入效应室,对于药物清除的影响可忽略不计。如图 9-2 为一房室药动学的效应室药效学的模型结构示意图。

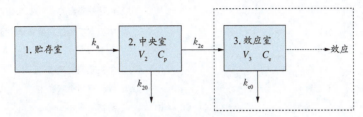

图 9-2　效应室药效学模型示意图

图 9-2 中 C_p 是中央室的血药浓度,效应室的浓度(C_e)由下式表示:

$$\frac{\mathrm{d}C_e}{\mathrm{d}t} = k_{2e} \cdot C_p - k_{e0} \cdot C_e \qquad (式 9-4)$$

式 9-4 中,k_{2e} 和 k_{e0} 是一级速率常数,假定 $k_{2e} \cdot V_2 = k_{e0} \cdot V_3 = Q$、效应室的分布容积为中央室的极一小部分(如 0.1%),以确保对中央室浓度的影响可忽略不计。效应室的药量 A_3,可由式 9-5 表示:

$$\frac{\mathrm{d}A_3}{\mathrm{d}t} = k_{2e} \cdot A_2 - k_{e0} \cdot A_3 = k_{e0} \cdot \frac{V_3}{V_2} \cdot A_2 - k_{e0} \cdot A_3 \qquad (式 9-5)$$

由于效应室的分布容积可忽略不计,故将(式 9-5)等式的左右两项同时除以 V_3,可得式 9-6:

$$\frac{\mathrm{d}C_e}{\mathrm{d}t} = k_{e0} \cdot \frac{A_2}{V_2} - k_{e0} \cdot C_e = k_{e0} \cdot \left(\frac{A_2}{V_2} - C_e \right) \qquad (式 9-6)$$

若将药效学模型的效应室视为周边室,则可用二房室药动学模型的 ADVAN4 模块编码上述过程。数据文件同表 9-1。NONMEM 控制文件如下:

```
$INPUT ID TIME DV AMT MDV EVID DVID WT


$DATA example9-4.csv IGNORE=#
$SUBROUTINE ADVAN4 TRANS4
$PK
; 药动学参数
  KA   =   THETA(1)                          ; 一级吸收速率常数
  CL   =   THETA(2)*EXP(ETA(1)) * (WT/60) ** THETA(9))
                                             ; 清除率
```

```
    V2    =  THETA(3) * EXP(ETA(2)) * (WT/60)          ;中央室分布体积
    EMAX  =  THETA(4) * EXP(ETA(3))                    ;最大效应
; 药效学参数
    EC50  =  THETA(5) * EXP(ETA(4))                    ;半数效应浓度
    E0    =  THETA(6)                                  ;未给药时的基线效应
    HILL  =  THETA(7) * EXP(ETA(5))                    ;Hill 指数
    KE0   =  THETA(8)                                  ;效应室的消除速率
    V3    =  V2 * 0.001                                ;设定效应室的 V3 为极小值,不影响药物清除
    Q     =  KE0 * V3                                  ;中央室至效应室的转运消除率
$ERROR
    CP    =  A(2)/V2                                   ;中央室药物浓度
    CE    =  A(3)/V3                                   ;效应室药物浓度
    EFF   =  E0 + EMAX * CE ** HILL/(EC50 ** HILL+CE ** HILL)   ;药物效应
    FLAG  =  1
    IF (DVID .EQ. 3) FLAG = 0                          ;指示变量,药效记录为 0
    Y     =  FLAG * (CP * (1+EPS(1))+EPS(2)) + (1-FLAG) * (EFF * (1+EPS(3)))
                                                       ;观测值
    IPRED =  FLAG * CP + (1-FLAG) * EFF                ;个体预测值
    IRES  =  DV-IPRED                                  ;个体残差
```

上述案例也可用自定义模块的 ADVAN6 实现,数据文件见表 9-4。数据文件中使用了 CMT 区分吸收室、中央室和效应室。CMT 项以外的其他数据项同表 9-1。

表 9-4 药动学药效学模型的数据文件范例 2

#ID	TIME	DV	AMT	CMT	MDV	EVID	DVID	WT
19	0	.	1 000	1	1	1	.	49
19	0	0	.	2	0	0	2	49
19	0	0.745 31	.	3	0	0	3	49
19	6	54. 288	.	2	0	0	2	49
19	6	80. 715	.	3	0	0	3	49
19	12	68. 569	.	2	0	0	2	49
19	12	134. 08	.	3	0	0	3	49
…	…	…	…	…	…	…	…	…

NONMEM 控制文件如下:

```
$INPUT ID TIME DV AMT CMT MDV EVID DVID WT
$DATA 9-5.csv  IGNORE = #
$SUBROUTINE ADVAN6 TOL = 6
```

```
$MODEL
  COMP     =(DEPOT,DEFDOSE)                                     ;胃肠道吸收室
  COMP     =(CENTRAL,DEFOBS)                                    ;中央室
  COMP     =(EFFECT)                                            ;效应室
$PK
;药动学参数
  KA       = THETA(1)                                           ;吸收速率常数
  CL       = THETA(2) * EXP(ETA(1)) * (WT/60)**(THETA(9))       ;清除率
  V2       = THETA(3) * EXP(ETA(2)) * (WT/60)                   ;中央室的分布体积
  K20      = CL/V2                                              ;中央室的清除速率
;药效学参数
  EMAX     = THETA(4) * EXP(ETA(3))                             ;最大效应
  EC50     = THETA(5) * EXP(ETA(4))                             ;半数效应浓度
  EBSL     = THETA(6)                                           ;药效基线
  HILL     = THETA(7) * EXP(ETA(5))                             ;Hill 系数
;效应室参数
  KE0      = THETA(8)                                           ;效应室清除速率
$DES
  CP       = A(2)/V                                             ;中央室的药物浓度
  CE       = A(3)                                               ;效应室药物浓度
  DADT(1) = - KA * A(1)                                         ;胃肠道吸收室
  DADT(2) = KA * A(1) - K20 * A(2)                              ;中央室
  DADT(3) = KE0 * (A(2)/V2-A(3))                                ;效应室,A(3)为效应室浓度
$ERROR
  CP       = A(2)/V                                             ;中央室浓度
  CE       = A(3)                                               ;效应室浓度
  EFF      = EBSL + EMAX * CE ** HILL/(EC50 ** HILL+CE ** HILL)  ;Sigmoid E_max 模型
  FLAG     = 1                                                  ;指示变量
  IF (CMT .EQ. 3)  FLAG = 0
  Y        = FLAG * (CP * (1+EPS(1))+EPS(2)) + (1-FLAG) * (EFF * (1+EPS(3)))
                                                                ;观测值
  IPRED    = FLAG * CP + (1-FLAG) * EFF                         ;个体预测值
```

上述过程中,无须设置效应室的分布容积 V_3,效应室浓度即为 $A(3)$。

三、间接效应模型

间接效应模型(indirect response model,IDR model)也称为翻转模型(turnover model),常用于描述药物通过影响内源性物质的生成和消除,从而间接产生效应的过程。如图 9-3 所示:间接效应模型包括一个或多个房室,效应室 R 中的量是药效学效应或其前体水平(如内源性物质);药动学中央室 C_p 描述了药物浓度。整个体系包含了一个输入途径,以 k_{in} 表示,通常为零级速率过程,代表效应的产生;另有一个消除途径,以 k_{out} 表示,常

被视为一级消除速率常数,代表药效学效应的消除速率。如图 9-3 中虚线所示,药物的暴露(如浓度)可影响药效的产生或消除。

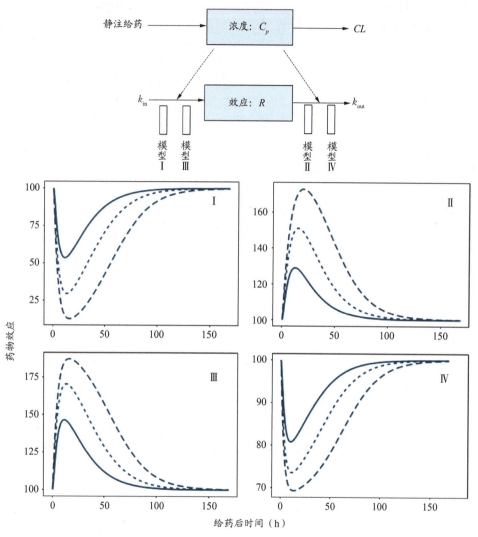

图 9-3　间接效应模型示意图及效应-时间曲线图

若 $C = C_0 \cdot e^{-kt}$,C_0 分别为 10、100 或 $1\,000$,$k = 0.3\ \mathrm{h}^{-1}$,$E_{max} = 1$(模型 I 和 II),$E_{max} = 5$(模型 III 和 IV),$n = 1$,$EC_{50} = 10$,$R_0 = 50$,$k_{out} = 0.1\ \mathrm{h}^{-1}$($k_{in} = k_{out} \cdot R_0$)

　　间接效应模型描述了药物暴露如何通过激动(stimulate)或抑制(inhibit)效应的输入或消除,从而发挥药效。若没有药物作用时,机体效应或内源性物质有其自身的生成或消除的规律。上述过程可由式 9-7 表达。

$$\frac{\mathrm{d}R}{\mathrm{d}t} = k_{in} - k_{out} \cdot R \qquad\qquad (式\ 9\text{-}7)$$

式中,R 为效应(或内源性物质,或生物信号分子等)的量,k_{in} 和 k_{out} 分别代表了零级生成速

率和一级消除速率常数。在稳态时,R 的输入和输出(生成和消除)达到平衡时,则

$$\frac{\mathrm{d}R}{\mathrm{d}t} = k_{in} - k_{out} \cdot R = 0 \qquad (式9-8)$$

将上式重新整理,得

$$R_0 = \frac{k_{in}}{k_{out}} \qquad (式9-9)$$

式中,R_0 为基线效应值。常见的药物抑制效应 $I(C)$ 和激动效应 $S(C)$ 可由以下 4 个基本模型(模型Ⅰ~Ⅳ)表示。

模型Ⅰ:
$$\frac{\mathrm{d}R}{\mathrm{d}t} = k_{in} \cdot I(C) - k_{out} \cdot R \qquad (式9-10)$$

模型Ⅱ:
$$\frac{\mathrm{d}R}{\mathrm{d}t} = k_{in} - k_{out} \cdot I(C) \cdot R \qquad (式9-11)$$

模型Ⅲ:
$$\frac{\mathrm{d}R}{\mathrm{d}t} = k_{in} \cdot S(C) - k_{out} \cdot R \qquad (式9-12)$$

模型Ⅳ:
$$\frac{\mathrm{d}R}{\mathrm{d}t} = k_{in} - k_{out} \cdot S(C) \cdot R \qquad (式9-13)$$

若用 Sigmoid E_{max} 模型,描述药物的抑制效应和激动效应,则

$$I(C) = 1 - \frac{I_{max} \cdot C^{\gamma}}{IC_{50}^{\gamma} + C^{\gamma}} \qquad (式9-14)$$

$$S(C) = 1 + \frac{E_{max} \cdot C^{\gamma}}{EC_{50}^{\gamma} + C^{\gamma}} \qquad (式9-15)$$

式中,E_{max} 和 I_{max} 分别代表最大激动效应和最大抑制效应;EC_{50} 和 IC_{50} 分别代表达到50%最大激动效应和最大抑制效应的药物浓度。将式 9-14 和式 9-15 代入式 9-10~式 9-13,可将上述 4 个基本模型(模型Ⅰ~Ⅳ)表示为

模型Ⅰ:
$$\frac{\mathrm{d}R}{\mathrm{d}t} = k_{in} \cdot \left[1 - \frac{I_{max} \cdot C^{\gamma}}{IC_{50}^{\gamma} + C^{\gamma}} \right] - k_{out} \cdot R \qquad (式9-16)$$

模型Ⅱ:
$$\frac{\mathrm{d}R}{\mathrm{d}t} = k_{in} - k_{out} \cdot \left[1 - \frac{I_{max} \cdot C^{\gamma}}{IC_{50}^{\gamma} + C^{\gamma}} \right] \cdot R \qquad (式9-17)$$

模型Ⅲ:
$$\frac{\mathrm{d}R}{\mathrm{d}t} = k_{in} \cdot \left[1 + \frac{E_{max} \cdot C^{\gamma}}{EC_{50}^{\gamma} + C^{\gamma}} \right] - k_{out} \cdot R \qquad (式9-18)$$

模型Ⅳ:
$$\frac{\mathrm{d}R}{\mathrm{d}t} = k_{in} - k_{out} \cdot \left[1 + \frac{E_{max} \cdot C^{\gamma}}{EC_{50}^{\gamma} + C^{\gamma}} \right] \cdot R \qquad (式9-19)$$

上述 4 个模型的效应-时间图见图 9 - 3。

间接效应模型通常需要采用 ADVAN 模块,以微分方程定义和描述。以模型Ⅲ(式 9 - 12)为例,以 ADVAN6 的微分方程描述,数据文件同表 9 - 1,NONMEM 的代码如下:

```
$INPUT ID TIME DV AMT CMT MDV EVID DVID WT
$DATA example9-6.csv  IGNORE=#
$SUBROUTINES ADVAN6 TOL=6
$MODEL
  COMP    =(DEPOT,DEFDOSE)                                      ;吸收室
  COMP    =(CENTRAL,DEFOBS)                                     ;中央室
  COMP    =(TURNOVER)                                           ;效应室
$PK
;药动学参数
  KA      = THETA(1)                                            ;吸收速率常数
  CL      = THETA(2) * EXP(ETA(1)) * (WT/60)**(THETA(9))        ;清除率
  V2      = THETA(3) * EXP(ETA(2)) * (WT/60)                    ;中央室分布容积
  K20     = CL/V2                                               ;中央室的清除速率
  S2      = V2
;药效学参数
  EMAX    = THETA(4) * EXP(ETA(3))                              ;最大效应
  EC50    = THETA(5) * EXP(ETA(4))                              ;半数效应浓度
  EBSL    = THETA(6)                                            ;药效基线
  HILL    = THETA(7)                                            ;Hill 系数
;间接效应室参数
  A_0(3)  = E0                                                  ;药效学基线值
  KOUT    = THETA(8) * EXP(ETA(5))                              ;效应室药物消除速率
  KIN     = KOUT  * E0                                          ;效应室药物产生速率
$DES
  CP      = A(2)/V2                                             ;中央室浓度
  EFF     = 1 + EMAX*CP**HILL/(EC50**HILL+CP**HILL)             ;药物效应
  DADT(1) = - KA*A(1)                                           ;吸收室
  DADT(2) = KA*A(1) - K20*A(2)                                  ;中央室
  DADT(3) = KIN * EFF - KOUT * A(3)                             ;效应室
$ERROR
  IPRED   = F                                                   ;预测值
  FLAG    = 1                                                   ;指示变量
  IF(CMT.EQ.3)  FLAG = 0
  Y       = FLAG*(F*(1+EPS(1))+EPS(2)) + (1-FLAG)*(F*(1+EPS(3)))
                                                                ;观测值
```

上述示例中调用 ADVAN6 模块对微分方程求解。 $MODEL 定义了模型的 3 个房室,包括药动学的吸收室、中央室和药效学的效应室。k_{in} 表示药效学响应的零级稳态基线输入速率,k_{out} 表示响应符合一级消除。E_{max} 是药物的最大激动效应,EC_{50} 是引起最大效应一

半时的药物浓度。由于药效学效应量 $A(3)$ 与观测值单位相同,因此不需要换算系数 S_n。

在 $DES 模块中,药动学房室中的浓度被定义为第 2 个房室中的药量除以分布容积,该房室药物的瞬时变化率由 DADT(2) 表征,定义药物从该房室以一级动力学过程消除,且药物暴露刺激效应的生成。

第三节　药动学-药效学模型的其他考虑

药效学的过程可受到多种因素的影响。药物效应可能因基线值(如血压、心率、疼痛评分、血糖水平等)的差异而不同,也可因疾病进展、生物反馈系统或产生药物耐受等原因而发生变化。构建药效学模型时还须考虑安慰剂效应,特别是在平行组中服用安慰剂和治疗药物时,一般需要假设药物治疗效应和安慰剂效应是相加的。此外,长期研究中,还须考虑疾病进展。例如,考察阿尔茨海默病患者认知衰退的长期临床试验中,研究设计及建模时予以充分考虑疾病进展情况。

一、药动学参数的输出

药动学-药效学模型是用数学模型化的手段,明确药物的量效关系。药动学参数可为任意时相的药物浓度、峰浓度、谷浓度,也可是其他药动学参数,如药时曲线下面积(AUC)、累积药时曲线下面积、达峰时间(T_{max})等。上述参数都可用来构建药动学-药效学模型。$PRED 模块或 ADVAN 模块均可用来描述药动学-药效学之间的关系。

AUC 和 C_{max} 是反映药物暴露的重要参数,也是评估两种制剂是否生物等效的重要指标。药效学建模时,应选择合适的药动学指标。例如,考察的药效学指标是 QTc 延长时间,则可选择 C_{max} 作为药动学指标;又如药效学指标为药物治疗后肝功能实验室指标谷丙转氨酶,则选择 AUC 可能更为合适。

NONMEM 在估算群体和个体药动学参数的同时,如在数据文件中包含时间 t,可以输出模型预测的 AUC_{0-t}。如果数据文件中未包括时间 t,则需在数据文件中加入时间 t。若需计算 AUC_{0-inf},则在数据文件中的时间 t 应足够长方可估算。以一级吸收和消除的一房室模型为例,数据文件示例见表 9-5,其中加入了虚拟时间 24 h 和 200 h,NONMEM 可以计算 AUC_{0-24} 和 AUC_{0-200}(近似于 AUC_{0-inf})。

表 9-5　估算 AUC 和 C_{max} 的数据文件

#ID	TIME	AMT	CMT	DV	MDV	备注
1	0	100	1	.	1	
1	0.5	.	2	0	0	可计算 $AUC_{0-0.5}$

续　表

#ID	TIME	AMT	CMT	DV	MDV	备　注
1	1	.	2	1.9	0	可计算 AUC_{0-1}
1	2	.	2	3.3	0	…
1	3	.	2	6.6	0	…
1	6	.	2	9.1	0	…
1	9	.	2	10.8	0	…
1	12	.	2	8.6	0	…
1	24	.	2	.	1	可计算 AUC_{0-24}
1	36	.	2	4	0	可计算 AUC_{0-36}
1	48	.	2	2.7	0	可计算 AUC_{0-48}
1	200	.	2	.	1	可计算 AUC_{0-200}

NONMEM 代码如下:

```
$INPUT ID TIME AMT CMT DV MDV
$DATA example9-7.csv  IGNORE=#
$ABBREVIATED COMRES=2                          ;定义 Cmax 和 Tmax 输出房室
$SUBROUTINE ADVAN6 TOL=5
$MODEL
  COMP   = (1) ;(ABSORB, DEFDOSE)              ;吸收室
  COMP   = (2) ;(CENTRAL)                      ;中央室
  COMP   = (3) ;(AUC)                          ;辅助室,用于计算 AUC
$PK
  CL     = THETA(1) * EXP(ETA(1))              ;清除率
  V2     = THETA(2) * EXP(ETA(2))              ;分布容积
  KA     = THETA(3) * EXP(ETA(3))              ;吸收速率常数
  F1     = THETA(4) * EXP(ETA(4))              ;生物利用度
  S2     = V2/1000
  IF(NEWIND .LE. 1) THEN                       ;分配每例的 Cmax 和 Tmax
    COM(1) = -1                                ;Cmax
    COM(2) = -1                                ;Tmax
  ENDIF
$DES
  DADT (1) = -A(1) * KA                        ;吸收室
```

```
    DADT (2) = A(1)*KA -A(2)*K20                    ;中央室
    DADT (3) = A(2)                                 ;用于计算 AUC 的辅助室
    AUC      = A(3)/S2                              ;输出 AUC
    CT       = A(2)/S2                              ;中央室药物浓度
    IF(CT .GT. COM(1)) THEN                         ;输出 C_max 和 T_max
      COM(1)= CT                                    ;更新 C_max
      COM(2)= T                                     ;更新 T_max
    ENDIF
$ERROR
    CMAX     = COM(1)                               ;C_max 的值
    TMAX     = COM(2)                               ;T_max 的值
$TABLE ID TIME DV AMT CMAX TMAX AUC …
```

上述代码中需要使用自定义模型的 `ADVAN6` 或 `ADVAN8` 、 `ADVAN9` 、 `ADVAN13` 模块。在 `$MODEL` 中定义 AUC 房室, `$PK` 模块中设定 C_{max} 和 T_{max} 参数,并设定初始值,在 `$DES` 中描述 AUC 室的微分方程并获取 C_{max} 和 T_{max} 值,在 `$TABLE` 中输出结果。

二、模块的选择

实现药效学建模的具体方法取决于建模的目标和数据特征。一般而言, `$PRED` 可直接构建简单的药效学模型,如线性回归模型等。PREDPP 的 `ADVAN` 模块既可用来构建简单的药动学-药效学模型,也可用来构建较为复杂的药动学-药效学模型。根据模型的复杂程度,可选用 NONMEM 内置的 `ADVAN` 模块(即 `ADVAN1` ~ `ADVAN4` 和 `ADVAN10` ~ `ADVAN12`),或使用自定义模块(`ADVAN5` ~ `ADVAN9` 或 `ADVAN13`)。

PREDPP 进行药动学-药效学建模时,兼具功能强大和灵活的特点,可设置房室数、重复给药、多途径给药、模型结构、微分方程求解器等,应用最为广泛。然而,由于 PREDPP 的灵活性,使数据文件的构建和控制代码的编写变得更加复杂,常须自定义数据集以适应模型结构的变化。

药动学和药效学同时进行建模时,常需要特定格式的数据集。与药动学数据类似,使用 `PREDPP` 模块进行分析时,须指定所有事件的时间顺序。无论是给药、药动学或药效学指标的观测事件,还是其他类型的事件,每个记录都只能对应一种类型的事件。所有药动学和药效学观测值都需在数据文件的 DV 列中,通过 CMT 或其他标识变量(如 DVID)区分药动学或药效学观测值。

药动学-药效学建模中 `ADVAN` 模块的选择取决于模型的结构。一般而言,如果药动学模型结构较为简单,可用 NONMEM 内设的 ADVANs 描述(`ADVAN1` ~ `ADVAN4` 和 `ADVAN10` ~ `ADVAN12`)。在药效学模型结构较简单时,应尽可能选择使用 NONMEM 内置的 ADVANs 模块。但是,如果模型结构复杂,则需用自定义模型结构,并用 `ADVAN5` ~ `ADVAN9` 及 `ADVAN13` 模块求解微分方程。

三、药动学-药效学模型的拟合步骤

药动学-药效学建模过程可同时拟合药动学和药效学参数,或序贯拟合(sequential fitting),即首先拟合药动学参数,再拟合药效学参数。具体选择哪一种方法,应综合考虑参数估计的精度与项目执行的时间要求等。

药动学和药效学模型的参数同时估算时,通常比较耗时。当同时估算大量参数时,还可能影响模型的稳定性。考虑药动学和药效学参数之间存在的相互作用,同时进行药动学-药效学模型拟合被视为药动学-药效学建模的金标准方法。

一般,序贯拟合分成两步。首先,基于药动学数据构建药动学模型,确定最终模型后估算群体药动学参数。随后,应用贝叶斯法求算个体药动学参数值或暴露值,并用作药效学模型的输入值构建药效学模型。这种建模方法更易成功,且运行时间更短。药动学链接药效学时,有以下3种常用方式。

(1)将药动学参数固定为个体估算值,仅使用药效学数据估算药效学参数,即数据文件包括个体药动学参数值及药效学观测数据。

(2)将药动学参数固定为群体典型值,仅使用药效学数据估算药效学参数,即数据文件仅包括药效学观测数据。

(3)将药动学参数固定为群体典型值,同时使用药动学和药效学数据,估算药效学参数,即数据文件包括药动学观测数据和药效学观测数据。

Zhang 等比较了上述 3 种方法,结果显示:序贯拟合运行更快,更为通用。此外,第 3 种方法的药效学参数估算精度与同时拟合的结果最接近。由于序贯拟合时,未考虑药动学和药效学参数之间的相关性。因此,常在序贯建模之后,用同时拟合的方法再次估算参数。

蒋新国. 现代药物动力学. 北京:人民卫生出版社,2011:137-148.

AUTHUR J, A J, DARRELL R A, CHARLES E D, et al. Principles of clinical pharmacology. Burlington:Academic Press, 2006:289-310.

GABRIELSSON J, WEINER D. Chapter 3 Pharmacodynamic concepts. Pharmacokinetic and pharmacodynamic data analysis: concepts and applications. 5th ed. Stockholm, Sweden:Swedish Pharmaceutical Press, 2016:199-321.

OWEN J S, FIEDLER-KELLY J. Introduction to population pharmacokinetic/pharmacodynamic analysis with nonlinear mixed effects models. Hoboken:John Wiley & Son, Inc, 2014:250-264.

ZHANG L, BEAL S L, SHEINER L B. Simultaneous *vs.* sequential analysis for population PK/PD data I:Best-case performance. J Pharmacokinet Pharmacodyn, 2003, 30(6):387-404.

第十章
模　拟

第一节　简　介

一、原理

模拟是群体药动学-药效学模型的重要应用之一,可在不直接进行数学方程求解的情况下,预测药物的暴露和效应。如果模型能准确表征药物、机体和疾病三者之间的关系,那么研究者就能开展不同条件下的假设分析和推断,判断某一治疗方案是否有效,合理地制定用药方案和研发策略。此外,模拟还可用于模型评价(见第七章)等应用领域。随着计算机技术和定量药理学模型理论和方法的迅猛发展,模拟技术逐渐成为"模型引导的药物研发"和"模型引导的精准用药"的重要手段。

第十章代码和数据文件

二、模拟计划

与建模或其他数据分析工作一样,开展模拟工作之前也需要制定详细的分析计划,确保研究者对模拟工作的各个方面都有充分的认识。模拟的过程中应注意以下内容。

(1) 模拟的患者特征与真实患者的典型特征相匹配。

(2) 模拟的场景在临床实践中可行。

(3) 研究设计、样本量和研究终点须合理。

(4) 药动学或药效学指标(如 T_{max}、C_{max}、AUC)须合理。

(5) 基于模拟目的,采用的模型可为包含变异的群体模型,也可为仅呈现群体平均水平,而不考虑变异的群体模型。

第二节　模　拟

临床试验模拟主要包括 4 个部分:协变量分布模型(covariate distribution model)、输入-输出模型(input-output model)、试验执行模型(trial execution model)及重复模拟多次试验后对结果的分析和解读。如图 10-1 所示,开展临床研究时,首先由协变量模型模拟产生一定数量、符合研究目标的受试者;然后用输入-输出模型,模拟给予药物后(输入)患者的药动学-药效学行为及疾病进展(输出)。此外,还可应用执行模型,模拟研究执行过程中受试者脱落或依从性不佳对药动学-药效学和临床结局的影响,也可模拟研究人员违背试验方案对药动学-药效学和试验结果的影响。最后按照试验设计进行多次模拟,比较和分析试验结果。以下将详述临床研究模拟的 4 个部分。

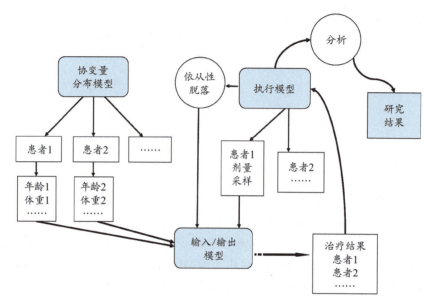

图 10-1 临床研究模拟的流程图

一、协变量分布模型

协变量分布模型定义了虚拟人群的特征。研究者可根据试验的入选和排除条件,采用协变量分布模型构建符合相应特征的虚拟人群。为了使模拟结果更具有实际意义,研究者应充分考虑患者的所有特征,如年龄、体重、病理、遗传、合并用药等。研究者可根据目标人群的协变量分布特征,从相关人群的公共数据库[如美国国家癌症数据库(national cancer database, NCDB, https://www.facs.org/quality-programs/cancer/ncdb 等)]中随机抽样,也可对建模人群进行重抽样构建虚拟人群。

(一) 抽样

研究者可以使用 SAS、R 等具有随机抽样功能的数理统计软件,直接从建模人群的协变量分布特征(包括平均值、标准偏差、范围等)中抽样,生成虚拟人群。此时,研究者还须考虑协变量之间的相关性,避免产生身高为 190 cm,但体重为 20 kg 的异常情况。大多数统计软件都能计算变量之间的协方差,利用全方差-协方差矩阵可对患者特征进行模拟,使模拟人群更接近真实情况。

对于通过公式计算而来的协变量进行模拟时,首先须模拟相关的初始变量,然后再进行协变量模拟。如模拟肌酐清除率时,应先模拟计算肌酐清除率(CL_{cr})所需的变量,如年龄、性别、体重、血清肌酐(S_{cr}),分析这些变量与其他协变量之间的方差-协方差关系,再根据 Cockcroft-Gault 公式(式 10-1)进行计算。

$$CL_{cr} = \frac{[140 - AGE(岁)] \cdot WT(kg)}{72 \cdot S_{cr}(mg/dL)} \cdot 0.85(女性) \qquad (式 10-1)$$

当从公共数据库中抽样时,同样应该考虑数据库中数据的来源和变量之间的相关性。例如,如果数据库完全由健康人组成,则须考虑健康人的特征是否与研究对象的特征相似;又如,数据库均是某一疾病的患者,则应考虑数据库中患者的疾病严重程度是否与目标患者的严重程度一致等。此外,模拟虚拟患者时,还应综合考虑疾病史、合并用药等其他情况。

(二)重抽样

在本书的第七章"模型评价"中,描述了重抽样技术在计算参数的置信区间中的应用。在此,举例说明应用该技术对协变量进行"有放回重抽样"的过程。假设原始数据集由 6 位患者组成,其中年龄分别为:31 岁、36 岁、21 岁、24 岁、33 岁和 35 岁。研究者通过重抽样技术,从该人群中抽取 6 位患者,可能会得到以下的数值:31 岁、36 岁、21 岁、36 岁、33 岁和 24 岁。其中,36 岁的患者被抽中 2 次,而 35 岁的患者一次未被选中。此种抽样方法是一种有放回的抽样,研究者从原始样本中抽样得到一个新的样本集,并与原始样本集具有相似但不完全相同的特征。

当需要模拟多个协变量时,可采用抽取由多个协变量组成的向量的重抽样方式。即从个体的层面进行重抽样,将每一个体的多个协变量绑定在一起。这些协变量将同时被抽取或不被抽取。例如,如果虚拟患者的协变量特征包括了体重、性别和年龄,则在抽样时将受试者的 3 个因素视为一个组合进行抽样,使得各因素之间的关系(协方差)得到了保留,避免了 3 个因素间关系异常的组合。但是,重抽样数据的变异可能偏小,无法产生协变量值的新组合。

二、输入-输出模型

输入-输出模型指药动学-药效学模型和疾病进展模型。前者描述药物剂量、体内浓度和药效学反应三者之间的关系;后者描述疾病状态随时间的动态变化。输入-输出模型可直接采用文献报道,或者研究者自建模型进行模拟。以下是一个进行药动学模拟的控制文件示例:

```
$PROBLEM simulation example
$DATA example10-1.csv IGNORE=#
$INPUT ID DATE=DROP TIME AMT RATE ADDL II DV CMT EVID MDV CLCR
$SUBROUTINES ADVAN1 TRANS2
$PK
  TVCL  = THETA(1) * (CLCR/90) ** THETA(2)          ;清除率:受肌酐清除率的影响
```

```
CL    = TVCL * EXP(ETA(1))                                    ;清除率：指数型个体间变异
V     = THETA(3)                                              ;分布容积
S1    = V/1000                                                ;
$ERROR
EP1   = EPS(1)                                                ;随机误差项
IPRED = F                                                     ;个体预测值
IRES  = DV - IPRED                                            ;个体残差
DEL   = 0                                                     ;指示变量
IF (DV .EQ. 0) DEL=1
IWRES = (1-DEL) * IRES / (DV + DEL)                           ;加权个体残差
Y     = F * EXP(EPS(1))                                       ;观测值
;--------------------------最终模型的参数估算值--------------------------
$THETA
7.56                                                          ;清除率
0.86                                                          ;肌酐清除率对药物清除率的影响
101                                                           ;分布容积
$OMEGA
0.0961                                                        ;清除率的个体间变异
$SIGMA
0.04                                                          ;指数型残差
$SIMULATION (123456) ONLYSIM SUBPROBLEM=500                   ;模拟 500 套数据集
$TABLE ID TIME CL V ETA1 EP1 FILE=sim-example.tbl NOPRINT
```

本例中，模拟控制文件的 $PK 和 $ERROR 模块与建模控制文件中的内容相同。
$THETA 、$OMEGA 和 $SIGMA 模块中的参数定义须采用最终模型的参数估算值。
$THETA 模块中，若在建模过程中有 FIXED 选项，在模拟的控制文件中可不必添加。

在模拟的控制文件中，需要使用 $SIMULATION 模块代替建模中的 $ESTIMATION
和 $COVARIANCE 模块，例如：

```
$SIMULATION (123456) ONLYSIM SUBPROBLEM=500
```

$SIMULATION 模块需定义种子数(seed)及 ONLYSIM 选项。种子数是伪随机数，
用括号作标识，如命令行中的(123456)。设置种子数可使模拟结果重现。ONLYSIM 选
项指定只进行模拟，不进行参数估算。

SUBPROBLEM 为可选项，即模拟的次数。缺省情况下，SUBPROBLEM=1。若需要
模拟更大样本量的数据集，则需要设定 SUBPROBLEM 项。如本例中，SUBPROBLEM=
500 指定模拟 500 套与原数据集特征一致的数据集。设置 SUBPROBLEM 选项并进行数
据模拟后，可以汇总数据集的统计量，如中位数、95%置信区间等，从而进一步计算这些统
计量的变异程度。

$TABLE 模块可定义模拟后输出的数据文件内容。输出文件中将包含 $TABLE 模

块中列出的所有变量或参数的模拟值。例如,上述案例中输出了 ID、TIME、CL、V、ETA1 和 EP1 等。若 `$TABLE` 中没有添加 `NOAPPEND` 选项,DV、PRED、RES 和 WRES 4 项数据将自动添加到数据列表文件中。

此外,由于个体的残差变异值 `EPS(1)` 无法通过 `$TABLE` 直接输出,故在 `$ERROR` 模块中增加了新变量 EP1,并对其赋值 `EP1=EPS(1)`,然后才能从 `$TABLE` 模块中定义输出。

研究者还可根据研究目的和分析计划,通过改变模型参数、协变量、给药剂量、给药间隔等,模拟和分析不同场景下药动学和药效学行为,具体实例如下。

1. 改变模型参数

重新设置 `$THETA`、`$OMEGA` 或 `$SIGMA` 值,改变药物的群体 PK/PD 特征;如图 10-2 所示,不同吸收速率常数($0.3 \sim 0.7 \ h^{-1}$)情况下的药时曲线,C_{max} 随着 k_a 的增加而增加,而 t_{max} 随着 k_a 的增加反而减小。

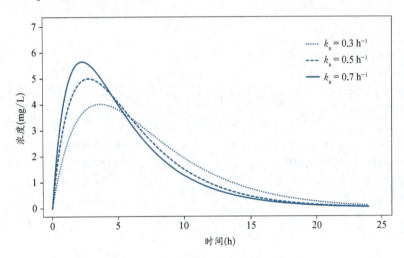

图 10-2　不同吸收速率常数的药时曲线

该示例为一级吸收和一级消除的一房室模型,给药剂量 10 mg,单次给药。模拟参数为 $F=1, V=20 \ L, CL=5 \ L/h, k_a$ 分别为 $0.3 \ h^{-1}$、$0.5 \ h^{-1}$ 和 $0.7 \ h^{-1}$,参数个体间变异和残差变异均为 0

数据文件范例见表 10-1,其中表 10-1 中必须给出 ID、时间(TIME)和给药剂量(AMT),DV 列中待模拟的浓度以“.”填充,模拟输出文件中将产生模拟浓度。该示例的控制文件如下:

表 10-1　数据文件范例

ID	TIME	DV	MDV	AMT
1	0	0	1	10
1	1	.	0	0

ID	TIME	DV	MDV	AMT
1	2	.	0	0
1	3	.	0	0
1	4	.	0	0
1	6	.	0	0
1	8	.	0	0
1	12	.	0	0
1	18	.	0	0
1	24	.	0	0

```
$PROBLEM CHANGE PPK PARAMETERS
$DATA example10-2.csv IGNORE=#
$INPUT ID TIME DV MDV AMT
$SUBROUTINES ADVAN2 TRANS2
$PK
  KA  = THETA(1)*EXP(ETA(1))                              ;吸收速率常数
  CL  = THETA(2)*EXP(ETA(2))                              ;表观清除率
  V   = THETA(3)*EXP(ETA(3))                              ;表观分布容积
  S1  = V/1000
$ERROR
  EP1 = EPS(1)
  Y   = F*EXP(EPS(1))                                     ;指数型残差
;----------------------------最终模型的参数估算值------------------------------
$THETA
  0.5                                                     ;吸收速率常数
  5                                                       ;表观清除率
  20                                                      ;表观分布容积
$OMEGA
  0 FIXED                                                 ;吸收速率常数的个体间变异
  0 FIXED                                                 ;吸收速率常数的个体间变异
  0 FIXED                                                 ;表观分布容积的个体间变异
$SIGMA
  0 FIXED                                                 ;残差变异为0
$SIMULATION (123456) ONLYSIM SUBPROBLEM=1                 ;模拟1套数据集
$TABLE ID TIME CL V ETA1 EP1 FILE=sim-example.tbl NOPRINT
```

2. 改变协变量

通过改变协变量值,可改变研究对象的特征,并考察上述协变量特征对药动学和药效学的影响。如图 10-3 所示,已知群体药动学特征,模拟不同体重的患者在不同给药方案下的稳态谷浓度水平。数据格式见表 10-2。该数据文件中增加了 ADDL 和 II 列描述多剂量给药,此外还增加了协变量体重(*WT*)列,输入不同的体重值,以模拟不同体重人群的血药浓度。

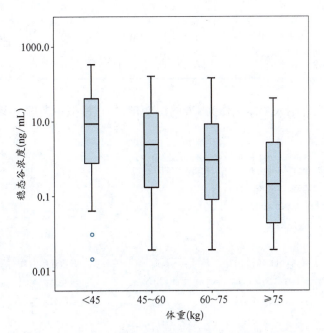

图 10-3　模拟不同体重人群服药达稳态后的谷浓度分布

该示例为一级吸收和一级消除的一房室模型,给药剂量 1 000 mg,每日 1 次,连续给药 1 个月。模拟参数为 $F = 1$, $V = 20$ L, $CL = 5$ L/h, k_a 为 0.5 h^{-1},参数的指数型个体间变异和比例型残差变异的 *CV*% 均为 20%

表 10-2　数据文件范例

ID	TIME	DV	MDV	AMT	ADDL	II	WT
1	0	0	1	1 000	30	24	43.2
1	479.9	.	0	0	0	0	43.2
2	0	0	1	1 000	30	24	43.6
2	479.9	.	0	0	0	0	43.6
3	0	0	1	1 000	30	24	57.0
3	479.9	.	0	0	0	0	57.0

续 表

ID	TIME	DV	MDV	AMT	ADDL	II	WT
4	0	0	1	1 000	30	24	61.7
4	479.9	.	0	0	0	0	61.7
5	0	0	1	1 000	30	24	62.7
5	479.9	.	0	0	0	0	62.7

本例的控制文件纳入了体重作为 *CL* 的协变量，并在模拟中考虑了参数的个体间变异和残差变异。

```
$PROBLEM SIMULATION TOUGH CONC （CHANGE WEIGHT）
$DATA example10-3.CSV IGNORE＝#
$INPUT ID TIME DV MDV AMT ADDL II WT
$SUBROUTINE ADVAN2 TRANS2
$PK
   KA   = THETA(1) * EXP(ETA(1))              ;吸收速率常数
   CL   = THETA(2) *(WT/70)**0.75 *EXP(ETA(2)) ;表观清除率
   V    = THETA(3) * EXP(ETA(3))              ;表观分布容积
   S2   = V/1000
$ERROR
   IPRE = F                                   ;个体预测值
   Y    = F+ERR(1)                            ;观测值
$THETA
   0.5                                        ;吸收速率常数
   5                                          ;表观清除率
   20                                         ;表观分布容积
$OMEGA
   0.2                                        ;吸收速率常数的个体间变异
   0.2                                        ;表观清除率的个体间变异
   0.2                                        ;表观分布容积的个体间变异
$SIGMA
   0.2                                        ;残差变异
$SIMULATION (123456) ONLYSIM SUBPROBLEM＝1    ;模拟1套数据集
```

3. 改变给药剂量、给药频率或采样时间

通过改变给药剂量、给药频率或采样时间的设定，可考察不同给药方案下的药动学变化。如图 10 - 4 显示了相同日剂量的情况下，一日 3 次（q8h.）和一日 2 次（q12h.）多次给药达稳态的药时曲线。此外，每日 3 次的给药方案达稳态后的血药浓度波动更小。

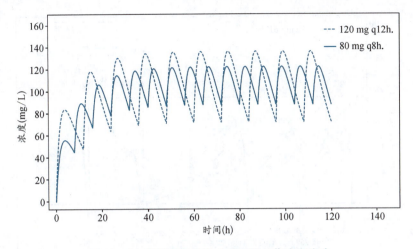

图 10‑4 模拟不同给药方案下的血药浓度波动

该示例为一级吸收和一级消除的一房室模型。模拟参数为 $F=1$，$V=100$ L，$CL=20$ L/h，k_a 为 0.5 h^{-1}。给药方案一：给药剂量 120 mg，一日 2 次（q12h.）；给药方案二：给药剂量 80 mg，一日 3 次（q8h.）。两种方案均多次给药达稳态

三、试验执行模型

临床试验模拟的第三个主要部分是试验执行模型。临床试验过程既包括了试验设计，如患者随机化过程、给药方案、治疗时间、安慰剂的使用、药动学和药效学评价指标、采样策略等；还应考虑诸如患者的不依从、患者的脱落或退出、研究者执行中偏离试验方案等场景。在制定模拟方案时，应尽可能综合考虑这些因素。

例如，在长期的抗癫痫药物治疗中，晚漏服药是常见的用药不依从现象。晚漏服药对于体内的药动学行为可发生重要影响。以常用抗癫痫药物丙戊酸为例，基于该药的群体药动学特征，应用模拟方法，考察多种晚服或漏服药场景对于丙戊酸药动学的影响。

图 10‑5 模拟了 1 000 例服用丙戊酸的 6 岁、20 kg 癫痫患儿漏服药 1 次和晚服药 4 h 的血药浓度波动情况。浅蓝色区域表示模拟的总人群血药浓度波动范围，深蓝色区域表示模拟的 90% 人群（即 5%~95%）血药浓度波动范围，中间的黑色实线表示血药浓度中位值，黑色虚线之间的范围表示患者的个体治疗范围（25.5~185.4 mg/L）。规律服用丙戊酸 250 mg q12h. 达稳态后，血药浓度的中位数在 60.5~135.8 mg/L 范围波动。当漏服药 1 次后，在下次给药时血药浓度中位值可下降至 23.2 mg/L。应用模拟方法，还可进一步设计晚漏服药后的补救给药方案。具体内容详见第十一章第三节。

四、数据分析与解读

最后，研究者可利用不同假设条件下的模拟结果，进行综合分析，辅助制定相关的决策。多学科专业背景的团队成员对模拟结果的解读，可极大地促进决策的制订和完善。研究结果应尽可能以图、表的形式呈现和总结，便于不同专业背景的专业人员理解，也可为决策的制定提供更多、更形象的量化依据。

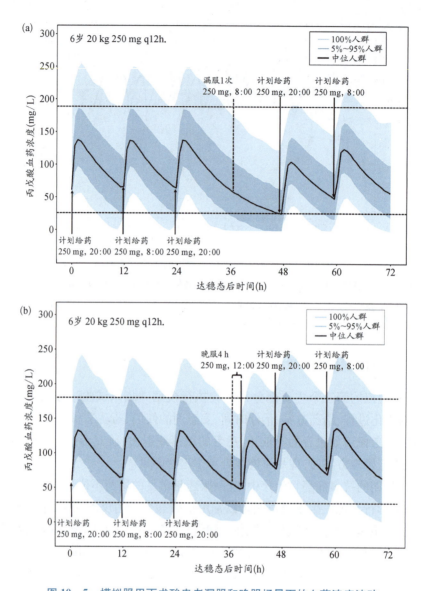

图 10-5 模拟服用丙戊酸患者漏服和晚服场景下的血药浓度波动

该示例为服用丙戊酸的患者漏服药 1 次（a）和晚服药 4 h（b）的模拟场景。模拟 1 000 名体重 20 kg 的 6 岁儿童，给药方案为 250 mg q12h.多次用药达稳态。模拟参数 k_a = 1.9 h^{-1}，V = 4.8 L，CL = 0.263 L/h，个体间变异 $CV\%$ 为 21.5%，加和型残差变异为 15.6 mg/L

数据分析的方法取决于模拟的目的，如果仅须观察总体趋势，则可绘制平均药时曲线。例如，前述的不同吸收速率常数对药时曲线的影响，可采用平均药时曲线形式（图 10-2）呈现。又如，药物 A 经肾脏清除，其清除率受肾功能的影响，临床实践中常根据血清肌酐值调整剂量。图 10-6 所示的是不同给药剂量（500 mg、750 mg 和 1 000 mg）下，每日 2 次静脉滴注药物 A 的药时曲线。该图显示，750 mg q12h.的给药方案可使药物 A 的浓度保持在 10~20 μg/mL 的治疗窗内。如还须观察变异，则可以呈现药时曲线的分布（中位数和 95%CI），如图 10-5 所示丙戊酸依从性不佳时的场景模拟。

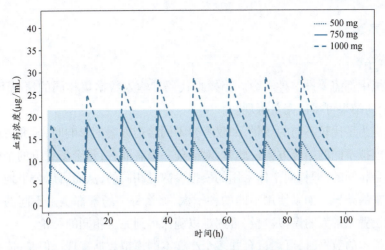

图 10 - 6 药物 A 在不同给药剂量下的药时曲线

该示例为一级消除的一房室模型。体重 70 kg 患者给予 500 mg、750 mg 和 1 000 mg 药物 A 静脉滴注，q12h.，静脉滴注时间为 1 h，CL_{cr} = 70 mL/min。模拟参数：CL(L/h) = 0.06 × CL_{cr}，V(L) = 5，阴影部分为目标血药浓度范围（10～20 mg/L）

此外，也可选取具有临床意义的参数进行统计分析和比较，如特定时相的药物浓度、峰浓度、药时曲线下面积、结局事件发生概率等。例如，评估患者达到目标 AUC 所需的剂量，可采用箱线图表示。如图 10 - 7，药物 B 在不同给药剂量下 AUC_{0-24} 的分布，显示给药剂量应高于 1 500 mg，以达到目标 AUC_{0-24} = 400 mg·h/L。

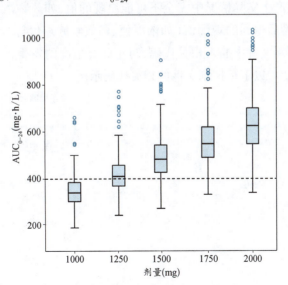

图 10 - 7 不同给药剂量下稳态 AUC_{0-24}

该示例为一级吸收和一级消除的一房室模型。某体重 50 kg 患者给予 1 000～2 000 mg 某药，每日 1 次（q24h.），连续给药 3 个月。模拟参数：CL(L/h) = 3.5 × $(WT/50)^{0.75}$，V(L) = 40 × $(WT/50)$，k_a(h^{-1}) = 1.5，CL 和 V 的个体间变异（CV%）均为 20%，k_a 的个体间变异为 40%，残差变异为 15%。虚线为目标 AUC_{0-24h}，400 mg·h/L

五、注意事项

（一）种子数

任何模拟中都需要设定种子数。当模型代码和输入数据集相同的情况下，种子数相同，模拟输出的结果可得以完全再现。

当模拟是为了比较不同的场景，如仅考察不同给药方案的影响时，研究者应采用相同的种子数来模拟不同的给药方案。此时，对于任一患者而言，每个场景下的个体间变异和残差变异都是相同的，即相同个体采用的模拟参数是相同的，从而可以公平地比较不同给药方案所带来的差异。如果使用不同的种子数，那么每个场景都是由不同的虚拟人群组成的。除非设置非常大的模拟数量，否则难以确保得到完全相同的结论。

模拟大样本的数据时，可通过合并多个小样本的模拟数据实现。但是，应确保每个小样本模拟过程中采用了不同的种子数。否则，每次小样本的模拟结果都是相同的模拟数据。应用 $SIMULATION 模块中的 SUBPROBLEM 选项，可实现上述功能。

（二）随机效应和因变量的限制

通常，应用个体间和残差变异的矩阵进行模拟时，根据指定的分布可能产生一些极值。而这些极值在实际中出现的概率极低。所以，须在控制文件中通过代码来防止生成此类值，或者在数据后处理步骤中予以排除，如仅纳入 2.5%～97.5% 百分位数的模拟值。

同样，模拟可能产生实际情况中完全不可能出现的值，如药物浓度值低于定量下限，或采用加法残差模型后得到的观测值（如浓度值、药效学终点值等）小于 0。同上述随机效应的处理，可在控制文件中插入相关代码，防止此类情况的发生，也可在后续分析之前排除这些不合理的值。以下是控制文件的相关代码示例：

```
$ERROR
  ......
  Y = F + EPS(1)                              ;加和型残差
    IF ( ICALL .EQ. 4 ) THEN
      DO WHILE ( Y .LT. 0 ) THEN
      CALL SIMEPS ( EPS )
      Y = F + EPS(1)                          ;加和型残差
      ENDDO
    ENDIF
  ......
$SIMULATION ( 123456 NEW ) ...
```

在本例中，由于残差模型为加法模型，故模拟可能得到观测值小于 0。此时，程序将重新调用函数生成新的残差（ε），并通过残差模型计算观测值，直至观测值大于 0。

同理，为了限制出现极端的药动学参数值，可将 SIMEPS(EPS) 改为 SIMETA(ETA)，

并在 `$PK` 中插入类似的代码加以限制。须注意,以上方法均须在 `$SIMULATION` 模块中第一个随机种子数后添加 `NEW` 选项。

KIMKO H C, DUFFULL S B. Simulation for designing clinical trials: a pharmacokinetic-pharmacodynamic modeling perspective. New York: Informa Healthcare USA, Inc, 2007: 1 – 130.

LI Z R, WANG C Y, LIN W W, et al. Handling delayed or missed dose of antiseizure medications: a model-informed individual remedial dosing. Neurology, 2023, 100(9): e921 – e931.

OWEN J S, FIEDLER-KELLY J. Introduction to population pharmacokinetic/pharmacodynamic analysis with nonlinear mixed effects models. Hoboken: John Wiley & Sonc, Inc, 2014.

应用篇

第十一章
个 体 化 用 药

基于群体药动学-药效学理论的建模和模拟分析技术,能综合考虑患者的生理、病理、遗传、合并用药等特征,在制订和调整个体化的用药方案、提高改善用药依从性、提高合理用药水平等方面发挥了重要作用。

第十一章
代码和数据文件

本章以常用抗感染药物万古霉素和抗凝药物华法林为例,分别叙述了群体药动学和群体药动学-药效学的建模过程,包括探索性数据分析、基础模型的构建、协变量模型筛选和模型评价,并对模型的临床应用作了介绍。最后,以一线抗癫痫药物丙戊酸为例,介绍了基于已报道的群体药动学模型进行模拟计算,制订晚服和漏服药时的补救用药方案。通过详细的案例介绍,以期使读者对群体药动学-药效学分析有较为全面的理解,并对结果进行正确解读和合理应用。

此外,本章附有案例相关的代码和数据文件,并开发了网页版的计算工具(smartdose.cn)和微信小程序计算工具(smartdose),供临床应用和实践。

第一节 万 古 霉 素

一、研究背景

万古霉素是耐甲氧西林金黄色葡萄球菌、肠球菌等革兰阳性菌引起严重感染的一线用药。该药主要经静脉给药,口服几乎不吸收,给药后广泛分布于各组织中。正常成人的血浆清除半衰期一般为 $4\sim7\,h$,蛋白结合率约为 50%。万古霉素静脉给药后 $80\%\sim90\%$ 的药物以原型经尿液排出体外。

万古霉素为时间依赖性的抗菌药物。国内外的治疗指南,如 *Clinical practice guidelines by the Infectious Diseases Society of America（IDSA）for the treatment of methicillin-resistant Staphylococcus aureus infections in adults and children* 和《中国万古霉素治疗药物监测指南（2020 更新版）》等推荐：成人 24 h 药时曲线下面积（$AUC_{24\,h}$）的目标范围在 $400\sim$

650 mg·h/L(最小抑菌浓度≤1 mg/L)。对于普通成人感染患者,推荐维持稳态谷浓度10~15 mg/L;对于严重感染患者,建议维持稳态谷浓度15~20 mg/L,方能达到较好疗效。

万古霉素药动学的个体间差异较大,不合理的给药方案会增加治疗失败的风险或引起不良反应(如红人综合征、耳肾毒性、嗜中性粒细胞减少等)。临床应用时,常须进行血药浓度监测和剂量调整。以下详细阐述开颅术后脑膜炎患者的万古霉素的群体药动学分析过程,并介绍通过建立的群体药动学模型结合最大后验贝叶斯法进行个体化用药的临床案例。

二、试验设计

本试验的研究对象为神经外科开颅术后诊断为脑膜炎的成年患者,排除有严重心肺功能不全或行肾脏替代治疗的患者。术后患者静脉滴注万古霉素进行治疗,多次给药(4~5 剂)后,在下次给药前 30 min 采集血样。收集和记录患者的人口统计学信息、用药史、疾病史和实验室检测结果。采用酶放大免疫测定法测定万古霉素的血药浓度。测定方法的定量范围为 2~50 mg/L,日间变异和日内变异均小于 10%。

三、探索性数据分析

研究共计纳入了 120 名成年脑膜炎患者的 210 个观测值,其中 100 名患者的 180 个观测值作为建模数据集,另 20 名患者的 30 个观测值作为外部验证数据集。研究对象的人口统计学特征及实验室检查等详细资料见表 11-1。

表 11-1 患者的人口统计学特征和实验室检查

	建模数据		外部验证数据	
	均值±标准差	范 围	均值±标准差	范 围
血药浓度数	180	/	30	/
病例数/例	100	/	20	/
性别(男/女)	66/34	/	13/7	/
体重(kg)	59.1 ± 10.0	38.0~85.0	62.5 ± 12.2	42.0~90.0
年龄(岁)	51.6 ± 16.9	18.0~86.0	49.7 ± 18.4	19.0~80.0
血清肌酐(μmol/L)	75.0 ± 62.6	25.5~544.1	81.6 ± 43.7	27.7~191.2
肌酐清除率(mL/min)	104.7 ± 43.9	9.5~216.9	98.8 ± 45.1	24.3~195.2
谷丙转氨酶(U/L)	53.9 ± 69.6	6.0~369.0	58.4 ± 64.1	7.0~313.0
合用美罗培南(是/否)	22/78	/	9/11	/

肌酐清除率采用 Cockcroft-Gault 公式计算。

首先,根据患者的完整给药记录,包括给药剂量、输注速率、给药间隔,以及血药浓度监测记录,编写数据文件。数据文件示例见表 11-2,其中:

(1) RATE 是输注速率,单位为 mg/h。

(2) DV 应与 MDV 成对出现,DV 代表观测值(血药浓度,单位为 mg/L),MDV 指观测值是否存在缺失(1:缺失,0:未缺失)。

(3) TAMT 表示万古霉素日剂量(非单次用药剂量),单位为 mg。

(4) GEND(性别)、AGE(年龄)、WT(体重)、CCR(血清肌酐)、CLCR(肌酐清除率)、ALT(谷丙转氨酶)为协变量。

(5) MRPN 表示是否合用美罗培南(1:合用,0:未合用)。

表 11-2　数据文件示例

#ID	GEND	AGE	WT	AMT	TIME	II	DATE	ADDL	RATE	DV	TAMT	MDV	CCR	CLCR	ALT	MRPN
1	2	53	61	1 000	14:00	0	1	0	1 500	0	2 000	1	45.4	121.57	14	0
1	2	53	61	1 000	23:40	0	1	0	1 500	0	2 000	1	45.4	121.57	14	0
1	2	53	61	1 000	9:40	0	2	0	1 500	0	2 000	1	45.4	121.57	14	0
1	2	53	61	1 000	20:00	0	2	0	1 500	0	2 000	1	45.4	121.57	14	0
1	2	53	61	.	6:00	0	3	0	.	7.68	2 000	0	45.4	121.57	14	0
1	2	53	61	1 000	9:15	0	3	0	1 500	0	2 000	1	45.4	121.57	14	0
1	2	53	61	1 000	20:00	0	3	0	1 500	0	2 000	1	45.4	121.57	14	0
1	2	53	61	.	8:55	0	4	0	.	4.15	2 000	0	35.2	156.80	38	0

然后,绘制连续变量(年龄、体重、肌酐清除率和谷丙转氨酶,图 11-1)和分类变量(性别、是否合用美罗培南,图 11-2)的直方分布图,检视数据的分布情况。由图 11-1 可见体重、年龄和肌酐清除率基本呈正态分布,而谷丙转氨酶不服从正态分布,呈右拖尾状分布。而图 11-2 直观地显示了纳入的研究对象以男性为主,并以万古霉素单药治疗为主。

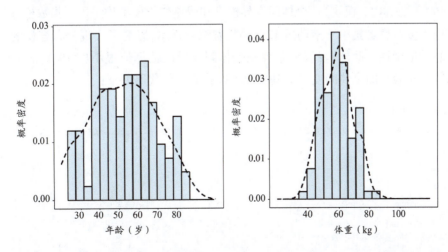

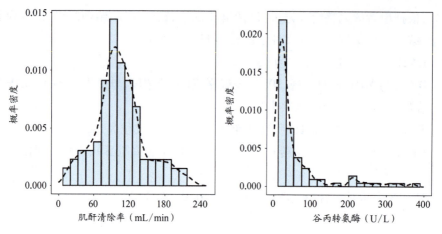

图 11-1　连续变量的直方分布图

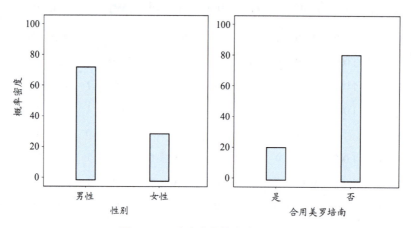

图 11-2　分类变量的直方分布图

四、基础模型

研究中仅收集了患者消除相的谷浓度样本,故结构模型选择了一级消除的一房室模型(ADVAN1 TRANS2 模块)。个体间变异模型和残差变异模型均采用了指数模型。由于本研究中大多数患者集中于给药后 12 h 采集谷浓度样本,影响了表观分布容积的个体间变异估算的准确性。此外,表观分布容积个体间变异的估算值很小(<1%),故后续分析中不估算分布容积的个体间变异。基础模型的控制文件代码如下:

```
$PROBLEM VCMPPK
$INPUT ID GEND AGE WT AMT TIME II DATE ADDL RATE DV TAMT MDV SCR CLCR ALT AST MRPN
$DATA 11-1.CSV
$SUBROUTINE ADVAN1 TRANS2
$PK
  CL    = THETA(1) * EXP(ETA(1))                    ;清除率
  V     = THETA(2)                                  ;分布容积
```

```
    S1      = V
  $ERROR
    IPRED = F                                                      ;个体预测值
    IRES  = DV – IPRED                                             ;个体残差
    DEL   = 0                                                      ;指示变量
    IF (DV .EQ. 0) DEL = 1
    IWRES = (1–DEL) * IRES / (DV + DEL)                            ;加权个体残差
    Y     = F * EXP(EPS(1))                                        ;指数型残差
  $THETA
    (0,5)                                                          ;清除率的初值
    (0,200)                                                        ;分布容积初值
  $OMEGA
    0.16                                                           ;清除率个体间变异的初值
  $SIGMA
    0.09                                                           ;残差变异的初值
  $ESTIMATION PRINT = 20 METHOD = 1 INTE POSTHOC NOABORT MAXEVAL = 9999
  $COVARIANCE
  $TABLE ID TIME MDV EVID DV IPRED CL V ETA1 GEND AGE WT CLCR CWRES IWRES NOPR ONEH FILE = .fit
  $TABLE ID TIME MDV EVID IPRED CWRES IWRES NOPRINT ONEHEADER FILE = sdtab1
  $TABLE ID CL V ETA1 NOPRINT NOAPPEND ONEHEADER FILE = patab1
  $TABLE ID WT AGE CLCR NOPRINT NOAPPEND ONEHEADER FILE = cotab1
```

　　基础模型的拟合优度如图 11–3 所示。（a）群体预测值（PRED）-观测值（DV）的散点图：大部分 PRED 与 DV 差异较大，拟合度不佳；（b）个体预测值（IPRED）-观测值（DV）的散点图：低浓度下 IPRED 与 DV 较吻合；（c）条件权重残差（CWRES）-PRED 的散点图：低浓度数据的 CWRES 偏高，高浓度数据的 CWRES 偏低，呈现趋势性变化；（d）CWRES-初次给药后时间的散点图：在给药后>200 h 残差略有趋势性变化。整体呈现了一室模型拟合的合理性，但模型尚有进一步改善的空间。

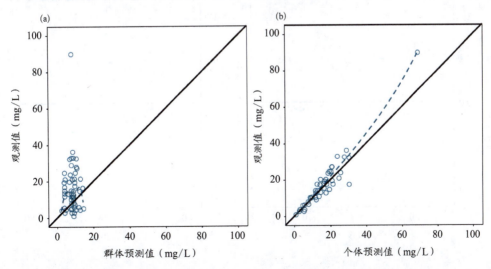

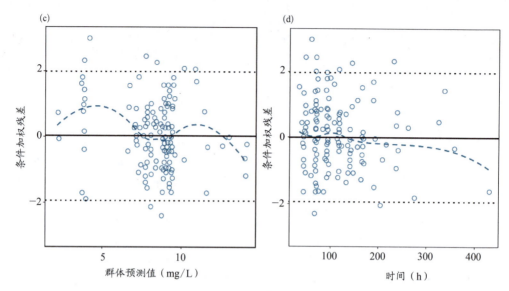

图 11 - 3　基础模型的拟合优度图

(a) 观测值—群体预测值的散点图;(b) 观测值—个体预测值的散点图;(c) 条件加权残差—群体预测值的散点图;(d) 条件加权残差—初次给药后时间的散点图。黑线为参考线、蓝色虚线为 Loess 线

五、协变量模型

绘制基础模型参数的个体间变异与各协变量间的相关性散点图(图 11 - 4),初步考察性别、年龄、体重、肌酐清除率、合并药物等对药动学参数清除率的影响。结果表明肌酐清除率与清除率之间存在明显相关性。进而采用前向纳入-逆向剔除法(逐步法)确定其对清除率是否存在显著影响。

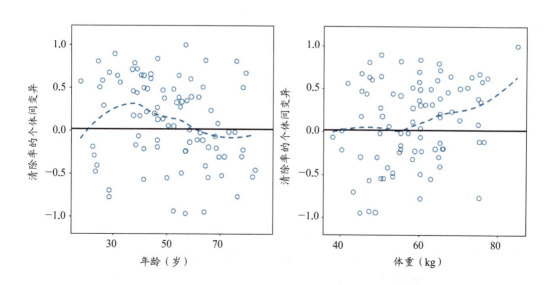

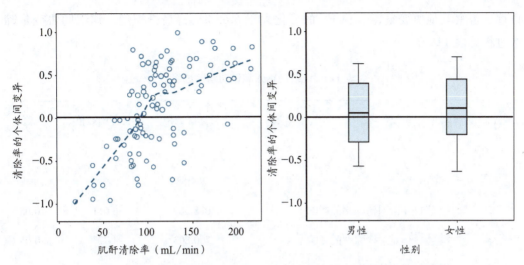

图 11 - 4　基础模型清除率的个体间变异与协变量之间的相关性散点图

蓝色虚线为 Loess 线

　　首先进行前向纳入过程,将拟考察的协变量逐一纳入至基础模型。连续变量分别以线性(式 11 - 1 和式 11 - 2)或非线性(式 11 - 3)的数学关系进行考察,分类变量则采用式 11 - 4 的方式考察。

$$P_i = \mathrm{TV}(P) \cdot (\mathrm{Cov}_i / \overline{\mathrm{Cov}}) \qquad (式\ 11 - 1)$$

$$P_i = \mathrm{TV}(P) + \theta \cdot (\mathrm{Cov}_i - \overline{\mathrm{Cov}}) \qquad (式\ 11 - 2)$$

$$P_i = \mathrm{TV}(P) \cdot (\mathrm{Cov}_i / \overline{\mathrm{Cov}})^{\theta} \qquad (式\ 11 - 3)$$

$$\begin{cases} P_i = \mathrm{TV}(P) & \mathrm{Gender = Male} \\ P_i = \mathrm{TV}(P) \cdot \theta & \mathrm{Gender = Female} \end{cases} \qquad (式\ 11 - 4)$$

式中,$\mathrm{TV}(P)$ 是参数 P 的典型值,P_i 是个体 i 的参数 P 的值,θ 表示协变量对参数 P 的影响;Cov_i 是第 i 个个体的协变量值,$\overline{\mathrm{Cov}}$ 是协变量的典型值,一般为该协变量数据的平均值、中位数或标准值(如体重常常采用 70 kg)。

　　纳入协变量后进行模型拟合和参数估算。如果纳入协变量后,目标函数值相对未加入前下降大于 3.84($df = 1$,$P < 0.05$),则表明该协变量是参数 P 的显著影响因素。将所有协变量逐一纳入基础模型进行模型拟合后,选择使目标函数值(OFV)下降最大的模型作为新的参考模型,再逐一加入其他协变量。同样选取 OFV 下降最多且有统计学显著意义的协变量加入模型,作为新的参考模型。重复该过程直至 OFV 没有显著降低为止。然后,进行逆向剔除过程,将前向纳入法筛选后的模型作为参照模型,将模型中的协变量逐一剔除后计算 OFV。当 OFV 变化小于逆向剔除采用的检验水平 6.63($df = 1$,$P < 0.01$)时,该协变量予以剔除。然后将剔除协变量的模型作为新的参考模型

再逐一考察其他协变量,直至 OFV 的变化大于 6.63 时,得最终模型。详细的协变量筛选过程见表 11-3。

表 11-3　前向纳入和逆向剔除过程

模型编号	说　　明	目标函数值	Δ目标函数值	P值
前向纳入				
1	基础模型	704.58	/	/
2	模型 1+年龄对清除率的影响	698.569	−6.011	<0.05
3	模型 1+体重对清除率的影响	700.803	−3.777	>0.05
4	模型 1+肌酐清除率对清除率的影响	580.602	−123.978	<0.001
5	模型 1+合用美罗培南对清除率的影响	704.118	−0.462	>0.05
6	模型 4+年龄对清除率的影响	579.815	−0.787	>0.05
7	模型 4+体重对清除率的影响	580.354	−0.248	>0.05
逆向剔除				
1	模型 4−肌酐清除率对清除率的影响	704.58	123.978	<0.001

由图 11-5 可见: 纳入肌酐清除率对万古霉素清除率的影响后,万古霉素清除率的个体间变异与肌酐清除率之间的趋势性明显减弱,表明肌酐清除率是万古霉素清除率的影响因素。此外,加入了协变量肌酐清除率以后,万古霉素清除率的个体间变异从 58.4% 降低到 33.8%,残差变异从 21.7% 降低到 19.2%。进一步证明了肌酐清除率是清除率个体间变异和残差变异的来源,可据此进行给药方案调整。

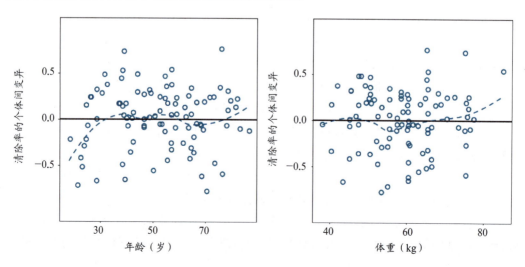

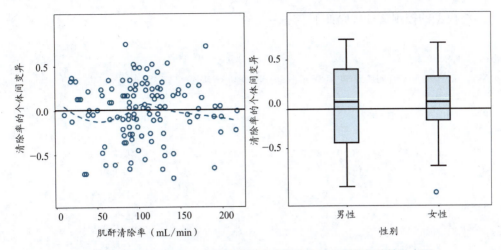

图 11 - 5　最终模型清除率的个体间变异与协变量之间的相关性散点图

六、最终模型

根据前向纳入和逆向剔除法筛选协变量后,表 11 - 3 中的模型 4 是最终模型。清除率和分布容积的公式见式 11 - 5 和式 11 - 6。当肌酐清除率为 80 mL/min 时,清除率的群体典型值为 6 L/h。分布容积的群体典型值为 95.5 L。模型参数的估算结果详见表 11 - 4。

$$CL(\text{L/h}) = 6 \cdot \left(\frac{CL_{\text{cr}}(\text{mL/min})}{80} \right)^{0.929} \qquad (\text{式 11 - 5})$$

$$V(\text{L}) = 95.5 \qquad (\text{式 11 - 6})$$

表 11 - 4　最终模型的参数估计和自助法结果

参　　数	估算值(相对标准误,%)	自　助　法		偏差(%)
		中位数	2.5%~97.5%区间	
药动学参数				
清除率(L/h)	6 (3.9%)	5.96	5.44~6.48	-0.7
肌酐清除率对药物清除率的影响	0.929 (7.9%)	0.931	0.771~1.08	0.2
分布容积(L)	95.9 (10.7%)	96.3	68.5~118	0.4
个体间变异				
清除率(CV%)	33.8% (8.9%)	33.1%	27.0%~39.2%	-2.1
残差变异				
指数型残差变异(CV%)	19.2% (6.8%)	19.0%	16.4%~21.5%	-1.0

最终模型的控制文件代码如下：

```
$PROBLEM VCMPPK
$INPUT ID GEND AGE WT AMT TIME II DATE ADDL RATE DV TAMT MDV CCR CLCR
$DATA 11-2.csv
$SUBROUTINE ADVAN1 TRANS2
$PK
  CL    = THETA(1) * (CLCR/80) ** THETA(3) * EXP(ETA(1))      ;清除率
  V     = THETA(2)                                            ;分布容积
  S1    = V
$ERROR
  IPRED = F                                                   ;个体预测值
  IRES  = DV - IPRED                                          ;个体残差
  DEL   = 0                                                   ;指示变量
  IF (DV .EQ. 0) DEL= 1
  IWRES = (1-DEL) * IRES / (DV + DEL)                         ;加权个体残差
  Y     = F * EXP(EPS(1))                                     ;指数型残差
$THETA
  (0,5.5)                                                     ;清除率初始值
  (0,85)                                                      ; 分布容积初值
  (0,0.5)                                                     ; 肌酐清除率对药物清除率的影响
$OMEGA
  0.09                                                        ;清除率个体间变异的初值
$SIGMA
  0.04                                                        ;残差变异初值
$ESTIMATION PRINT=20 METHOD=1 INTE POSTHOC NOABORT MAXEVAL=9999
$COVARIANCE
$TABLE ID TIME DV IPRED MDV EVID CL V ETA1 GEND AGE WT CLCR CWRES IWRES NOPR ONEH FILE=.fit
$TABLE ID TIME MDV EVID IPRED CWRES IWRES NOPRINT ONEHEADER FILE=sdtab1
$TABLE ID CL V ETA1 NOPRINT NOAPPEND ONEHEADER FILE=patab1
$TABLE ID WT AGE CLCR NOPRINT NOAPPEND ONEHEADER FILE=cotab1
$TABLE ID GEND NOPRINT NOAPPEND ONEHEADER FILE=catab1
```

七、模型评价

(一) 内部评价

对于构建的模型,采用的内部评价方法包括拟合优度诊断图法和自助法。最终模型的拟合优度图如图 11-6 所示。与基础模型的拟合优度图(图 11-3)相比,个体预测浓度(IPRED)与观测值(DV)的散点图、PRED 与 DV 散点图的拟合明显改进,表明最终模型较好地描述了数据的集中趋势。最终模型中的 CWRES 随机分布在零位线附近,且大多数 CWRES 在-2~2 之间。

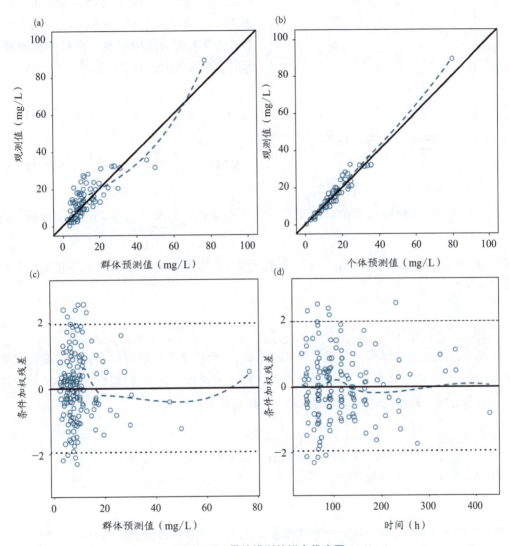

图 11-6　最终模型的拟合优度图

（a）观测值—群体预测值的散点图；（b）观测值—个体预测值的散点图；（c）条件加权残差—群体预测值的散点图；（d）条件加权残差—初次给药后时间的散点图。实线为参考线、蓝色虚线为 Loess 线

　　本案例用 2 000 次自助法对最终模型进行验证，均运行成功，具体结果见表 11-4。最终模型的参数估算值均在自助法参数估算值的 95% 置信区间内，且自助法参数估算值的中位数与最终模型参数估算值的差异均小于 3%。上述结果表明最终模型稳定，并且参数估算值准确。

（二）外部评价

　　用于外部评价的验证组患者的人口统计学特征见表 11-1。分别计算基础模型和最终模型的预测误差（$PE\%$，式 11-7）、平均预测误差（MPE%，式 11-8）和平均绝对预测误差（MAE%，式 11-9），并绘制预测误差的箱型图（图 11-7）。在预测准确性和精密度两

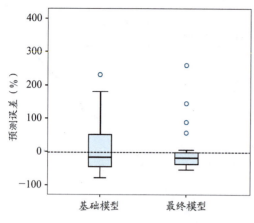

图 11-7　模型外部验证的预测误差

方面,最终模型均优于基础模型(MPE% = -0.24% *vs.* 20.3%,MAE% = 38.4% *vs.* 72.3%)。上述结果表明最终模型具有更好的预测性,可用于个体化用药方案的制订。

$$PE\% = \frac{obs_i - pred_i}{obs_i} \cdot 100\% \quad (式\ 11-7)$$

$$MPE\% = \frac{1}{N}\sum_{i=1}^{N} PE_i\% \quad (式\ 11-8)$$

$$MAE\% = \frac{1}{N}\sum_{i=1}^{N} |PE_i\%| \quad (式\ 11-9)$$

式中,*PE*%是模型预测误差;obs$_i$是第 *i* 个患者的万古霉素实测浓度;pred$_i$是相应的模型群体预测浓度。

八、模型应用

基于已建立的群体药动学模型和特征参数、结合患者人口统计学和血药浓度监测数据,应用最大后验贝叶斯法,可计算患者个体药动学参数。然后,可根据目标谷浓度设计最佳给药方案。群体药动学模型的控制文件代码如下:

```
$PROBLEM VCMPPK_ICU_ADULT_NEURO
$INPUT ID PID DAT2=DROP TIME AMT RATE EVID MDV DV AGE WT GEND SCR CLCR
$DATA 11-3.csv
$SUBROUTINE ADVAN1 TRANS2
$PK
  TVCL  = THETA(1) * (CLCR/80) ** THETA(2)        ;群体清除率典型值
  TVV   = THETA(3)                                ;群体分布容积
  CL    = TVCL * EXP(ETA(1))                       ;清除率
  V     = TVV                                      ;个体分布容积
  S1    = V
$ERROR
  IPRED = F                                        ;个体预测值
  IRES  = DV - IPRED                               ;残差
  DEL   = 0                                        ;指示变量
  IF (DV .EQ. 0) DEL= 1
  IWRES = (1-DEL) * IRES / (DV + DEL)              ;加权个体残差
  Y     = F * EXP(EPS(1))                          ;指数型残差
$THETA
  6                                                ;清除率的最终估算值
```

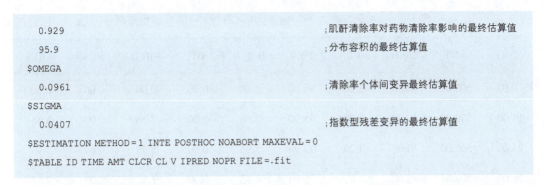

```
        0.929                                    ;肌酐清除率对药物清除率影响的最终估算值
        95.9                                     ;分布容积的最终估算值
$OMEGA
        0.0961                                   ;清除率个体间变异最终估算值
$SIGMA
        0.0407                                   ;指数型残差变异的最终估算值
$ESTIMATION METHOD = 1 INTE POSTHOC NOABORT MAXEVAL = 0
$TABLE ID TIME AMT CLCR CL V IPRED NOPR FILE = .fit
```

须注意 $ESTIMATION 模块中, MAXEVAL = 0 代表无须迭代计算群体参数,仅计算个体参数。以下将通过两个个体化调整用药方案的案例,具体说明数据文件的编辑和最大后验贝叶斯计算的实现过程。

(一) 案例 1

患者,女性,69 岁,体重 65 kg,听神经瘤手术后 2 天出现高热、剧烈头痛和颈部僵硬。根据血培养和脑脊液标本检出金黄色葡萄球菌阳性,诊断为开颅术后脑膜炎。为控制感染,医生予万古霉素(q12h.)静脉滴注给药。患者肌酐清除率为 40.6 mL/min(血清肌酐值为 118.1 μmol/L)。现基于已建立的群体药动学模型,结合患者的人口统计学信息和用药史,估算万古霉素的谷浓度。采样时间设为第 5 次给药前 30 min,即上午 8:30 采集监测标本。

具体过程如下:首先编写模拟数据文件(表 11 - 5),并应用建立的群体药动学模型,计算不同给药方案下的谷浓度值。表 11 - 6 显示了 500 mg q12h.初始给药方案下的 NONMEM 计算后的输出结果(后缀为.fit 的文件)。

表 11 - 5　模拟数据集示例(案例 1)

#ID	PID	DAT2	TIME	AMT	RATE	EVID	MDV	DV	AGE	WT	GEND	SCR	CLCR
#	Patient ID	y/m /d	clock time (24 h)	mg	mg /h	1 for dosing; 0 for sampling; 2 for predicting	missing DV	mg /L	year	kg	1 for male; 0 for female	μmol /L	mL /min
3	31	2016/ 5/15	9:00	500	500	1	1	.	69	65	0	118.1	40.6
3	31	2016/ 5/15	21:00	500	500	1	1	.	69	65	0	118.1	40.6
3	31	2016/ 5/16	9:00	500	500	1	1	.	69	65	0	118.1	40.6
3	31	2016/ 5/16	21:00	500	500	1	1	.	69	65	0	118.1	40.6
3	31	2016/ 5/17	8:30	.		2	1		69	65	0	118.1	40.6

表 11 - 6 给药方案为 500 mg q12h.时的 NONMEM 输出结果

TIME	AMT	CLCR	CL	V	IPRED	DV	PRED	RES	WRES
0.00	500.00	40.60	3.20	95.90	0.00	0.00	0.00	0.00	0.00
12.00	500.00	40.60	3.20	95.90	3.56	0.00	3.56	0.00	3.56
24.00	500.00	40.60	3.20	95.90	5.95	0.00	5.95	0.00	5.95
36.00	500.00	40.60	3.20	95.90	7.55	0.00	7.55	0.00	7.55
47.50	0.00	40.60	3.20	95.90	8.76	0.00	8.76	0.00	0.00

结果表明：万古霉素 500 mg、750 mg、1 000 mg、1 250 mg 和 1 500 mg q12h.下的谷浓度分别为 8.76 mg/L、13.14 mg/L、17.52 mg/L、21.90 mg/L 和 26.28 mg/L。按照感染严重程度和《中国万古霉素治疗药物监测指南(2020 更新版)》推荐,该患者的目标谷浓度范围为 15~20 mg/L。因此,为该患者选择万古霉素 1 000 mg q12h.的用药方案。

万古霉素用药 2 天后,于 8:25 时采样,血药浓度监测结果显示万古霉素谷浓度为 15.7 mg/L,预测误差为 11.59%。持续该用药方案 10 天后,患者的体温逐渐恢复至正常。复测患者的脑脊液标本和血样标本,结果均为阴性,也无肾损害的发生。

本例中应注意以下事项：

(1) EVID 代表发生的不同事件: 0 为采样事件,1 为给药事件,2 为其他事件。本例中将 EVID 赋值为 2,表示预测该时间浓度的事件。

(2) MDV 与 DV 应成对出现, DV 代表观测值(血药浓度), MDV 指观测值是否存在缺失(1：缺失,0：未缺失)。

(3) 本例中肌酐清除率(CLCR)是影响清除率的重要因素,数据文件中录入年龄(AGE)、体重(WT)、性别(GEND)和血清肌酐(SCR)用于计算 CLCR。

(4) $TABLE 模块中定义了输出的数据列表,输出文件为.fit 后缀的文本文件。

(二) 案例 2

患者,男性,62 岁,体重 68 kg,胶质瘤手术后 3 天出现高烧,剧烈头痛和颈部僵硬,进一步根据脑脊液标本检查结果诊断为开颅术后脑膜炎。医生使用万古霉素和美罗培南控制感染。患者肌酐清除率为 45.7 mL/min(血清肌酐值 141.9 μmol/L)。根据已建立的群体药动学模型,结合患者的人口统计数据和给药信息,估算万古霉素谷浓度。假设采样时间为 8:30(输注第 5 剂万古霉素前 30 min)。万古霉素给药方案为 500 mg、750 mg、1 000 mg、1 250 mg 和 1 500 mg q12 h.时,在相应采样时间对应的预测浓度分别为 8.04mg/L、12.05mg/L、16.07mg/L、20.09 mg/L 和 24.11 mg/L。基于以上预测值,欲使患者万古霉素的稳态谷浓度达到 15~20 mg/L,治疗团队选择万古霉素 1 000 mg q12h.的给药方案。

　　万古霉素给药 2 天后,于 8:25 采集患者血样,血药浓度监测结果显示万古霉素谷浓度为 26.0 mg/L,预测误差为 38.19%。因谷浓度高于 20 mg/L,肾损伤的风险大大增加,故须调整给药方案。基于血药浓度监测值,采用最大后验贝叶斯方法估算患者在不同万古霉素给药方案下的稳态谷浓度。

　　结果表明:万古霉素给药方案为 500 mg、750 mg、1 000 mg、1 250 mg 和 1 500 mg q12h.时,预测浓度分别为 18.51mg/L、23.88mg/L、29.26 mg/L、34.63mg/L 和 40.00 mg/L。表11-7 是预测稳态万古霉素 500 mg q12h.方案下稳态谷浓度的数据文件示例。表 11-8 显示了 500 mg q12h.调整给药方案下的 NONMEM 输出结果(后缀为 fit 的文件)。根据预测结果,最终选择万古霉素 500 mg q12h.的给药方案。

表 11-7　模拟数据集示例(案例 2)

#ID	PID	DAT2	TIME	AMT	RATE	EVID	MDV	DV	AGE	WT	GEND	SCR	CLCR
#	Patient ID	y/m/d	clock time (24 h)	mg	mg/h	1 for dosing; 0 for sampling; 2 for predicting	missing DV	mg/L	year	kg	1 for male; 0 for female	μmol/L	mL/min
3	31	2016/5/15	9:00	1 000	1 000	1	1	.	62	68	1	141.9	45.7
3	31	2016/5/15	21:00	1 000	1 000	1	1	.	62	68	1	141.9	45.7
3	31	2016/5/16	9:00	1 000	1 000	1	1	.	62	68	1	141.9	45.7
3	31	2016/5/16	21:00	1 000	1 000	1	1	.	62	68	1	141.9	45.7
3	31	2016/5/17	8:25	.	.	0	0	26	62	68	1	141.9	45.7
3	31	2016/5/17	9:00	1 000	1 000	1	1	.	62	68	1	141.9	45.7
3	31	2016/5/17	21:00	1 000	1 000	1	1	.	62	68	1	141.9	45.7
3	31	2016/5/18	9:00	500	500	1	1	.	62	68	1	141.9	45.7
3	31	2016/5/18	21:00	500	500	1	1	.	62	68	1	141.9	45.7

续　表

#ID	PID	DAT2	TIME	AMT	RATE	EVID	MDV	DV	AGE	WT	GEND	SCR	CLCR
3	31	2016/5/18	9:00	500	500	1	1	.	62	68	1	141.9	45.7
3	31	2016/5/19	21:00	500	500	1	1	.	62	68	1	141.9	45.7
3	31	2016/5/19	8:30	.	.	2	1	.	62	68	1	141.9	45.7

表 11-8　调整给药方案为 500 mg q12h.的 NONMEM 输出结果

TIME	AMT	CLCR	CL	V	IPRED	DV	PRED	RES	WRES
9:00	1 000	45.7	2.38	95.5	0.00	0.00	0.00	0.00	0.00
21:00	1 000	45.7	2.38	95.5	7.86	0.00	6.82	0.00	0.00
9:00	1 000	45.7	2.38	95.5	13.69	0.00	11.17	0.00	0.00
21:00	1 000	45.7	2.38	95.5	18.02	0.00	13.95	0.00	0.00
8:25	.	45.7	2.38	95.5	21.53	26.00	16.07	9.93	1.78
9:00	1 000	45.7	2.38	95.5	21.22	0.00	15.73	0.00	0.00
21:00	1 000	45.7	2.38	95.5	23.60	0.00	16.86	0.00	0.00
9:00	500	45.7	2.38	95.5	25.37	0.00	17.59	0.00	0.00
21:00	500	45.7	2.38	95.5	22.74	0.00	14.64	0.00	0.00
9:00	500	45.7	2.38	95.5	20.80	0.00	12.76	0.00	0.00
21:00	500	45.7	2.38	95.5	19.39	0.00	11.56	0.00	0.00
8:30	.	45.7	2.38	95.5	18.51	0.00	11.00	0.00	0.00

调整给药后 2 天,即 500 mg 给药 4 剂以后,再次于 8:25 对患者进行采样,显示万古霉素谷浓度为 19.6 mg/L,预测误差为 5.56%。患者经 8 天的治疗后,体温逐渐恢复正常,未发生肾损害的不良事件。

第二节　华法林

一、研究背景

华法林是广泛应用的香豆素类口服抗凝药,适用于房颤、心脏瓣膜置换术后静脉血栓栓塞性疾病的抗凝治疗。华法林口服生物利用度高,吸收速度快,服药后 3~9 h 达血浆峰浓度。华法林蛋白结合率高达 97%~99%,主要通过肝微粒体酶细胞色素 P450 2C9(CYP2C9)代谢,半衰期一般为 36~42 h。代谢产物无活性,主要通过经肾脏排泄。华法林是维生素 K 的拮抗剂,可抑制维生素 K 环氧化物还原酶复合物亚基 1(VKORC1)的活性,从而抑制维生素 K 依赖性凝血因子 Ⅱ、Ⅶ、Ⅸ、Ⅹ 的合成。相对于华法林的血药浓度,其抗凝作用存在明显滞后,通常一日一次连续给药 7~10 天后才能达到最大抗凝效应。

　　研究表明:遗传因素是造成华法林维持剂量个体差异的主要原因之一。*CYP2C9* 和 *VKORC1* 基因多态性分别是影响华法林药动学和药效学的遗传因素。此外,年龄、体重、疾病状态、合用药物等亦可影响华法林的给药剂量。临床治疗中常用国际标准化比值(international normalized ratio,INR)来评价抗凝治疗的效果。目前,国内外指南对大多数疾病推荐的抗凝强度为 INR 2.0~3.0,超出治疗窗会增加出血或发生血栓的风险。由于华法林的个体间和个体内的变异大且治疗窗窄,需要密切监测 INR 并进行个体化治疗。

　　华法林抗凝效应的滞后体现在药物效应的变化迟于血药浓度的变化(图 11-8)。本节参考既往研究报道,采用效应室模型,建立华法林的群体药动学-药效学模型。

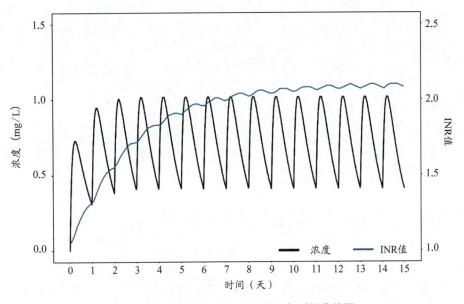

图 11-8　华法林血浆浓度及 INR 与时间曲线图

二、试验设计

　　研究对象为接受华法林钠片抗凝治疗的患者,每 24 小时口服一次给药。患者在接受首次给药、多次给药及剂量调整后,分别在服药前 30 min 内和 6:00 采集血样测定华法林的血药浓度或 INR 值。华法林血药浓度的测定采用 HPLC 法,方法的线性范围为 0.048~2.5 mg/L。同时,采用 PCR-RFLP 法测定 *CYP2C9*3* 及 *VKORC1-1639G/A* 基因型。此外,准确记录患者的性别、年龄、体重、服药剂量、服药时间、实验室检查结果。

三、数据探索性分析

建模数据集包含了 100 个受试者的 800 个华法林血药浓度观测点和 900 个 INR 值,表 11 - 9 显示受试者的人口统计学特征及遗传学信息。

表 11 - 9　受试者的人口统计学特征

	例数或均值±标准差	范围或比例
病例数(例)	100	/
性别(男/女)	54/46	/
年龄(岁)	51.8±9.7	23~78
体重(kg)	60.0±10.7	35~85
基因多态性		
CYP2C9(例)		
*1/*1	84	84%
*1/*3	16	16%
VKORC1(例)		
AA	88	88%
GA/GG	12	12%

根据完整的给药记录,编写数据文件(参照表 11 - 10)。

表 11 - 10　数据文件示例

#ID	SEX	AGE	WT	AMT	TIME	II	DATE	ADDL	DV	CMT	EVID	MDV	VKORC1	CYP2C9
1	2	43	39	0.375	20:00	24	1	3	0	1	1	1	1	1
1	2	43	39	0	20:00	0	1	0	1.24	3	0	0	1	1
1	2	43	39	0.375	20:00	24	5	3	0	1	1	1	1	1
1	2	43	39	0	6:00	0	9	0	0.1	2	0	0	1	1
1	2	43	39	0	6:00	0	9	0	1.6	3	0	0	1	1
1	2	43	39	0	19:50	0	9	0	0.09	2	0	0	1	1

续 表

#ID	SEX	AGE	WT	AMT	TIME	II	DATE	ADDL	DV	CMT	EVID	MDV	VKORC1	CYP2C9
1	2	43	39	0	19:50	0	9	0	1.64	3	0	0	1	1
1	2	43	39	0.75	20:00	24	9	3	0	1	1	1	1	1
1	2	43	39	0	6:00	0	13	0	0.28	2	0	0	1	1
1	2	43	39	0	6:00	0	13	0	1.54	3	0	0	1	1
1	2	43	39	0	19:50	0	13	0	0.19	2	0	0	1	1
1	2	43	39	0	19:50	0	13	0	1.82	3	0	0	1	1
1	2	43	39	1.5	20:00	24	13	3	0	1	1	1	1	1
1	2	43	39	0	19:50	0	17	0	0.36	2	0	0	1	1
1	2	43	39	0	19:50	0	17	0	1.53	3	0	0	1	1
1	2	43	39	1.5	20:00	24	17	3	0	1	1	1	1	1
1	2	43	39	0	19:50	0	21	0	0.3	2	0	0	1	1
1	2	43	39	0	19:50	0	21	0	2.28	3	0	0	1	1
1	2	43	39	1.5	20:00	24	21	3	0	1	1	1	1	1
1	2	43	39	0	19:50	0	25	0	0.33	2	0	0	1	1
1	2	43	39	0	19:50	0	25	0	1.95	3	0	0	1	1
1	2	43	39	0.75	20:00	24	25	3	0	1	1	1	1	1
1	2	43	39	0	19:50	0	29	0	0.13	2	0	0	1	1
1	2	43	39	0	19:50	0	29	0	1.5	3	0	0	1	1

编辑数据时应注意:

(1) CMT 标识了模型房室的序号,房室 1 为给药室(又称为吸收贮存室),房室 2 为血药浓度测定室,房室 3 为药效学指标 INR 测定室。

(2) CYP2C9 指 *CYP2C9* 的基因型,1 为 *CYP2C9*1/*1*,2 为 *CYP2C9*1/*3*;VKORC1 指 *VKORC1* 的基因型,1 为 *VKORC1 - 1639AA*,2 为 *VKORC1 - 1639GA* 或 *GG*。

然后,绘制性别、年龄、体重等协变量的直方分布图(图 11 - 9,图 11 - 10),检视数据的分布情况。由图 11 - 9 可见体重和年龄基本呈正态分布。

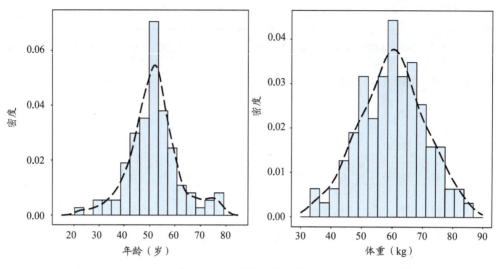

图 11-9　连续变量分布图

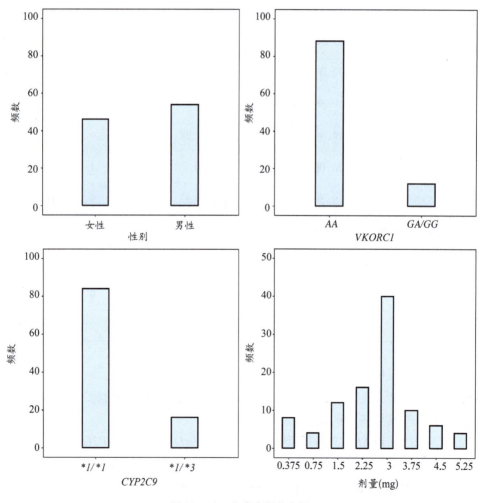

图 11-10　分类变量分布图

四、基础模型

根据文献报道,华法林的药动学符合一房室模型,INR 与效应室内瞬时华法林浓度之间的关系符合 E_{max} 模型。因此,本例采用用户自定义的 ADVAN6 模块,构建华法林的药动学-药效学模型。此外,药动学和药效学参数的个体间变异均选择指数模型;药动学-药效学模型的残差变异均选用指数模型。

药动学-药效学模型的结构见图 11－11。采用 ADVAN6 模块定义 3 个房室,分别为吸收贮存室、中央室及效应室。效应室用于描述华法林抗凝作用的延迟。由于效应室的表观分布容积很小,可忽略。此外,与中央室相比,效应室中的药物量通常很少。因此,效应室对中央室或药物的药动学过程的影响亦可忽略不计。

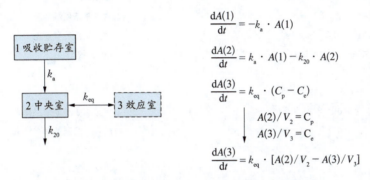

$$\frac{dA(1)}{dt} = -k_a \cdot A(1)$$

$$\frac{dA(2)}{dt} = k_a \cdot A(1) - k_{20} \cdot A(2)$$

$$\frac{dA(3)}{dt} = k_{eq} \cdot (C_p - C_e)$$

$$A(2)/V_2 = C_p$$
$$A(3)/V_3 = C_e$$

$$\frac{dA(3)}{dt} = k_{eq} \cdot [A(2)/V_2 - A(3)/V_3]$$

图 11－11　华法林的药动学-药效学的模型结构及微分方程

$A(x)$ 表示 x 房室中的药量;k_a:吸收速率常数;k_{20}:消除速率常数;V_2、V_3:中央室、效应室的表观分布容积;C_p、C_e:中央室、效应室中的药物浓度;k_{23}、k_{32}:中央室和效应室间传导的一级速率常数;k_{eq}:效应室和中央室之间的药物平衡速率常数

基础模型的控制文件代码如下:

```
$INPUT ID SEX AGE WT AMT TIME II DATE ADDL DV CMT EVID MDV VKORC1 CYP2C9
$DATA 11-4.csv
$SUBROUTINE ADVAN8 TOL4                      ;自定义房室模型结构
$MODEL NCOMP = 3
  COMP    = (DEPOT,DEFDOSE)                   ;药物吸收贮存室
  COMP    = (CENTRAL,DEFOBS)                  ;中央室
  COMP    = (EFFECT)                          ;效应室
$PK
  CL      = THETA(1) * EXP(ETA(1))            ;清除率
  V2      = THETA(2)                          ;分布容积
  KA      = 0.362                             ;吸收速率常数
  K20     = CL / V2                           ;消除速率常数
```

```
    S2        = V2                              ;剂量与药物浓度的量纲一致
    KEQ       = THETA(3)                        ;中央室与效应室之间的转运速率常数


$DES                                            ;各房室的物料平衡微分方程
  DADT(1) = -KA * A(1)                          ;药物吸收贮存室
  DADT(2) = KA * A(1)   - K20 * A(2)            ;中央室
  DADT(3) = KEQ * ((A(2)/S2) - A(3))            ;效应室
$ERROR
;---------------- DRUG EFFECT  --------------------    ;药效学模型参数
    EMAX      = THETA(4)                        ;E_max
    EC50      = THETA(5) * EXP(ETA(2))          ;EC_50
    E0        = THETA(6) * EXP(ETA(3))          ;基线 INR
    CP        = A(2) / S2                       ;中央室浓度预测值
    CE        = A(3)                            ;效应室浓度预测值
    E         = E0 + EMAX * CE/(EC50 + CE)      ;Emax 模型


; -------------PREDICTION--------------------
IF (CMT .EQ. 2)  IPRED = F                      ;房室 2 是药动学采样室
IF (CMT .EQ. 3)  IPRED = E                      ;房室 3 是药效学采样室
    IRES              =DV - IPRED               ;个体残差
    DEL               = 0                       ;定义变量 DEL = 0
IF (DV .EQ. 0) DEL    =1                        ;如果观测值=0 则 DEL=1,避免分母为 0
    IWRES             = IRES / (DV + DEL)        ;计算个体权重残差
IF (CMT .EQ. 2) Y     = F * EXP(EPS(1))         ;药动学的指数型误差
IF (CMT .EQ. 3) Y     = E * EXP(EPS(2))         ;药效学的指数型误差


$THETA                                          ;固定效应参数的初始值
  (0,0.15)                                      ;清除率
  (0,3)                                         ;表观分布容积
  0.015                                         ;中央室与效应室之间的转运速率常数
  (0,4)                                         ;最大效应值
  (0,2)                                         ;半数效应浓度
  1                                             ;INR 基线值
$OMEGA                                          ;个体间变异的初始值
  0.04                                          ;清除率个体间变异
  0.05                                          ;半数效应浓度个体间变异
  0.01                                          ;INR 基线值 E0 个体间变异
$SIGMA                                          ;残差变异的初始值
  0.01                                          ;药动学的指数型误差
  0.01                                          ;药效学的指数型误差
```

```
$ESTIMATION PRINT=10 METHOD=1 INTER POSTHOC NOABORT MAXEVAL=9999
$COVARIANCE
$TABLE ID TIME IPRED IWRES MDV EVID CMT NOPRINT ONEHEADER FILE=SDTAB1
$TABLE ID TIME WT AGE NOPRINT ONEHEADER FILE=COTAB1
$TABLE ID TIME KEO EMAX EC50 ETA1 ETA2 ETA3 NOPR ONEH FILE=PATAB1
$TABLE ID TIME KEO EMAX EC50 WT AGE CL VKOR CYP  ETA1 ETA2 ETA3 IPRED MDV CWRESI NOPRINT
FILE=warfarinbase.fit
```

基础模型的参数估算结果见表 11-11,拟合优度如图 11-12、图 11-13 所示。

表 11-11　基础模型和最终模型的参数估算结果

	基础模型			最终模型		
	估算值	RSE%	95%置信区间	估算值	RSE%	95%置信区间
参数						
表观清除率(L/h)	0.152	2.5	0.144~0.16	0.161	2.2	0.154~0.168
体重的影响	/	/	/	0.556	17.2	0.368~0.744
$CYP2C9$ 基因型的影响	/	/	/	0.714	4.1	0.657~0.771
表观分布容积(L)	3.44	3.2	3.224~3.656	3.43	3.2	3.214~3.646
$K_{eq}(h^{-1})$	0.0132	11.4	0.01~0.016	0.0138	11.9	0.011~0.017
E_{max}	3.24	12.5	2.444~4.036	3.65	20.9	2.155~5.145
$EC_{50}(mg/L)$	1.62	19.7	0.995~2.245	1.85	31.4	0.713~2.987
VKORC1 基因型的影响	/	/	/	1.47	14	1.066~1.874
INR 基线值	1.05	1.7	1.014~1.086	1.05	1.7	1.015~1.085
个体间变异($CV\%$)						
CL	24	13.7	20.5~27.0	17.3	15.9	14.5~19.7
EC_{50}	35.8	27	24.5~44.3	31.2	30	20.0~39.4
E_0	9.7	41.2	4.5~13.0	10.2	37.8	5.5~13.5

续　表

	基础模型			最终模型		
	估算值	RSE%	95%置信区间	估算值	RSE%	95%置信区间
残差变异($CV\%$)						
血药浓度	17.5	5.3	16.7~18.4	17.5	5.3	16.4~18.4
INR	14.1	4.9	13.4~14.8	14.0	4.8	13.4~14.5

$E_{\max}$：最大效应；EC_{50}：半数药效浓度；k_{eq}：中央室与效应室之间的转运速率常数。

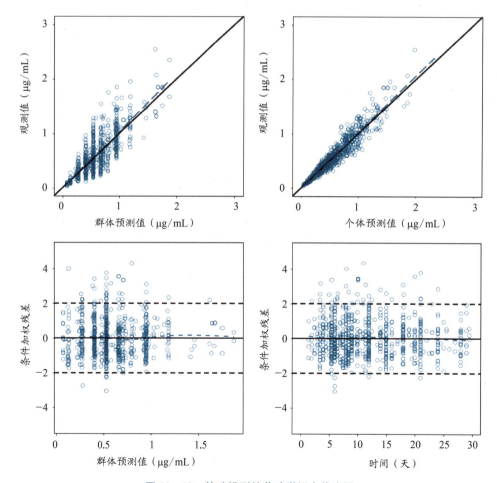

图 11-12　基础模型的药动学拟合优度图

圆圈为个体血药浓度的观测值,实线为参考线,蓝色虚线为 Loess 线

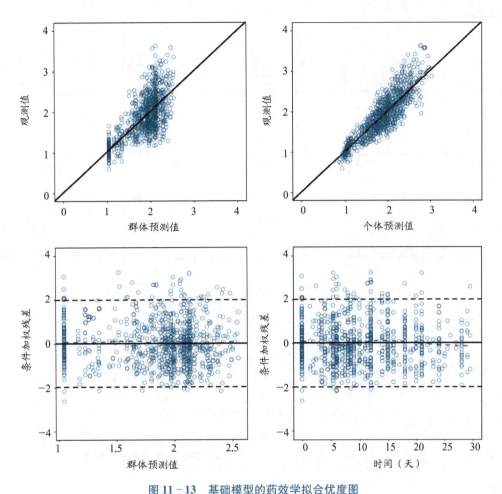

图 11-13　基础模型的药效学拟合优度图

圆圈为个体的药效学观测值(INR),实线为参考线,蓝色虚线为 Loess 线

五、协变量模型

首先,绘制参数的个体间变异与各协变量间的相关性图(图 11-14),并检视体重、*CYP2C9* 和 *VKORC1* 基因型等对 *CL* 及 EC_{50} 的影响。由图可见:体重、*CYP2CP9* 基因型与 *CL* 有显著相关性、*VKORC1* 基因型与 EC_{50} 之间也可见显著相关性。

随后,应用前向纳入—逆向剔除法进一步确定上述协变量对参数的影响。连续型协变量的影响采用线性(式 11-1 和式 11-2)或非线性关系式(式 11-3),分类型协变量采用比例关系(式 11-4)进行考察。前向纳入的标准为 OFV 下降>3.84($P<0.05$,$df=1$),逆向剔除的标准为 OFV 上升>7.88($P<0.005$,$df=1$)。详细的协变量筛选过程见表 11-12。

在建模过程中,首先纳入 *CYP2C9* 基因型对 *CL* 的影响,然后是体重对 *CL* 的影响,最后是 *VKORC1* 基因型对 EC_{50} 的影响。在逆向剔除中没有协变量被剔除。

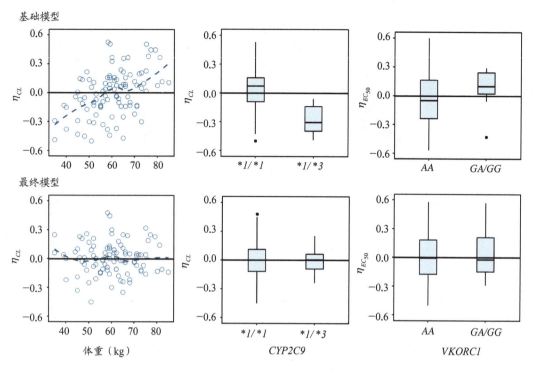

图 11 - 14　清除率及 EC_{50} 的个体间变异与协变量之间的相关性图

表 11 - 12　前向纳入和逆向剔除过程

模型编号	说　　明	目标函数值	△目标函数值	P 值
前向纳入				
1	基础模型	−4 044.72	/	/
2	模型 1+CYP2C9 对 CL 的影响	−4 078.89	34.16	<0.05
3	模型 2+体重对 CL 的影响	−4 107.09	28.20	<0.05
4	模型 3+VKORC1 对 EC_{50} 的影响	−4 117.38	10.29	<0.05
逆向剔除				
8	模型 4−CYP2C9 对 CL 的影响	−4 078.77	−38.61	<0.005
9	模型 4−体重对 CL 的影响	−4 089.26	−28.12	<0.005
10	模型 4−VKORC1 对 EC_{50} 的影响	−4 107.09	−10.29	<0.005

　　基础模型中 CL 与 EC_{50} 的个体间变异分别为 24.0% 与 35.8%(表 11 - 11),而引入协变量后,CL 与 EC_{50} 的个体间变异分别下降至 17.3% 与 31.2%。此外,引入变量后,体重、

CYP2C9 基因型与清除率个体间变异相关性图、*VKORC1* 基因型与 EC_{50} 个体间变异相关性图中,均未见显著相关性(图 11-14)。上述结果表明:体重、*CYP2C9* 与 *VKORC1* 基因型是影响华法林药动学-药效学的重要因素。

六、最终模型和模型评价

(一) 最终模型

最终模型公式如式 11-10~式 11-16 所示,体重和 *CYP2C9* 基因型对华法林的清除率存在显著影响,*VKORC1* 基因型对 EC_{50} 存在显著影响。模型参数的群体典型值及参数变异的估算结果见表 11-11。

$$CL(\text{L/h}) = \begin{cases} 0.161 \cdot \left(\dfrac{WT}{60}\right)^{0.556} \cdot 0.714\,(CYP2C9*1/*3) \\ 0.161 \cdot \left(\dfrac{WT}{60}\right)^{0.556} \ (CYP2C9*1/*1) \end{cases} \quad (式 11-10)$$

$$V(\text{L}) = 3.43 \quad (式 11-11)$$

$$k_a(\text{h}^{-1}) = 0.362 \quad (式 11-12)$$

$$E_{max} = 3.65 \quad (式 11-13)$$

$$EC_{50}(\mu g/mL) = \begin{cases} 1.85 \times 1.47\,(VKORC1\text{-}1639GA/GG) \\ 1.85\,(VKORC1\text{-}1639AA) \end{cases} \quad (式 11-14)$$

$$k_{eq}(\text{h}^{-1}) = 0.013\,8 \quad (式 11-15)$$

$$E_0 = 1.05 \quad (式 11-16)$$

最终模型的控制文件代码如下:

```
$INPUT ID SEX AGE WT AMT TIME II DATE ADDL DV CMT EVID MDV VKORC1 CYP2C9
$DATA 11-5.csv
$SUBROUTINE ADVAN6 TOL3                    ;自定义房室模型结构
$MODEL NCOMP = 3
  COMP   =(DEPOT,DEFDOSE)                   ;药物吸收贮存室
  COMP   =(CENTRAL,DEFOBS)                  ;中央室
  COMP   =(EFFECT)                          ;效应室
$PK
  CL     = THETA(1)*(WT/60)**THETA(8)*THETA(9)**(CYP-1)*EXP(ETA(1))
                                            ;体重和CYP2C9基因型对清除率的影响
  V2     = THETA(2)                         ;群体分布容积
  KA     = 0.362                            ;吸收速率常数
```

```
    K20      = CL / V2                              ;消除速率常数
    S2       = V2                                   ;剂量与药物浓度的量纲一致
    KEQ      = THETA(3)                             ;中央室与效应室之间的转运速率常数
$DES                                                ;各房室的物料平衡微分方程
    DADT(1) = -KA * A(1)                            ;药物吸收贮存室
    DADT(2) = KA * A(1)   - K20 * A(2)              ;中央室
    DADT(3) = KEQ * ((A(2)/S2) - A(3))              ;效应室
$ERROR
;--------------- DRUG EFFECT ---------------
    EMAX     = THETA(4)                             ;E_max
    EC50     = THETA(5) * THETA(7)**(VKOR-1) * EXP(ETA(2))   ;VKORC1 基因型对半数效应浓度的影响
    E0       = THETA(6) * EXP(ETA(3))              ;基线 INR
    CP       = A(2) / S2                           ;中央室浓度预测值
    CE       = A(3)                                ;效应室浓度预测值
    E        = E0 + EMAX * CE/(EC50 + CE)          ;Emax 模型
;-------------PREDICTION--------------------
IF (CMT .EQ. 2)  IPRED = F                          ;房室 2 是药动学个体预测值
IF (CMT .EQ. 3)  IPRED = E                          ;房室 3 是药效学个体预测值
IRES               =DV - IPRED                      ;个体残差
DEL               = 0                               ;定义变量 DEL = 0
IF (DV .EQ. 0) DEL   =1                             ;如果观测值=0 则 DEL=1,避免分母为 0
IWRES             = IRES / (DV + DEL)               ;计算个体权重残差
IF (CMT .EQ. 2) Y   = F * EXP(EPS(1))               ;药动学的指数型残差
IF (CMT .EQ. 3) Y   = E * EXP(EPS(2))               ;药效学的指数型残差
$THETA                                              ;固定效应参数的初始值
   (0,0.15)                                         ;清除率
   (0,3)                                            ;表观分布容积
   0.015                                            ;中央室与效应室之间的转运速率
   (0,4)                                            ;最大效应值
   (0,2)                                            ;半数效应浓度
   1                                                ;INR 基线值
   1.5                                              ;VKORC1 基因型对半数效应浓度的影响
   0.5                                              ;体重对清除率的影响
   0.7                                              ;CYP2C9 基因型对清除率的影响
$OMEGA                                              ;个体间变异的初始值
   0.04                                             ;清除率个体间变异
   0.05                                             ;半数效应浓度个体间变异
   0.01                                             ;INR 基线值 E0 个体间变异
$SIGMA                                              ;残差变异的初始值
   0.01                                             ;药动学的指数型残差
   0.01                                             ;药效学的指数型残差
```

```
$ESTIMATION PRINT=10 METHOD=1 INTER POSTHOC NOABORT MAXEVAL=9999
$COVARIANCE
$TABLE ID TIME IPRED IWRES MDV EVID CMT NOPRINT ONEHEADER FILE=SDTAB1
$TABLE ID TIME WT AGE NOPRINT ONEHEADER FILE=COTAB1
$TABLE ID TIME KEO EMAX EC50 ETA1 ETA2 ETA3 NOPR ONEH FILE=PATAB1
```

(二) 模型评价

模型评价采用拟合优度诊断图和可视化预测检验法。

最终模型的拟合优度图如图 11 – 15、图 11 – 16 所示,观测浓度与个体预测浓度、群体预测浓度的散点图中,数据点在参考线两侧均匀对称分布,群体预测值的分布情况明显改善。大多数条件加权残差也均匀分布在 –2 ~ 2 之间,不随血药浓度、INR 和时间的衍变而发生趋势性变化,表明模型拟合度佳。

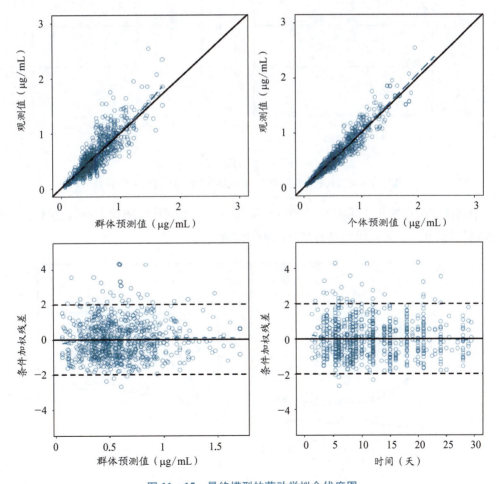

图 11 – 15　最终模型的药动学拟合优度图

圆圈为个体血药浓度的观测值,实线为参考线,蓝色虚线为 Loess 线

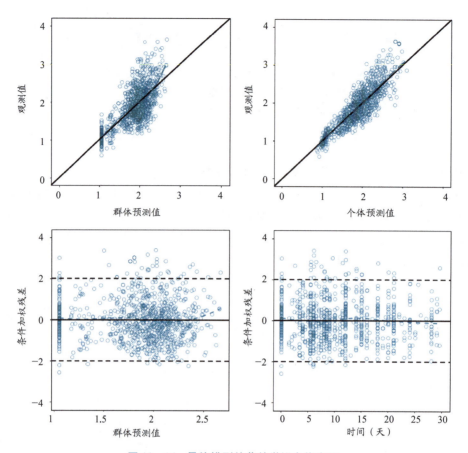

图 11 − 16　最终模型的药效学拟合优度图

圆圈为个体的药效学观测值(INR),实线为参考线,蓝色虚线为 Loess 线

　　最终模型的可视化预测检验(VPC)结果如图 11 − 17 所示,药动学-药效学模拟数据
与观测数据相匹配,最终模型具有良好的预测性能。

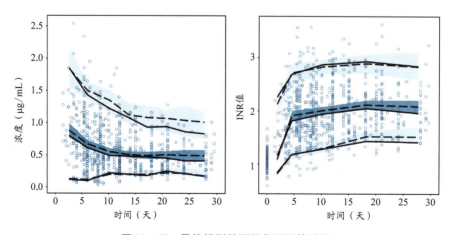

图 11 − 17　最终模型的可视化预测检验图

圆圈为个体的观测值,实线分别为观测值的第 5、50、95 百分位数线;虚线及阴影区域为 1 000 次模拟
数据的第 5、50、95 百分位数线和其 95% 预测区间

七、模型应用

基于构建的群体药动学-药效学模型,结合患者的特征信息和 INR 监测值,应用最大后验贝叶斯法,根据目标 INR 范围,设计最佳给药方案。与第一节中万古霉素的案例类似,控制文件中须将固定效应、随机效应参数固定为最终模型估算值。另外,`$ESTIMATION` 模块中设置 `MAXEVAL = 0`,估算个体参数。具体代码如下:

```
$PROBLEM WARFARIN_PREDICTION
$INPUT ID SEX AGE WT AMT TIME II DATE ADDL DV CMT EVID MDV VKORC1 CYP2C9
$DATA 11-6.csv
$SUBROUTINE ADVAN6 TOL3
$MODEL NCOMP = 3 ...
$PK   ...
$DES ...
$ERROR ...

$THETA                                      ;最终模型固定效应的参数估算值
   0.161                                    ;清除率
   3.43                                     ;分布容积
   0.0138                                   ;中央室和效应室间的转运速率常数
   3.65                                     ;最大效应
   1.85                                     ;半数效应浓度
   1.05                                     ;基线 INR
   1.47                                     ;VKORC1 基因型对半数效应浓度的影响
   0.556                                    ;体重对清除率的影响
   0.714                                    ;CYP2C9 基因型对清除率的影响
$OMEGA                                      ;最终模型的个体间变异估算值
   0.03                                     ;清除率的个体间变异
   0.0973                                   ;半数效应浓度的个体间变异
   0.0105                                   ;基线 INR 的个体间变异
$SIGMA                                      ;最终模型的残差变异估算值
   0.0306                                   ;指数型药动学残差
   0.0197                                   ;指数型药效学残差
$ESTIMATION SIGDIGITS = 4 PRINT = 10 METHOD = 1 INTER POSTHOC NOABORT MAXEVAL = 0
$TABLE ID TIME AMT CL IPRED NOPR FILE = .fit
```

以下通过两个案例,具体介绍个体化给药方案设计的数据文件和计算过程。

案例 1:初始给药方案的制订

患者,男性,50 岁,体重 65 kg,二尖瓣机械瓣膜置换术后服用华法林抗凝,目标 INR 为 2.0~2.5,基础 INR 为 1.18,基因型 *CYP2C9 *1/ *1*、*VKORC1 AA*。设计达到目标 INR 所需的华法林用药方案。

具体过程如下：首先编写模拟数据文件(表 11 - 13)，并基于已建立的群体药动学-药效学模型，计算不同给药方案下的 INR。由于华法林半衰期较长，设定患者服用至少 10 天后达稳态。因此设定连续给药 11 天，给药时间为 20:00，第 12 天 6:00 测定 INR。

表 11 - 13 模拟数据集示例

#ID	SEX	AGE	WT	AMT	TIME	II	DATE	ADDL	DV	CMT	EVID	MDV	VKOR	X2C9
#patient ID	1 for male; 2 for female	years	kg	mg	clock time	dosing interval	days	Additional doses except for the first dose	INR	1 for dosing; 3 for INR	1 for dosing; 0 for sampling; 2 for predicting	1 for missing DV; 0 for no missing DV	1 for AA; 2 for GA	1 for *1/*1; 2 for *1/*3
1	1	50	65	3	20:00	24	1	10	0	1	1	1	1	1
1	1	50	65	0	20:00	0	1	0	1.18	3	0	0	1	1
1	1	50	65	0	6:00	0	12	0	.	3	2	1	1	1

结果显示：华法林 1.5 mg q24h.、2.25 mg q24h.、3 mg q24h.、3.75 mg q24h.、4.5 mg q24h.、5.25 mg q24h.给药方案下，稳态 INR 分别为 1.69、1.92、2.11、2.29、2.44、2.57。表 11 - 14 展示了 3 mg q24h.下的 NONMEM 计算输出结果(后缀为.fit 的文件)。

表 11 - 14 初始给药方案为 3 mg q24h.时的 NONMEM 输出结果

ID	TIME	AMT	CL	CMT	IPRED	DV	PRED	RES	WRES
1.00	0.00	3.00	0.17	1	0.00	0.00	0.00	0.00	0.00
1.00	0.00	0.00	0.17	3	1.09	1.18	1.05	0.13	0.71
1.00	250.00	0.00	0.17	2	0.88	0.00	0.88	0.00	0.00
1.00	250.00	0.00	0.17	3	2.12	0.00	2.08	0.00	0.00

故选择 3 mg q24h.的给药方案。患者连续给药 11 天，第 4、8、12 天清晨测定的 INR 值为分别为 1.48、1.86、2.23。第 12 天的 INR 预测误差为 5.2%。后续患者继续服用 3 mg q24h.的给药方案，INR 维持在 2.0~2.5 范围内，未发生血栓和出血事件。

在数据文件编辑和解读时应注意：

(1) EVID 代表发生的事件类型：0 为采样事件，1 为给药事件，2 为其他事件。本例中赋值为 2 表示预测该时间观测值的事件。

(2) MDV 与 DV 应成对出现，DV 代表观测值，MDV 指观测值是否存在缺失(1 缺失，0 未缺失)。

（3）CMT 表征了房室序号，也代表了观测值（DV）类型，2 表示观测值是血药浓度，3 表示观测值是药效学指标 INR。

（4）$TABLE 模块中定义了输出的数据列表，输出文件为.fit 后缀的文本文件。

案例 2：调整给药方案制定

患者，男性，40 岁，体重 80 kg，二尖瓣机械瓣膜置换术后长期服用华法林 4.5 mg q24h.抗凝，基因型 *CYP2C9 * 1/ * 1*、*VKORC1 AA*，基础 INR 为 1.13，既往 INR 值稳定在 2.0~3.0 之间。近期由于服用抗心律失常药物胺碘酮（CYP3A4 抑制剂），导致 INR 波动，最近两次 INR 值分别为 3.28 和 3.37，具有较高的出血风险，因此须降低华法林剂量。基于近期的 INR 监测值，进一步采用最大后验贝叶斯法估算华法林的调整剂量。

具体过程如下：首先编写模拟数据文件（表 11-15），并基于已建立的群体药动学-药效学模型，计算不同给药方案下的 INR。

表 11-15 模拟数据集示例

#ID	SEX	AGE	WT	AMT	TIME	II	DATE	ADDL	DV	CMT	EVID	MDV	VKOR	X2C9
#patient ID	1 for male; 2 for female	years	kg	mg	clock time	dosing interval	days	Additional doses except for the first dose	INR	1 for dosing; 3 for INR	1 for dosing; 0 for sampling; 2 for predicting	1 for missing DV; 0 for no missing DV	1 for AA; 2 for GA	1 for * 1/ * 1; 2 for * 1/ * 3
1	1	40	80	4.5	20:00	24	1	30	0	1	1	1	1	1
1	1	40	80	0	20:00	0	1	0	1.13	3	0	0	1	1
1	1	40	80	0	6:00	0	32	0	2.45	3	0	0	1	1
1	1	40	80	4.5	20:00	24	32	13	0	1	1	1	1	1
1	1	40	80	0	6:00	0	46	0	2.43	3	0	0	1	1
1	1	40	80	4.5	20:00	24	46	13	0	1	1	1	1	1
1	1	40	80	0	6:00	0	60	0	2.52	3	0	0	1	1
1	1	40	80	4.5	20:00	24	60	13	0	1	1	1	1	1
1	1	40	80	0	6:00	0	74	0	3.28	3	0	0	1	1
1	1	40	80	4.5	20:00	24	74	6	0	1	1	1	1	1
1	1	40	80	0	6:00	0	81	0	3.37	3	0	0	1	1

#ID	SEX	AGE	WT	AMT	TIME	II	DATE	ADDL	DV	CMT	EVID	MDV	VKOR	X2C9
1	1	40	80	3	20:00	24	81	6	0	1	1	1	1	1
1	1	40	80	0	6:00	0	88	0	.	3	2	1	1	1

结果表明：华法林给药方案调整为 3.75 mg q24h.、3 mg q24h.、2.25 mg q24h.时，预测稳态 INR 分别为 2.59、2.43、2.24。临床实际调整为 3 mg q24h.。表 11 - 16 为预测华法林 3 mg q24h.给药方案下的 INR 值的数据文件结果。

表 11 - 16　调整给药方案为 3 mg q24h.时的 NONMEM 输出结果

ID	TIME	AMT	CL	CMT	IPRED	DV	PRED	RES	WRES
1.00	0.00	4.50	0.17	1	0.00	0.00	0.00	0.00	0.00
1.00	0.00	0.00	0.17	3	1.10	1.13	1.05	0.08	0.24
1.00	730.00	0.00	0.17	3	2.72	2.45	2.33	0.12	−0.48
1.00	744.00	4.50	0.17	1	0.00	0.00	0.00	0.00	0.00
1.00	1 066.00	0.00	0.17	3	2.72	2.43	2.33	0.10	−0.54
1.00	1 080.00	4.50	0.17	1	0.00	0.00	0.00	0.00	0.00
1.00	1 402.00	0.00	0.17	3	2.72	2.52	2.33	0.19	−0.27
1.00	1 416.00	4.50	0.17	1	0.00	0.00	0.00	0.00	0.00
1.00	1 738.00	0.00	0.17	3	2.72	3.28	2.33	0.95	2.03
1.00	1 752.00	4.50	0.17	1	0.00	0.00	0.00	0.00	0.00
1.00	1 906.00	0.00	0.17	3	2.72	3.37	2.33	1.04	2.30
1.00	1 920.00	3.00	0.17	1	0.00	0.00	0.00	0.00	0.00
1.00	2 074.00	0.00	0.17	3	2.43	0.00	2.07	0.00	0.00

调整剂量 1 周后，于 6:00 对患者采样，显示患者 INR 监测值为 2.32，预测误差为 −4.5%。后续随访，患者 INR 稳定在 2.0~3.0 范围内，未发生出血或血栓栓塞事件。

由于患者连续两次 INR 均超过 3.0，存在较大的出血风险，因此可先停药 24 h，后再给予 3 mg q24h.。模拟数据文件如表 11 - 17。结果显示（表 11 - 18）：停药 24 h 后，预计 INR 将降至 2.63，之后给予 3 mg q24h.，一周后 INR 预计为 2.39。

表 11‑17　模拟数据集示例

#ID	SEX	AGE	WT	AMT	TIME	II	DATE	ADDL	DV	CMT	EVID	MDV	VKOR	X2C9
#patient ID	1 for male; 2 for female	years	kg	mg	clock time	dosing interval	days	Additional doses except for the first dose	INR	1 for dosing; 3 for INR	1 for dosing; 0 for sampling; 2 for predicting	1 for missing DV; 0 for no missing DV	1 for AA; 2 for GA	1 for *1/*1; 2 for *1/*3
1	1	40	80	4.5	20:00	24	1	30	0	1	1	1	1	1
1	1	40	80	0	20:00	0	1	0	1.13	3	0	0	1	1
1	1	40	80	0	6:00	0	32	0	2.45	3	0	0	1	1
1	1	40	80	4.5	20:00	24	32	13	0	1	1	1	1	1
1	1	40	80	0	6:00	0	46	0	2.43	3	0	0	1	1
1	1	40	80	4.5	20:00	24	46	13	0	1	1	1	1	1
1	1	40	80	0	6:00	0	60	0	2.52	3	0	0	1	1
1	1	40	80	4.5	20:00	24	60	13	0	1	1	1	1	1
1	1	40	80	0	6:00	0	74	0	3.28	3	0	0	1	1
1	1	40	80	4.5	20:00	24	74	6	0	1	1	1	1	1
1	1	40	80	0	6:00	0	81	0	3.37	3	0	0	1	1
1	1	40	80	0	6:00	0	82	0	.	3	2	1	1	1
1	1	40	80	3	20:00	24	82	5	0	1	1	1	1	1
1	1	40	80	0	6:00	0	88	0	.	3	2	1	1	1

表 11‑18　停药 1 次后调整给药方案为 3 mg q24h. 时的 NONMEM 输出结果

ID	TIME	AMT	CL	CMT	IPRED	DV	PRED	RES	WRES
1.00	0.00	4.50	0.17	1	0.00	0.00	0.00	0.00	0.00
1.00	0.00	0.00	0.17	3	1.10	1.13	1.05	0.08	0.24
1.00	730.00	0.00	0.17	3	2.72	2.45	2.33	0.12	−0.48
1.00	744.00	4.50	0.17	1	0.00	0.00	0.00	0.00	0.00
1.00	1 066.00	0.00	0.17	3	2.72	2.43	2.33	0.10	−0.54
1.00	1 080.00	4.50	0.17	1	0.00	0.00	0.00	0.00	0.00

续 表

ID	TIME	AMT	CL	CMT	IPRED	DV	PRED	RES	WRES
1.00	1 402.00	0.00	0.17	3	2.72	2.52	2.33	0.19	−0.27
1.00	1 416.00	4.50	0.17	1	0.00	0.00	0.00	0.00	0.00
1.00	1 738.00	0.00	0.17	3	2.72	3.28	2.33	0.95	2.03
1.00	1 752.00	4.50	0.17	1	0.00	0.00	0.00	0.00	0.00
1.00	1 906.00	0.00	0.17	3	2.72	3.37	2.33	1.04	2.30
1.00	1 930.00	0.00	0.17	3	2.63	0.00	2.25		
1.00	1 944.00	3.00	0.17	1	0.00	0.00	0.00	0.00	0.00
1.00	2 074.00	0.00	0.17	3	2.39	0.00	2.03	0.00	0.00

第三节　丙　戊　酸

一、研究背景

丙戊酸是常用的一线广谱抗癫痫药物,用于多种癫痫发作类型的治疗,包括全面性和部分性癫痫,尤其是失神发作、肌阵挛发作、失张力发作和混合性发作等。丙戊酸口服吸收完全且迅速,进入体内后主要与白蛋白结合(>90%),且随血药浓度升高,蛋白结合呈现饱和模式。丙戊酸约97%经肝脏代谢,主要包括3条代谢途径:Ⅰ相线粒体内β-氧化、CYP450 酶的代谢和Ⅱ相尿苷二磷酸葡萄糖醛酸酶的转化。代谢物主要通过肾脏排出体外。丙戊酸的个体间和个体内的药动学变异大,治疗窗窄(50~100 mg/L),常须治疗药物监测和个体化给药。

抗癫痫药物治疗需要长期甚至终身治疗。依从性是抗癫痫药物治疗中不容忽视的问题。长期用药过程中,患者发生晚服或漏服药的情况时有发生。国外研究显示,超过70%的成人癫痫患者曾有漏服药的经历。儿童癫痫患者的用药依从性不佳的情况也普遍存在。2011 年,美国医学会杂志(*The Journal of the American Medical Association*,*JAMA*)发表的研究显示:58%新确诊的癫痫患儿在最初治疗的 6 个月内存在用药依从性问题。国内首都儿科研究所的研究结果显示:31.2%的患者曾发生停药,60.2%的患者曾漏服药。

晚服或漏服药可致血药浓度低于治疗范围,从而增加癫痫发作的风险。然而不当的补救剂量也可能致血药浓度高于治疗范围,从而发生严重毒副反应。在患者中开展前瞻性的研究,考察不同补救方案的实施效果,须使患者晚服或漏服药物,有悖于伦理学原则,难以实施。若开展回顾性研究,则难以获取准确的晚服或漏服药的信息,更难以获取发生此类事件时的血药浓度检测结果。因此,回顾性研究也难以开展。

　　基于群体药动学建模和模拟为解决上述问题提供了强有力的手段。以下将介绍采用已报道的群体药动学研究,模拟患者在常见晚服或漏服药场景下的血药浓度波动情况,并设计相应的补救给药方案。

二、研究设计

　　根据已建立的丙戊酸群体药动学模型,应用蒙特卡罗法模拟儿童癫痫患者在不同场景下晚服或漏服药时血药浓度随时间的波动情况,计算偏离治疗浓度范围的时间。在此基础上,考察相应的补救剂量并遴选出最佳方案,使血药浓度尽快恢复至治疗浓度范围内,尽可能减少偏离治疗浓度的时间。

　　本案例中,采用了 2008 年国际抗癫痫联盟(International League Against Epilepsy, ILAE)和 2018 年《治疗药物监测杂志》(*Therapeutic Drug Monitoring*)发表的抗癫痫药物临床监测指南中推荐的"个体治疗浓度"(*individual therapeutic concentration*),即患者癫痫得到控制且无显著不良反应时的血药浓度。据此,本研究中将多次服药后达稳态时的第5和95 百分位数浓度范围定义为患者的个体治疗浓度范围,见图 11-18。

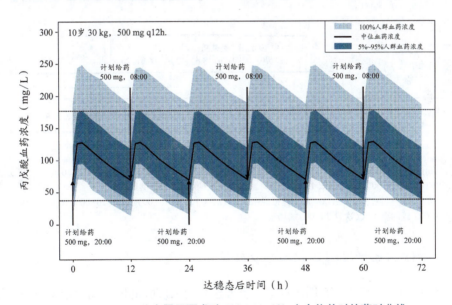

图 11-18　30 kg 儿童服用丙戊酸 500 mg q12h.完全依从时的药时曲线

三、研究人群及给药方案

　　本试验根据丙戊酸药品说明书和一般人群特征,设置常见典型病例和给药方案场景,详见表 11-19。

表 11 - 19　典型病例及给药方案

年龄(岁)	体重(kg)	给药剂量(mg)	给药间隔	剂　型
0.7	8	120	12h	糖浆剂
5	16	240	12h	糖浆剂
6	20	500	24h	缓释片
10	30	500	12h	缓释片

假设患儿当前的给药方案可完全控制癫痫发作且无明显不良反应。患者发生晚服或漏服药时,可立即服用补救剂量,并于下次计划服药时间正常服药。模拟的晚服和漏服药场景见图 11 - 19。

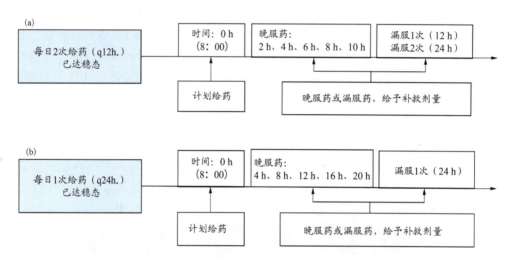

图 11 - 19　晚服药和漏服药的模拟场景

(a) q12h.给药:假设患儿于 8:00 和 20:00 服药,模拟晚服 2 h(10:00)、4 h(12:00)、6 h(14:00)、8 h(16:00)、10 h(18:00),以及漏服 1 次(20:00)或漏服两次(次日 8:00)的场景。

(b) q24h.给药:假设患者于 8:00 服药,模拟晚服 4 h(12:00)、8 h(16:00)、12 h(20:00)、16 h(24:00)、20 h(次日 4:00)或漏服 1 次(次日 20:00)的场景

四、群体药动学模型及其控制文件

根据 Serrano 等基于 255 例儿童癫痫患者建立的丙戊酸群体药动学模型,进行蒙特卡罗模拟。该研究采用了一级吸收和消除的一房室结构模型。模型的计算公式和参数见下式(式 11 - 17~式 11 - 19):

$$k_a(\mathrm{h}^{-1}) = 1.9 \qquad\qquad (式 11 - 17)$$

$$CL/F(\mathrm{L/h}) = 0.012 \cdot WT^{0.715} \cdot TDD^{0.306} \cdot 1.359^{CBZ} \qquad (式 11 - 18)$$

$$V/F(\text{L}) = 0.24 \cdot WT \qquad\qquad (\text{式} 11-19)$$

式中,k_a 为吸收速率常数,CL/F 为表观清除率,V/F 为表观分布容积,WT 为体重(kg),TDD 为丙戊酸日剂量[mg/(kg·d)],CBZ 为是否合用卡马西平(合用为 1,未合用为 0)。CL/F 的个体间变异为 21.5%,残差变异为 15.6 mg/L。

根据文献报道的模型,编写产生模拟数据的控制文件,代码如下:

```
$PROBLEM Simulation
$INPUT ID DAY TIME DV AMT II ADDL MDV WT TDD AGE CBZ
$DATA 11-7.csv  IGNORE=#
$SUBROUTINE ADVAN2 TRANS2
$PK
  TVCL = THETA(1) * WT ** THETA(2) * TDD ** THETA(3) * THETA(4) ** CBZ
                                              ; 群体表观清除率
  TVV  = THETA(5) * WT                        ; 群体表观分布容积
  KA   = 1.9                                  ; 吸收速率常数
  CL   = TVCL * EXP(ETA(1))                    ; 个体表现清除率
  V    = TVV                                  ; 个体表观分布容积
  S2   = V
$ERROR
  IPRED = F                                   ; 个体预测值
  IRES  =  DV - IPRED                          ; 个体残差
  DEL   = 0                                   ; 指示变量
  IF (DV.EQ.0) DEL=1
  IWRES = (1-DEL) * IRES / (DV + DEL)          ; 个体加权残差
  Y     = F + EPS(1)                          ; 观测值:加和型残差
$THETA                                        ; 固定效应参数最终估算值
  0.012                                       ; 表观清除率
  0.715                                       ; 体重对表观清除率的影响
  0.306                                       ; 日剂量对表观清除率的影响
  1.359                                       ; 合用卡马西平对表观清除率的影响
  0.24                                        ; 表观分布容积
$OMEGA
  0.046                                       ; 表观清除率个体间变异的最终估算值
$SIGMA
  243.36                                      ; 加和型残差的最终估算值
$SIMULATION (1234567) ONLYSIM SUBPROBLEM=1000 ; 产生 1000 个虚拟患者,种子数为 1234567
$TABLE ID TIME CL MDV NOPRINT NOHEAD FILE=s1.fit
```

五、模拟数据集

10 岁 30 kg 的儿童患者,连续服用丙戊酸 500 mg q12h. 20 天,血药浓度达稳态。第

21 日 20:00(TIME=492 h)时漏服药,然后在第 22 日 8:00(TIME=504 h)服用 750 mg 丙戊酸进行补救。之后在第 22 日 20:00(TIME=516 h)恢复 500 mg q12h.的原给药方案。用于模拟的数据集如表 11-20 所示。

表 11-20　30 kg 的儿童服用丙戊酸 500 mg q12h.
漏服一次时补救 750 mg 的数据集

#ID	DAY	TIME	DV	AMT	II	ADDL	MDV	WT	TDD	AGE	CBZ
1	1	0	.	500	12	40	1	30	33.33	10	0
1	21	480	0	0	0	0	0	30	33.33	10	0
1	21	481	0	0	0	0	0	30	33.33	10	0
1	21	482	0	0	0	0	0	30	33.33	10	0
1	21	483	0	0	0	0	0	30	33.33	10	0
1	21	484	0	0	0	0	0	30	33.33	10	0
1	21	486	0	0	0	0	0	30	33.33	10	0
1	21	488	0	0	0	0	0	30	33.33	10	0
1	21	491.9	0	0	0	0	0	30	33.33	10	0
1	21	492	0	0	0	0	0	30	33.33	10	0
1	21	493	0	0	0	0	0	30	33.33	10	0
1	21	494	0	0	0	0	0	30	33.33	10	0
1	21	495	0	0	0	0	0	30	33.33	10	0
1	21	496	0	0	0	0	0	30	33.33	10	0
1	21	498	0	0	0	0	0	30	33.33	10	0
1	21	500	0	0	0	0	0	30	33.33	10	0
1	21	503.9	0	0	0	0	0	30	33.33	10	0
1	22	504	0	750	0	0	1	30	33.33	10	0
1	22	505	0	0	0	0	0	30	33.33	10	0
1	22	506	0	0	0	0	0	30	33.33	10	0
1	22	507	0	0	0	0	0	30	33.33	10	0
1	22	508	0	0	0	0	0	30	33.33	10	0

续　表

#ID	DAY	TIME	DV	AMT	II	ADDL	MDV	WT	TDD	AGE	CBZ
1	22	510	0	0	0	0	0	30	33.33	10	0
1	22	512	0	0	0	0	0	30	33.33	10	0
1	22	515.9	0	0	0	0	0	30	33.33	10	0
1	22	516	0	500	0	0	1	30	33.33	10	0
1	22	517	0	0	0	0	0	30	33.33	10	0
1	22	518	0	0	0	0	0	30	33.33	10	0
1	22	519	0	0	0	0	0	30	33.33	10	0
1	22	520	0	0	0	0	0	30	33.33	10	0
1	22	522	0	0	0	0	0	30	33.33	10	0
1	22	524	0	0	0	0	0	30	33.33	10	0
1	22	528	0	0	0	0	0	30	33.33	10	0

六、模拟结果

运行上述控制文件后,将生成.fit 为后缀的数据列表文件。文件中包含了 1 000 名虚拟患儿的血药浓度随时间变化的信息。表 11-21 呈现了其中一名患儿的血药浓度的经时变化情况。为了使后续数据读取更加便利,模拟时未指定输出表头信息。此外,数据的输出格式与控制文件中 `$TABLE` 模块相对应(`$TABLE ID TIME CL MDV NOPRINT NOHEAD FILE=s1.fit`)。变量输出的顺序依次为 ID、TIME、CL、MDV,以及默认附加输出 DV、PRED、RES 和 WRES 的数据。当 MDV=1 时,对应的数据行是给药记录,无预测浓度值。

表 11-21 模拟生成的结果文件

1	0	0.482 57	1	0	0	0	0
1	480	0.482 57	0	77.644	75.653	1.990 9	0
1	481	0.482 57	0	102.32	128.55	−26.222	0
1	482	0.482 57	0	103.64	130.13	−26.489	0

续　表

1	483	0.482 57	0	108.28	124.39	−16.105	0
1	484	0.482 57	0	97.809	117.87	−20.056	0
1	486	0.482 57	0	99.359	105.52	−6.162 3	0
1	488	0.482 57	0	76.373	94.443	−18.07	0
1	491.9	0.482 57	0	64.794	76.074	−11.279	0
1	492	0.482 57	0	102.4	75.653	26.744	0
1	493	0.482 57	0	36.323	71.571	−35.249	0
1	494	0.482 57	0	39.935	67.71	−27.775	0
1	495	0.482 57	0	29.473	64.057	−34.584	0
1	496	0.482 57	0	47.219	60.601	−13.382	0
1	498	0.482 57	0	36.219	54.238	−18.019	0
1	500	0.482 57	0	30.611	48.544	−17.932	0
1	503.9	0.482 57	0	33.264	39.102	−5.837 6	0
1	504	0.482 57	1	0	38.885	0	0
1	505	0.482 57	0	113.59	122.25	−8.657 1	0
1	506	0.482 57	0	105.58	128.44	−22.856	0
1	507	0.482 57	0	128.04	123.42	4.620 1	0
1	508	0.482 57	0	132.08	117.05	15.035	0
1	510	0.482 57	0	100.96	104.8	−3.842 8	0
1	512	0.482 57	0	69.761	93.801	−24.04	0
1	515.9	0.482 57	0	69.615	75.556	−5.941 6	0
1	516	0.482 57	1	0	75.138	0	0
1	517	0.482 57	0	113.97	128.06	−14.092	0
1	518	0.482 57	0	78.797	129.67	−50.874	0
1	519	0.482 57	0	111.79	123.95	−12.156	0
1	520	0.482 57	0	89.956	117.45	−27.497	0

续　表

1	522	0.482 57	0	52.53	105.15	−52.623	0
1	524	0.482 57	0	84.333	94.113	−9.780 3	0
1	528	0.482 57	0	66.427	75.388	−8.961 4	0

随后,采用 R 代码将生成的数据文件绘制为药时曲线(图 11-20),进行更为直观的解读。R 语言的绘图代码见下:

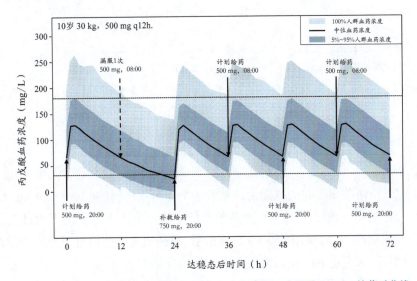

图 11-20　30 kg 的儿童服用丙戊酸 500 mg q12h.漏服 1 次补救 750 mg 的药时曲线

```
#读取文件,须根据文件实际位置修改路径
  DATA<- read.delim(file='C:/ Simulation/1234567.fit', header=F,sep="", as.is=T)
#命名每一列,并选出 MDV-0 的观测数据
  colnames(DATA)<- c("ID","time","cl","mdv","dv","PRED","RES","WRES")
  Select<- DATA $mdv==0
  VPA <- DATA[Select,]
#计算 P50、P95、P5、P99.5、P0.5 及最大值和最小值
  unix<-unique(VPA $time)
  dv1<-unique(VPA $dv)
  mymedian<-tapply(VPA $dv,VPA $time,quantile,prob=0.50,na.rm=T)
  myupper<-tapply(VPA $dv,VPA $time,quantile,prob=0.95,na.rm=T)
  mylower<-tapply(VPA $dv,VPA $time,quantile,prob=0.05,na.rm=T)
  myupper1<-tapply(VPA $dv,VPA $time,quantile,prob=0.995,na.rm=T)
  mylower1<-tapply(VPA $dv,VPA $time,quantile,prob=0.005,na.rm=T)
  mymax<-tapply(VPA $dv,VPA $time,max,na.rm=T)
  mymin<-tapply(VPA $dv,VPA $time,min,na.rm=T)
```

```
#绘制药时曲线
plot(unix,mymedian,xlab="",
ylab="",ylim=range(mymin,mymax),col='white',type="n",xaxt="n", yaxt="n")
polygon(c(unix,rev(unix)),c(mylower,rev(myupper)),col='lightpink1',border = NA )
polygon(c(unix,rev(unix)),c(myupper,rev(mymax)),col='mistyrose1',border = NA )
polygon(c(unix,rev(unix)),c(mymin,rev(mylower)),col='mistyrose1',border = NA )
points(unix,mymedian,col='red3',type="l")
points(unix,mylower1,col='red',type="l",lty=5)
points(unix,myupper1,col='red',type="l",lty=5)
axis(side=1, c(480,492,504,516,528), tcl=-0.2, labels=FALSE)
axis(side=2, c(0,50,100,150,200,250),tcl=-0.2, labels=FALSE)
mtext("达稳态后时间（h）", side=1, line=2.7, cex=2)
mtext("丙戊酸血药浓度（mg/L）", side=2,line=3.5,cex=2)
mtext(c(0,12,24,36,48), side=1, las=1, at=c(480,492,504,516,528), line=1, cex=2)
mtext(c(0,50,100,150,200,250), side=2, las=1, at=c(0,50,100,150,200,250), line=0.5,
cex=2)
abline(h=36,lty=5)
abline(h=182.9,lty=5)
```

图 11-20 中两条虚线间的范围为该患者的个体治疗范围（36.0~182.9 mg/L）。患者漏服药后（即距最后一次服药 12 h），血药浓度低于治疗范围下限。在下次计划服药时间（即距最后一次服药 24 h）服用 750 mg 丙戊酸后，血药浓度快速回复至个体治疗范围。恢复原给药方案后，未见患者的血药浓度偏离个体治疗范围。

根据上述方法再分别模拟和绘制补救剂量为 500 mg 和 1 000 mg 方案的血药浓度的波动情况，结果见图 11-21 和图 11-22。

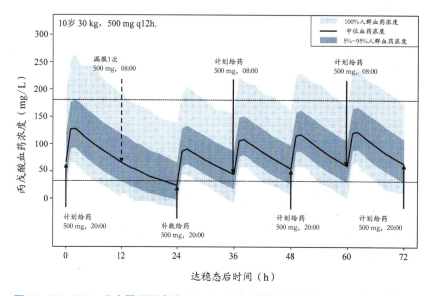

图 11-21　30 kg 儿童服用丙戊酸 500 mg q12h.漏服 1 次补救 500 mg 的药时曲线

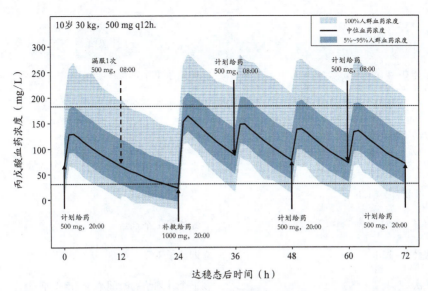

图 11-22 30 kg 儿童服用丙戊酸 500 mg q12h.漏服 1 次补救 1 000 mg 的药时曲线

由图 11-21 和图 11-22 可知,当患儿漏服 1 次药物时,若补服 500 mg,患儿血药浓度易低于治疗范围下限,若补服 1 000 mg,则血药浓度高于治疗范围上限的风险增加。因此,当患儿 500 mg q12h.漏服 1 次时,不能服用 500 mg 或 1 000 mg 的补救剂量,可服用 750 mg 的补救剂量。这与丙戊酸药品说明书中"漏服药时不能服用双倍剂量"相符。但是,药品说明书中未提及具体的补救剂量。模拟结果显示:漏服一剂时,服用 1.5 倍剂量可使患儿的血药浓度迅速回复至个体治疗窗。

七、补救用药方案推荐

采用上述方法,可考察不同年龄或体重的患儿在典型场景下的最佳补救剂量。推荐剂量详见表 11-22。

表 11-22 晚服、漏服丙戊酸患儿的推荐补救方案

场 景	补救给药方案
100~300 mg(糖浆剂)q12h.	
晚服药 0~4 h	立即给予 1 个剂量
晚服药 4~8 h	立即给予 2/3 个剂量
晚服药 8~12 h	立即给予 1/2 个剂量
漏服 1 次	在下个计划给药时间给予 1.5 个剂量
500 mg(缓释片)q24h.	

续　表

场　　景	补救给药方案
延迟服药 0~4 h	立即给予 1 个剂量
延迟服药 4~12 h	立即给予 2/3 个剂量
延迟服药 12~24 h	立即给予 1/2 个剂量
漏服 1 次	在下个计划给药时间给予 1.5 个剂量

500 mg（缓释片）q12h.

延迟服药 0~4 h	立即给予 1 个剂量
延迟服药 4~12 h	立即给予 1/2 个剂量
漏服 1 次	在下个计划给药时间给予 1.5 个剂量

八、小结

基于群体药动学原理,结合蒙特卡罗法模拟法,可解决抗癫痫药物治疗中的实际问题,也可为其他无法通过临床研究解决的问题,提供研究的新方法和思路。

参 考 文 献

林荣芳,林玮玮,王长连,等. 基于 NONMEM 法的华法林群体药动学/药效学模型研究. 药学学报,2015 (10)：1280－1284.

LIN W W, WU W, JIAO Z, et al. Population pharmacokinetics of vancomycin in adult Chinese patients with post-craniotomy meningitis and its application in individualised dosage regimens. European Journal of Clinical Pharmacology, 2015, 72(1)：29－37.

LI Z R, WANG C Y, LIN W W, et al. Handling delayed or missed dose of antiseizure medications：a model-informed individual remedial dosing. Neurology, 2023, 100(9)：e921－e931.

PATSALOS P N, BERRY D J, BOURGEOIS B F, et al. Antiepileptic drugs：best practice guidelines for therapeutic drug monitoring：a position paper by the subcommission on therapeutic drug monitoring, ILAE commission on therapeutic strategies. Epilepsia, 2008, 49(7)：1239－1276.

PATSALOS P N, SPENCER E P, BERRY D J. Therapeutic drug monitoring of antiepileptic drugs in epilepsy：a 2018 update. Ther Drug Monit, 2018, 40(5)：526－548.

SERRANO B B, SANCHEZ M J G, OTERO M J, et al. Valproate population pharmacokinetics in children. Journal of Clinical Pharmacy and Therapeutics, 1999, 24(1)：73－80.

第十二章
新 药 研 发

第一节　临床前研究数据预测
人体有效剂量

群体药动学-药效学建模和模拟在新药研发的早期阶段发挥着重要且不可替代的作用,可为新药首次人体试验(first-in-human trial,FIH)的剂量预测和人体有效剂量预测提供强有力的支持。该方法是一种自上而下的模型化手段,其模型假设较少,可以快捷获得药动学和药效学参数及其变异,并依据种属间异速放大理论,进行不同种属间的外推,在新药研发中广泛应用。

第十二章代码和数据文件

一、研究背景

为了保证受试者的安全,小分子药物人体首次试验的起始剂量预测主要基于临床前动物种属未见不良反应剂量(no observed adverse effect level,NOAEL),并结合种属间体表面积缩放因子进行估算。通过该法推算的剂量,药理学效应通常较低,可能远低于临床有效剂量。因此,通过群体药动学-药效学建模和模拟推算人体最低有效剂量,可为后续临床开发中初始剂量的选择提供重要依据。本节根据临床前动物实验数据,采用群体药动学建模与种属间异速放大法,预测人体药动学参数。然后,再依据体外药效指标进行桥接,预测人体有效剂量。

二、实验设计

药物 A 是一种治疗革兰氏阴性菌感染的小分子药物。体外实验中未发现该药对CYP450 酶的时间依赖性抑制或诱导作用。在小鼠、大鼠和犬中进行了单次静脉给药的药动学研究,考察了多个剂量水平下不同种属的药动学特征。具体实验方案如表 12-1 所示。

表 12-1   实验方案

动物	给 药 方 案	采 样 方 案
小鼠	5 mg/kg、15 mg/kg、45 mg/kg、90 mg/kg、180 mg/kg 和 270 mg/kg 每个剂量组($n=10$)分为 2 个亚组实施不同采样策略,每个亚组 $n=5$	亚组 1:给药前(0 h)和给药后 0.083 h、0.5 h、4 h、8 h 亚组 2:给药前(0 h)和给药后 0.25 h、1 h、2 h、6 h
大鼠	15 mg/kg、60 mg/kg、120 mg/kg 和 180 mg/kg 每个剂量组 $n=5$	给药前(0 h)和给药后 0.25 h、1 h、4 h、8 h、12 h
犬	静脉注射:45 和 90 mg/kg 静脉滴注:45 mg/kg 输注 1 h 每个剂量组 $n=6$	静脉注射:给药前(0 h)和给药后 0.25 h、0.5 h、1 h、2 h、4 h、8 h、12 h、24 h 静脉滴注:给药前(0 h)和给药后 1 h、2 h、4 h、8 h、12 h、24 h

三、实验数据

小鼠、大鼠和犬的体重中位数(范围)分别为 20(16~23)g、199(167~218)g 和 10.4 (7.6~12.6)kg。根据小鼠、大鼠和犬的药动学实验数据,编制数据文件。表 12-2 显示了 2 只小鼠的数据。ID=1 的小鼠体重为 0.017 kg,给药剂量 5 mg/kg,故 AMT 为 0.085 mg,采样时间为静脉给药后 0.083 h、0.5 h、4 h 和 8 h;ID=6 的小鼠体重为 0.02 kg,给药剂量为 5 mg/kg,剂量 AMT 为 0.1 mg,PK 采样时间为给药后 0.25 h、1 h、2 h 和 6 h;对于给药事件 MDV 设为 1,采样事件 MDV 设为 0。

表 12-2   小鼠的药动学数据示例

ID	TIME	DV	AMT	DOSE	WT	MDV	BLQ
1	0	0	0.085	5	0.017	1	0
1	0.083	3.92	0	5	0.017	0	0
1	0.5	4.07	0	5	0.017	0	0
1	4	0.14	0	5	0.017	0	0
1	8	0.01	0	5	0.017	0	1
6	0	0	0.1	5	0.02	1	0
6	0.25	2.69	0	5	0.02	0	0
6	1	2.63	0	5	0.02	0	0
6	2	1.01	0	5	0.02	0	0
6	6	0.13	0	5	0.02	0	0

此外,BLQ 列为两分类变量,描述血药浓度检测数据是否低于定量下限(0.01 mg/L)。高于定量下限数据,BLQ 赋值为0,反之,BLQ 赋值为1。小鼠、大鼠和犬中低于定量下限数据的比例分别为14/216(6%)、2/145(1%)和0,均小于10%,因此在后续的分析中予以直接排除。

表 12-3 是大鼠实验数据示例,数据结构同小鼠数据。例如,ID=1 的大鼠,体重为0.198 kg,0:00 时给药 15 mg/kg(AMT 为 2.97 mg)。给药后 0.083 h、0.25 h、1 h、4 h、8 h和 12 h 采样。

表 12-3　大鼠的药动学数据示例

ID	TIME	DV	AMT	DOSE	WT	MDV	BLQ
1	0	0	2.97	15	0.198	1	0
1	0.083	12.87	0	15	0.198	0	0
1	0.25	13.48	0	15	0.198	0	0
1	1	13.37	0	15	0.198	0	0
1	4	4.49	0	15	0.198	0	0
1	8	1.41	0	15	0.198	0	0
1	12	0.58	0	15	0.198	0	0

表 12-4 显示了犬的实验数据。由于同时包含了静脉注射和静脉滴注的数据,故增加了 RATE 列。静脉注射给药时设 RATE=0;静脉滴注给药时,RATE 为每小时滴注速率。如 ID=13 的犬给予 45 mg/kg 剂量(体重为 8.9 kg,AMT 为 400.5 mg)静脉滴注 1 h,RATE项为 400.5 mg/h。

表 12-4　犬的药动学数据示例

ID	TIME	DV	AMT	DOSE	WT	MDV	RATE	BLQ
13	0	0	400.5	400.5	8.9	1	400.5	0
13	1	37.57	0	400.5	8.9	0	0	0
13	1.5	34.99	0	400.5	8.9	0	0	0
13	2	27.64	0	400.5	8.9	0	0	0
13	4	18.81	0	400.5	8.9	0	0	0
13	8	13.74	0	400.5	8.9	0	0	0
13	12	6.52	0	400.5	8.9	0	0	0
13	24	0.77	0	400.5	8.9	0	0	0

四、数据探索性分析

通过绘制药时曲线图(图 12 - 1),呈现不同种属在不同剂量下的血药浓度的经时变化,并检视是否存在异常数据。在小鼠、大鼠和犬中,药物浓度均随剂量增加而增加,且药物浓度均呈现单指数下降,未见显著异常数据。

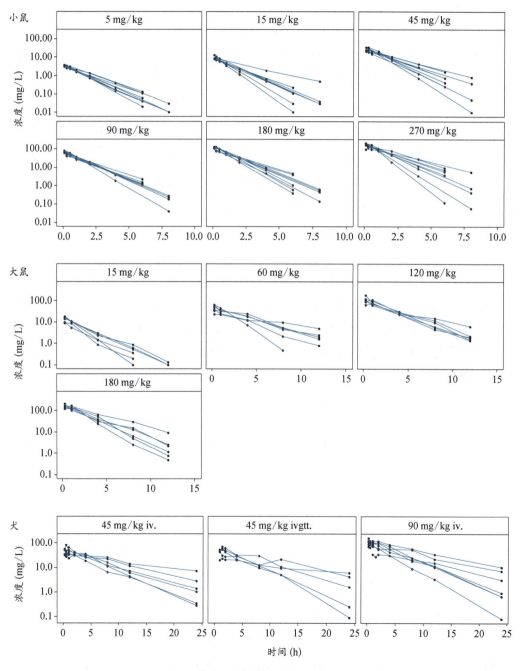

图 12 - 1　小鼠、大鼠和犬静脉给药后的药时曲线

五、不同种属动物的药动学建模

（一）基础模型

结构模型比较了一级消除的一房室模型（ `ADVAN1 TRANS2` 模块）和一级消除的两房室模型（ `ADVAN3 TRANS2` 模块）。个体间变异模型和残差变异模型均采用指数模型。以小鼠为例，一房室基础模型的控制文件代码如下：

```
$PROBLEM ANIMAL PK
$INPUT      ID TIME DV AMT DOSE WT MDV BLQ
$DATA       PK_mice1.csv IGNORE＝@ IGNORE＝(BLQ .EQ. 1)    ;忽略低于定量下限数据
$SUBROUTINE ADVAN1 TRANS2
$PK
  CL     = THETA(1)＊EXP(ETA(1))                           ;清除率
  V      = THETA(2)＊EXP(ETA(2))                           ;分布容积
  K10    = CL/V                                           ;清除速率常数
  S1     = V
$ERROR
  IPRED = F                                               ;个体预测值
  Y      = IPRED＊EXP(EPS(1))                              ;指数型残差模型
  W      = SQRT(SIGMA(1,1))                               ;权重
  IRES   = DV-IPRED                                       ;个体残差
  IWRES  = IRES/W                                         ;个体权重残差
$THETA                                                    ;固定效应参数初值
  (0,0.012)                                               ; 清除率
  (0,0.05)                                                ;分布容积
$OMEGA                                                    ;个体间变异初值
  0.2                                                     ;清除率
  0.2                                                     ;分布容积
$SIGMA
  0.1                                                     ;指数型残差初值
$ESTIMATION MAXEVAL＝9999 PRINT＝5 METHOD＝1 INTERACTION
```

一房室模型运行成功，两房室模型未能显著改善模型拟合优度（AIC 较一室模型增高）。因此，选择一房室模型作为基础模型。

（二）协变量模型

临床前药动学研究中，须关注的协变量主要包括体重和剂量。首先，基于基础模型绘制清除率和分布容积的个体间变异与体重和剂量之间的散点图。以小鼠为例，图 12－2 显示了清除率和分布容积的个体间变异与体重呈趋势性关系，随体重的增加清除率和分布容积有增加的趋势。而剂量与药动学参数的个体间变异关系不明显。

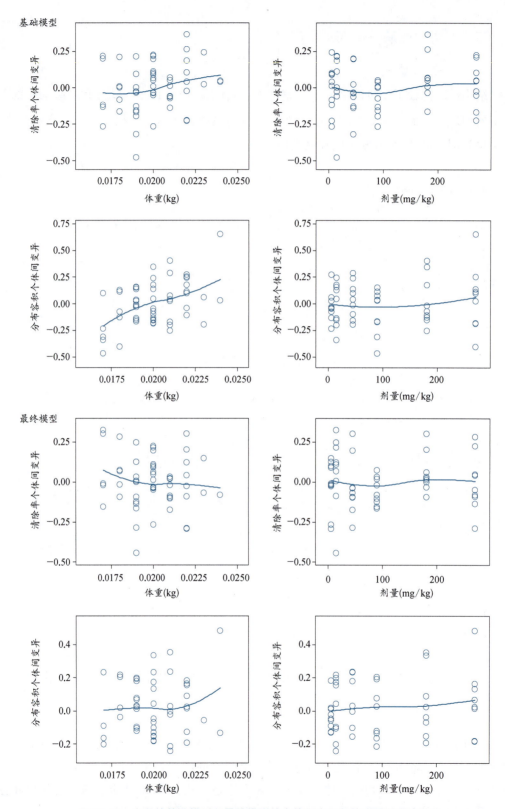

图 12－2　小鼠的基础模型和最终模型的个体间变异与协变量的散点图

随后,考察体重对清除率和分布容积的影响。以 70 kg 成人作为参照,基于异速放大法,将清除率和分布容积的幂指数分别设为 0.75 和 1(式 12 - 1 和式 12 - 2),并调整清除率和分布容积的初值,避免出现拟合失败的情况。

$$CL_i(\text{L/h}) = CL_{\text{TV}} \cdot \left(\frac{WT_i}{70}\right)^{0.75} \qquad (式 12-1)$$

$$V_i(\text{L}) = V_{\text{TV}} \cdot \left(\frac{WT_i}{70}\right)^{1.0} \qquad (式 12-2)$$

式中, CL_{TV} 和 V_{TV} 为 70 kg 成人的典型参数值, CL_i 和 V_i 为个体参数值。 WT_i 为个体体重。

纳入体重后,目标函数值下降 15.088,具显著的统计学意义($df = 2, P < 0.001$)。同时,清除率和分布容积的个体间变异与体重间的散点图显示(图 12 - 2),原有的趋势性变化消失。因此,体重是重要协变量,保留在模型中。进一步采用线性模型,考察剂量对清除率和分布容积的影响,未见剂量的显著影响。因此,最终模型是包含体重对清除率和分布容积影响的异速放大的一房室模型。

在大鼠和犬中,采用相同方法进行分析,均显示一房室模型可以较好描述药物的药动学过程。两房室模型无进一步的拟合改善。此外,体重是清除率和分布容积的影响因素,剂量不是药动学的影响因素。通过异速放大公式将体重纳入模型,可提高模型的拟合优度。

(三) 最终模型

小鼠、大鼠和犬最终模型参数的公式如下:

小鼠
$$CL_i(\text{L/h}) = 9.13 \cdot \left(\frac{WT_i}{70}\right)^{0.75} \cdot e^{\eta_1} \qquad (式 12-3)$$

$$V_i(\text{L}) = 102 \cdot \left(\frac{WT_i}{70}\right)^{1.0} \cdot e^{\eta_2} \qquad (式 12-4)$$

大鼠
$$CL_i(\text{L/h}) = 6.55 \cdot \left(\frac{WT_i}{70}\right)^{0.75} \cdot e^{\eta_1} \qquad (式 12-5)$$

$$V_i(\text{L}) = 79.5 \cdot \left(\frac{WT_i}{70}\right)^{1.0} \cdot e^{\eta_2} \qquad (式 12-6)$$

犬
$$CL_i(\text{L/h}) = 5.82 \cdot \left(\frac{WT_i}{70}\right)^{0.75} \cdot e^{\eta_1} \qquad (式 12-7)$$

$$V_i(\text{L}) = 62.9 \cdot \left(\frac{WT_i}{70}\right)^{1.0} \cdot e^{\eta_2} \qquad (式 12-8)$$

小鼠的最终模型 NONMEM 代码如下:

```
$PROBLEM MICE PK FINAL MODEL
$INPUT     ID TIME DV AMT DOSE WT MDV BLQ
$DATA      PK_mice1.csv IGNORE=@ IGNORE=(BLQ .EQ.1)
$SUBROUTINE ADVAN1 TRANS2
$PK
  TVCL  = THETA(1) * (WT/70)**0.75          ;群体清除率
  CL    = TVCL*EXP(ETA(1))                  ;个体清除率
  TVV   = THETA(2) * (WT/70)**1             ;群体分布容积
  V     = TVV*EXP(ETA(2))                   ;个体分布容积
  K10   = CL/V                              ;清除速率常数
  S1    = V
$ERROR
  IPRED = F                                 ;个体预测值
  Y     = IPRED * EXP(EPS(1))               ;指数型残差模型
  W     = SQRT(SIGMA(1,1))                  ;权重
  IRES  = DV-IPRED                          ;个体残差
  IWRES = IRES/W                            ;个体权重残差
$THETA                                      ;固定效应参数初值
  (0,9)                                     ;清除率
  (0,100)                                   ;分布容积
$OMGEA                                      ;个体间变异初值
  0.2                                       ;清除率
  0.2                                       ;分布容积
$SIGMA
  0.1                                       ;指数型参数残差初值
$ESTIMATION MAXEVAL=9999 PRINT=5 METHOD=1 INTERACTION
......
```

小鼠、大鼠和犬的最终 PK 模型的参数估算结果见表 12-5。结果显示参数估算具有良好的精度,相对标准误(%RSE)均<30%,个体间变异的收缩均<30%。

表 12-5　小鼠、大鼠和犬的最终 PK 参数估算值

参　　数	NONMEM 估算值(%RSE)	SIR 中位值(95%CI)	个体间变异(CV%)	SIR 中位值(95%CI)	收缩(%)
小鼠					
清除率(L/h)	9.13 (10.5)	9.13 (8.76~9.54)	16.6 (10.5)	16.6 (13.8~20.1)	2.2
分布容积(L)	102 (2.7)	102 (97.5~107.9)	19.0 (9.1)	19.1 (15.9~23.5)	3.5

续 表

参 数	NONMEM 估算值(%RSE)	SIR 中位值(95%CI)	个体间变异(CV%)	SIR 中位值(95%CI)	收缩(%)
残差变异(CV%)	7.9 (6.3)	7.9 (6.9~9.2)	/	/	28.5
大鼠					
清除率 (L/h)	6.55 (5.0)	6.56 (5.94~7.21)	22.4 (15.1)	22.9 (16.7~30.8)	4.4
分布容积 (L)	79.5 (5.0)	79.6 (72.1~87.5)	20.5 21.(17.5)	20.9 (14.1~29.6)	11.2
残差变异(CV%)	22.4 (6.4)	22.5 (19.6~26.1)	/	/	13.4
犬					
清除率 (L/h)	5.82 (7.2)	5.84 (5.04~6.78)	30.4 (15.3)	31.2 (23.0~42.4)	0.3
分布容积 (L)	62.9 (7.4)	62.9 (54.6~73.0)	30.3 (20.6)	30.8 (21.9~43.1)	1.6
残差变异 (CV%)	19.1 (8.0)	19.1 (16.7~21.9)	/	/	12

SIR 为抽样重要性重抽样。

(四) 模型评价

首先,采用经典的拟合优度图评估模型。小鼠、大鼠和犬的最终模型的拟合优度图见图 12 - 3。其中,条件权重残差(CWRES)对群体预测值和时间的散点图显示:CWRES 基本均匀地分布在直线 $y=0$ 两侧,不随群体预测值和时间呈趋势性变化;观测值对群体预测值和个体预测值的散点图显示:观测值均匀分布在参考线 $y=x$ 附近,无显著趋势性偏倚。上述结果提示随机效应模型和结构模型的选择合理。

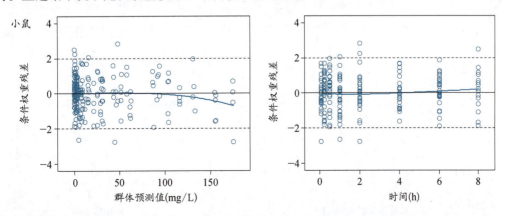

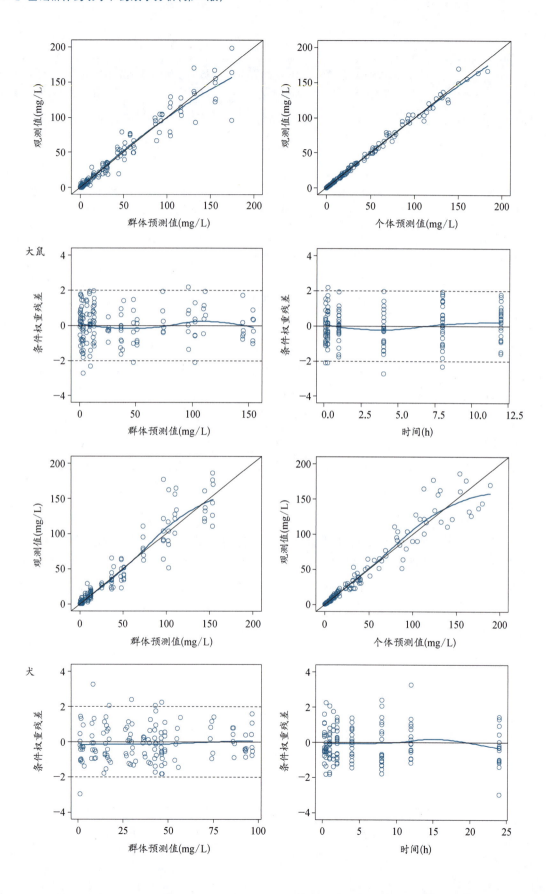

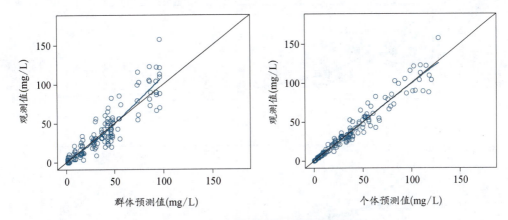

图 12 - 3　最终模型的拟合优度图

由于动物实验的样本量较少,故采用抽样重要性重抽样(sampling importance resampling,SIR)方法,计算参数的 95%*CI*。上述过程采用辅助工具 PsN 实现,命令如下:

```
sir -samples=1000,1000,1000,2000 -resamples=200,400,500,1000 -rplots=1 run7.mod -covmat_
input=run7.cov -theta_inflation=1.5 -omega_inflation=1.5 -sigma_inflation=1.5 -dir=sir7
```

上述命令共运行 4 组 SIR,抽样样本分别为 1 000、1 000、1 000 和 2 000,重抽样样本分别为 200、400、500 和 1 000。SIR 运行后会呈现最优结果。run7.mod 是最终模型文件, -covmat_input 表示输入最终模型的协方差矩阵, -theta_inflation=1.5 , -omega_inflation=1.5 , -sigma_inflation=1.5 分别表示群体参数、个体间变异和残差变异均上浮 1.5 倍,以确保 SIR 分布在合理范围。

小鼠、大鼠和犬最终模型的 SIR 均运行成功,结果详见表 12 - 5。结果表明:SIR 的中位数和 NONMEM 估算值非常接近,且 SIR 的 95% 置信区间较窄,说明最终模型具有较好的稳定性。

此外,对最终模型进行可视化预测检验。由于小鼠中剂量组较多(共 6 个剂量水平),且剂量跨度大(5~270 mg/kg),导致浓度观测值的范围较大,因此采用了预测值校正的可视化预测检验(prediction-corrected visual predictive check,pc - VPC),提高对模型预测效果的识别。上述过程亦采用了辅助工具 PsN 实现,命令如下:

```
vpc run7.mod -samples=1000 -lst_file=run7.lst -auto_bin=auto -predcorr -dir=run7vpc
```

其中,run7.mod 是最终模型文件,共模拟 1 000 次(-samples=1000),输入最终模型结果列表文件 run7.lst(-lst_file=run7.lst),使用自动划分时间段(-auto_bin=auto),进行预测值校正的可视化检验分析(-predcorr)。

图 12 - 4 显示:小鼠、大鼠和犬的模型预测值和观测值的中位数,以及 95% 区间的吻合度较好,提示了模型具有较好的预测性。

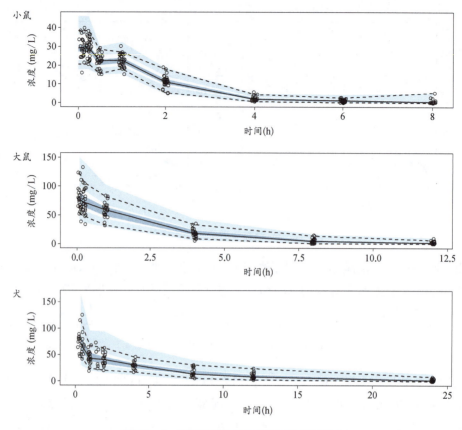

图 12 - 4 预测值校正的可视化预测检验图

圆点为观测值,黑色实线和虚线分别为观测值的中位数、第 2.5 和 97.5 百分位数,深蓝色和浅蓝色的色带分别为模型预测中位数和第 2.5、97.5 百分位数的 95% 预测区间

六、预测人体 *CL* 和 *V*

根据小鼠、大鼠和犬的清除率和分布容积参数值,以游离分数对清除率和分布容积进行校正。根据体外血浆蛋白结合实验获得小鼠、大鼠和犬的游离药物分数分别为 0.50、0.57 和 0.35,然后根据下式计算游离药物清除率和分布容积:

$$CL_{ub}(\text{L/h}) = \frac{CL_{tot}(\text{L/h}/70 \text{ kg})}{F_{ub}} \cdot \left(\frac{WT}{70}\right)^{0.75} \qquad (\text{式 12 - 9})$$

$$V_{ub}(\text{L}) = \frac{V_{tot}(\text{L}/70 \text{ kg})}{F_{ub}} \cdot \left(\frac{WT}{70}\right) \qquad (\text{式 12 - 10})$$

CL_{ub} 和 V_{ub} 分别代表了游离药物清除率和游离药物分布容积,CL_{tot} 和 V_{tot} 分别代表了药物总清除率和药物总分布容积,F_{ub} 代表游离药物分数,WT 为体重(单位: kg)。小鼠、大鼠和犬的游离药物清除率分别为 0.040 L/h、0.142 L/h 和 3.88 L/h,游离药物分布容积分别为 0.058 3 L、0.398 L 和 25.7 L。

获得小鼠、大鼠和犬的游离药物药动学参数以后,根据经典的简单异速放大公式

(式12-11)可构建回归模型(式12-12)。

$$Y = a \cdot WT^x \qquad\qquad (式12-11)$$

式中,Y为药动学参数(清除率或分布容积),a是常数,x是体重的指数,等式两边取对数,上式变为线性公式,对$\log(Y)$和$\log(WT)$进行回归分析,可以获得a和x的估算值。

$$\log(Y) = \log(a) + x \cdot \log(WT) \qquad\qquad (式12-12)$$

根据上式,将游离药物清除率和分布容积估算值,以及小鼠、大鼠和犬的平均体重(分别为0.02 kg、0.2 kg和10 kg)取对数后,进行回归计算。以游离药物清除率为例,计算的R语言代码如下:

```
library(dplyr)                                          #加载数据处理包 dplyr
library(ggplot2)                                        #加载绘图包 ggplot2
df <- data.frame(cl = c(0.040,0.142,2.27),v = c(0.0583,0.398,14.9),bw=c(0.02,0.20,10),name = c
('mouse','rat','dog'))                                  #输入体重和游离药物药动学参数
df <- df%>% mutate (lncl = log10(cl), lnv=log10(v),lnbw=log10(bw))   #对数据进行对数转化
fit1 <- lm(formula = lncl~lnbw,data=df)                 #对游离药物清除率和体重进行
                                                        线性回归

summary(fit1)                                           #显示回归模型的计算结果
ggplot(df,aes(x=bw,y=cl,label=name))+                   #绘制游离药物清除率和体重散点图
  geom_point()+
  xlab('Bodyweight (kg)')+
  ylab('Free clearance(L/h)')+
  scale_x_continuous(trans='log10',limits=c(0.01,10)) +
  scale_y_continuous(trans='log10',limits=c(0.005,10))+
  geom_text(hjust=0, vjust=2)+
  geom_smooth(method = "lm",size=1,se=FALSE)
```

游离药物清除率对体重、游离药物分布容积对体重的散点图见图12-5。由图可见:游离药物清除率、游离药物分布容积对体重均呈现了良好的线性关系。

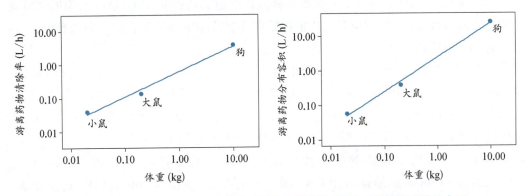

图12-5 小鼠、大鼠、犬的游离药物清除率和游离药物分布容积对体重的散点图

游离药物清除率和分布容积的线性回归模型均拟合成功,决定系数 R^2 分别为 0.989 和 0.996。游离药物清除率的回归模型的截距[$\log(a)$]为 -0.204,斜率(x)为 0.748;游离药物分布容积回归模型的截距[$\log(a)$]为 0.386,斜率(x)为 0.989。游离药物清除率和分布容积的预测公式如下所示:

$$CL_{ub}(\text{L/h}) = 0.625 \cdot WT^{0.748} \qquad (式 12-13)$$

$$V_{ub}(\text{L}) = 2.43 \cdot WT^{0.989} \qquad (式 12-14)$$

根据上式,预测 70 kg 成人的游离药物清除率和分布容积分别为 15.0 L/h 和 162 L。根据体外实验测定的人血浆游离药物分数 0.4,因此总清除率和分布容积分别为 6.0 L/h 和 64.8 L(表 12-6)。

表 12-6 不同种属的药动学参数

药动学参数	小鼠	大鼠	犬	人(预测)
清除率(L/h)*	9.13	6.55	5.85	6.0
分布容积(L)*	102	79.5	62.9	64.8
游离分数	0.50	0.57	0.35	0.40
游离药物清除率(L/h)*	18.26	11.5	16.7	15
游离药物清除率(L/h)	0.040	0.142	3.88	/
游离药物分布容积(L)*	204	139	180	162
游离药物分布容积(L)	0.058 3	0.398	25.7	/

* 经 70 kg 中心化。

七、预测人体最低有效剂量

体外实验显示:药物 A 的最低抑菌浓度(minimal inhibitory concentration, MIC)为 2 mg/L。临床前动物实验显示:一个给药间隔内的游离药物的 AUC(fAUC)/MIC > 20 可降低 2 个对数级(2log)的细菌载量。根据游离药物清除率和分布容积参数的预测值,进行人体药动学模拟。

模拟成人患者,体重 70±14 kg;分别给药 10 mg/kg、15 mg/kg、20 mg/kg、25 mg/kg、30 mg/kg、35 mg/kg、40 mg/kg、45 mg/kg,静脉滴注 1 h。每个剂量组包含 1 000 例。清除率和分布容积的个体间变异的 $CV\%$ 均设为 30%,指数残差变异的 $CV\%$ 设为 25%。给药后 1 h(输注结束后即刻)、1.5 h、2 h、6 h、8 h、12 h 和 24 h 进行 PK 采样。

表 12-7 是用于模拟的数据文件示例,ID = 1 的患者接受了 10 mg/kg(体重 70 kg,剂量为 700 mg)静脉滴注 1 h,AMT(给药剂量)项设为 700,RATE(输注速率)项设为 700,DV(观测值)设为"."。

表 12−7 模拟数据文件范例

ID	TIME	DV	AMT	DOSE	WT	MDV	RATE	CMT
1	0	0	350	700	70	1	350	1
1	1	.	0	700	70	0	0	1
1	1.5	.	0	700	70	0	0	1
1	2	.	0	700	70	0	0	1
1	4	.	0	700	70	0	0	1
1	6	.	0	700	70	0	0	1
1	8	.	0	700	70	0	0	1
1	12	.	0	700	70	0	0	1
1	24	.	0	700	70	0	0	1

NONMEM 控制文件代码如下：

```
$PROBLEM PK SIMULATION
$INPUT      ID TIME DV AMT DOSE WT MDV RATE CMT
$DATA       PK_human.csv  IGNORE=@
$SUBROUTINE ADVAN6 TOL=3
$MODEL      COMP=(1)                              ;中央室
            COMP=(2)                              ;AUC 室
$PK
  TVCL    = THETA(1)   * (WT/70)**0.75            ;群体清除率
  CL      - TVCL * EXP(ETA(1))                    ;个体清除率
  TVV     = THETA(2) * (WT/70)**1                 ;群体分布容积
  V       = TVV * EXP(ETA(2))                     ;个体分布容积
  K10     = CL/V                                  ;清除速率常数
  S1      = V
$DES
  DADT(1) = -A(1) * K10                           ;中央室药量随时间的变化
  DADT(2) = A(1)                                  ;AUC 室药量随时间的变化
  AUC     = A(2)/S1                               ;输出 AUC
$ERROR
  IPRED   = F                                     ;个体预测值
  Y       = IPRED * EXP(EPS(1))                   ;指数型残差模型
  W       = SQRT(SIGMA(1,1))                      ;权重
  IRES    = DV-IPRED                              ;个体残差
```

```
  IWRES   = IRES/W                                    ;个体权重残差
$THETA
  (15) FIXED                                          ;游离药物清除率估算值
  (162) FIXED                                         ;游离药物分布容积估算值
$OMGEA
  0.09 FIXED                                          ;清除率个体间变异设定值
  0.09 FIXED                                          ;分布容积个体间变异设定值
$SIGMA
  0.0625 FIXED                                        ;指数型参数残差设定值
$SIM (12345) (54321) ONLYSIM SUBPROBLEM=1
$TABLE ID TIME AMT MDV AUC IPRED IWRES CWRES NPDE NOPRINT ONEHEADER FILE=sim8
```

将动物种属间外推获得的游离药物清除率和分布容积参数值固定为相关的估算值，$SIM 进行模拟，(12345)(54321) 为种子数，ONLYSIM 表示只进行模拟，SUBPROBLEM=1 表示模拟一次。$TABLE 输出模拟结果文件 sim8。本例中定义 COMP (2) 为 AUC 室,运用 ADVAN6 模块,直接计算输出 AUC 值。

对于模拟产生的数据采用 R 语言的 ggplot2 包进行后处理,绘制各个剂量组的药物浓度曲线的分布,包括中位数和 95%CI(图 12-6)。R 代码如下:

```r
sim.human.f <- read.delim(file='sim8', sep="",skip=1)
sim.human.f <- subset(sim.human.f, time==24)              # 提取 24 h 数据
df1 <- sim. human. f% >% group_by(dose1)% >% summarize (median = median(AUC),lower =
quantile(AUC, c(0.025)), upper = quantile(AUC,c(0.975)))    #按剂量组汇总中位数和 95%CI
ggplot(df1,aes(x=time,y=median,group=dose1))+              #绘制 PK 曲线
  geom_ribbon(aes(ymin = lower, ymax = upper), fill = "grey70")+
  geom_point()+
  geom_line(aes(y = median)) +
  xlab('Time (hours)')+
  ylab('Free Drug A level (mg/L)')+
  scale_x_continuous(limits=c(0,24))+
  scale_y_continuous(trans='log10',limits=c(0.05,100))+
  geom_hline(aes(yintercept = 0.5), col = 'red3', linetype = 2)+
  theme(strip.text.x = element_text(size = 12),
      axis.title.x   = element_text(size=12),
      axis.title.y   = element_text(size=12),
      axis.text.x    = element_text(size=12),
      axis.text.y    = element_text(size=12),
      legend.position="right")+
  facet_wrap(~dose1,ncol=3)                                #按照剂量水平分层绘制
```

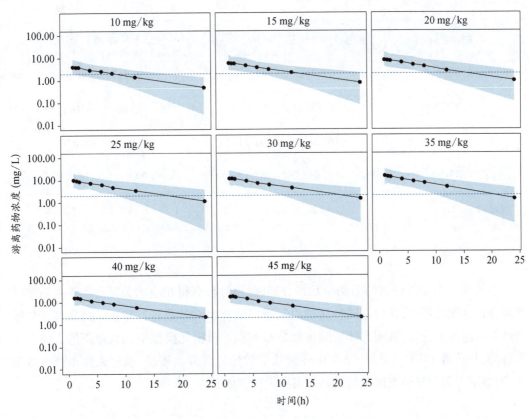

图 12-6　不同给药剂量下的人体药时曲线

黑色实线：预测中位数,阴影：95%预测区间,蓝色虚线：最低抑菌浓度 2 mg/L

各剂量组 AUC_{24h} 汇总结果见表 12-8。10 mg/kg 剂量组中部分患者未达靶标,而 20 mg/kg 及以上剂量组游离 AUC/最低抑菌浓度($fAUC_{24h}$/MIC) 的 95%CI 下限均超过靶标值。15 mg/kg 剂量组 $fAUC_{24h}$/MIC=30(95%CI:19.3~49.2 h),95%下限与 PK 靶标值 $fAUC_{24h}$/MIC=20 相近,提示约95%的患者达到该靶标值,因此确定 15 mg/kg 为最低有效剂量。

表 12-8　人体各剂量组 $fAUC_{24h}$ 和 $fAUC_{24h}$/MIC 预测结果汇总

剂量(mg/kg)	$fAUC_{24h}$[mg·h/L,中位数(95%CI)]	$fAUC_{24h}$/MIC[h,中位数(95%CI)]
10	41.8(24.7~62.3)	20.9(12.3~31.2)
15	60.0(38.5~98.4)	30(19.3~49.2)
20	79.2(49.4~127.2)	39.6(24.7~63.6)
25	99.4(59.8~147.9)	49.7(29.9~73.9)

剂量（mg/kg）	fAUC$_{24h}$ [mg·h/L,中位数（95%CI）]	fAUC$_{24h}$/MIC [h,中位数（95%CI）]
30	120.3（68.0~193.2）	60.1（34.0~96.6）
35	137.2（93.3~212.0）	68.6（46.6~106）
40	167.3（100.8~241.7）	83.6（50.4~120.9）
45	181.0（115.2~267.3）	90.5（57.6~133.7）

MIC = 2 mg/L。

八、总结

本例对 3 个动物种属的药动学数据分别进行建模,获得相应的关键药动学参数清除率和分布容积估算值,并用不同种属的血浆蛋白结合率对参数进行校正。然后基于体重的经典异速放大公式,预测人体清除率和分布容积。再据此模拟不同剂量下的人体药动学行为,并计算 fAUC。最后,结合体外药效学指标最低抑菌浓度,确定人体最低有效剂量,为制定 Ⅰ 期剂量递增试验的用药方案提供科学依据。

第二节　早期临床药动学和药效学数据预测 Ⅲ 期临床试验剂量

确证性研究是新药临床开发的关键阶段,为新药获批上市提供了疗效和安全性的关键性证据。应用群体药动学-药效学建模,可以整合早期各研发阶段的数据,包括 Ⅰ 期和 Ⅱ 期临床研究的药动学和药效学数据,通过构建的模型,进行模拟和预测,优化确证性研究的给药方案。本节通过具体案例,说明如何应用早期的临床药理试验数据,运用群体药动学-药效学建模的方法,确定药物暴露和效应之间的量效关系。然后,通过模拟预测不同用药方案下的临床结局,为 Ⅲ 期临床试验的给药方案的设计提供科学依据。

一、背景

（一）疾病和药物研发策略

淀粉样变心肌病是一种罕见的遗传性疾病,主要病因是肝脏合成了错误折叠的蛋白 B。这种异常蛋白在心肌等组织沉积,导致患者出现一系列临床症状。该疾病的主要表现为心功能减退。患者的预后通常不良,缺乏有效治疗手段。药物 A 是一种大分子药物。

临床前研究显示：药物 A 给药后主要分布在肝脏,并和肝脏中靶点结合,对错误折叠蛋白 B 和野生型蛋白 B 的合成均有抑制作用。该药可使患者错误折叠蛋白 B 的生成减少,降低错误折叠蛋白在心肌等组织的沉积,延缓疾病的进展。

由于药物 A 对野生型蛋白 B 的生成也有抑制作用,且健康受试者的野生型蛋白 B 水平和患者的错误折叠蛋白 B 水平相近,故首先在健康受试者中进行药动学和药效学研究,明确药物对蛋白 B 的抑制作用和量效关系。此外,前期同类同靶点药物的临床试验结果显示了健康受试者和患者具有相似的暴露-效应关系。故基于 I 期临床试验数据,通过药动学-药效学建模和模拟,制订Ⅲ期临床试验的给药方案。

(二) I 期临床临床试验设计

在健康受试者中开展了 I 期临床试验,包括单剂量递增和多剂量递增试验。单剂量递增包括 5 个剂量组(30~120 mg);多剂量递增试验包括 4 个剂量组(30~90 mg)。给药方式均为皮下注射给药,每 4 周 1 次,共给药 4 次。试验设计见表 12－9。

表 12－9　I 期临床试验设计

组　　别	采　样　方　案
单剂量递增 30 mg、45 mg、60 mg、90 mg 和 120 mg 单次皮下给药; 样本量 8+2(药物+安慰剂)	**药动学** 给药前(第 0 天)和给药后 0.5 h、1 h、1.5 h、2 h、3 h、4 h、6 h、8 h、12 h、24 h,以及 168 h(7 d)、336 h(14 d)、672 h(28 d)、1 176 h(49 d)、1 680 h(70 d)、2 184 h(91 d) **药效学** 给药前(第 0 天)和给药后 24 h 和 72 h(3 d)、168 h(7 d)、336 h(14 d)、672 h(28 d)、1 176 h(49 d)、1 680 h(70 d)、2 184 h(91 d)
多剂量递增 30 mg、45 mg、60 mg、90 mg q4w. 皮下给药; 样本量 10+2(药物+安慰剂)	**药动学** 给药前(第 0 天)和给药后 0.5 h、1 h、1.5 h、2 h、3 h、4 h、6 h、8 h、12 h、24 h、72 h(3 d)、168 h(7 d)、336 h(14 d)、672 h(28 d 给药前)、1 008 h(42 d)、1 344 h(56 d 给药前)、1 680 h(70 d)、2 016 h(84 d 给药前)、2 016.5 h、2 017 h、2 018 h、2 019 h、2 020 h、2 022 h、2 024 h、2 028 h、2 040 h、2 068 h、2 184 h(91 d)、2 352 h(98 d)、2 688 h(112 d)、3 024 h(126 d)、3 360 h(140 d)、3 696 h(154 d) **药效学** 给药前(第 0 天)和给药后 72 h(3 d)、168 h(7 d)、336 h(14 d)、672 h(28 d 给药前)、1 008 h(42 d)、1 344 h(56 d 给药前)、1 680 h(70 d)、2 016 h(84 d 给药前)、2 184 h(91 d)、2 352 h(98 d)、2 688 h(112 d)、3 024 h(126 d)、3 360 h(140 d)、3 696 h(154 d)

二、试验数据

试验中收集了 80 例健康受试者的 2 080 个血药浓度数据和 880 个蛋白 B 浓度数据,用于药动学-药效学建模分析。表 12 - 10 显示了 1 例健康受试者的数据。

受试者给药 30 mg(AMT = 30 mg),给药室 CMT 为 1,给药事件 MDV 为 1,EVID 为 0。药动学采样室 CMT 为 2,药效学指标蛋白 B 采样室 CMT 为 4。药动学和药效学观测值均赋值于 DV 列,以 CMT 区分。

此外,为了便于后续作图和分层分析,在数据文件中增加了给药后时间(TAD,单位: h),给药后时间 2(DAY,单位: 天),剂量(DOSE)和组别(STUDY = 1 为单剂量,STUDY = 2 为多剂量)。纳入分析的协变量值为各指标的基线值,如体重(WT)、身高(HT)、性别(SEX)、体重指数(BMI)、谷丙转氨酶(ALT)、谷草转氨酶(AST)、白蛋白(ALB)、总胆红素(TBIL)、肌酐清除率(CL_{cr})。

数据文件中 BLQ 列为两分类变量,表征药动学数据是否低于定量下限。试验中定量下限为 0.02 ng/mL。低于 0.02 ng/mL 的数据以 1 表示。由于低于定量下限数据的比例为 2.2%(46/2 080),且均处于消除相末端,因此使用 M6 方法处理,即每个受试者的首个低于定量下限数据以定量下限(LOQ)的一半替代,舍去余下的低于定量下限数据。

三、探索性数据分析

首先,通过绘制药时曲线图,进行探索性数据分析。如图 12 - 7 所示:单剂量递增组中皮下注射给药后吸收迅速,一般达峰时间为 2.5~3 h,之后血药浓度快速下降,约 48 h 后呈缓慢消除,提示该药的多相分布和消除的特征。图 12 - 8 显示:多剂量递增组的皮下注射药时曲线的总体趋势与单剂量给药相似,未见明显的蓄积。各剂量组的平均药时曲线见图 12 - 9。不同剂量组间显示较为相似的消除速率,提示线性清除动力学特征。

由于研究对象是健康受试者,肝、肾功能均正常,待考察的协变量主要为体重、身高和体重指数。如表 12 - 11 所示:单剂量和多剂量组受试者的人口统计学特征相近。

蛋白 B 浓度-时间曲线图(图 12 - 10)可见:单剂量递增组中,蛋白 B 浓度的降低呈现剂量和时间依赖性。蛋白 B 浓度在给药后快速降低,约第 50 天可以观察到蛋白 B 浓度达最低,之后缓慢恢复。在观察终点第 91 天,蛋白 B 浓度仍未回复至基线水平,提示药效的持续时间较长。单剂量给药 30 mg 组无一例达到治疗目标(即相较于基线水平降低>90%),45 mg 和 60 mg 各有 1 例,90 mg 和 120 mg 组各有 2 例达到治疗目标。此外,90 mg 和 120 mg 的药效接近,90 mg 及以上单次给药可基本达最大药效。

表 12-10 药动学-药效学分析的数据文件

ID 受试者编号	TIME 时间	DV 因变量	AMT 给药剂量	MDV 缺失	CMT 房室	EVID 事件	DAY 给药后时间2(天)	TAD 给药后时间/(h)	BLQ 定量下限数据	WT 体重	AST 谷草转氨酶	ALT 谷丙转氨酶	ALB 白蛋白	TBIL 总胆红素	CRCL 肌酐清除率	SEX 性别	HT 身高	BMI 体重指数	STUDY 组别	DOSE 剂量
1	0	39.8	0	0	4	0	0	0	0	70.7	23	25	34.6	0.59	99	1	180	21.8	1	30
1	0	0	30	1	1	1	0	0	0	70.7	23	25	34.6	0.59	99	1	180	21.8	1	30
1	0.5	122.27	0	0	2	0	0.021	0.5	0	70.7	23	25	34.6	0.59	99	1	180	21.8	1	30
1	1	138.9	0	0	2	0	0.042	1	0	70.7	23	25	34.6	0.59	99	1	180	21.8	1	30
1	1.5	206	0	0	2	0	0.063	1.5	0	70.7	23	25	34.6	0.59	99	1	180	21.8	1	30
1	2	189.37	0	0	2	0	0.083	2	0	70.7	23	25	34.6	0.59	99	1	180	21.8	1	30
1	3	233.51	0	0	2	0	0.13	3	0	70.7	23	25	34.6	0.59	99	1	180	21.8	1	30
1	4	310.65	0	0	2	0	0.17	4	0	70.7	23	25	34.6	0.59	99	1	180	21.8	1	30
1	6	127.5	0	0	2	0	0.25	6	0	70.7	23	25	34.6	0.59	99	1	180	21.8	1	30
1	8	92	0	0	2	0	0.33	8	0	70.7	23	25	34.6	0.59	99	1	180	21.8	1	30
1	12	31.19	0	0	2	0	0.5	12	0	70.7	23	25	34.6	0.59	99	1	180	21.8	1	30
1	24	2.05	0	0	2	0	1	24	0	70.7	23	25	34.6	0.59	99	1	180	21.8	1	30
1	24	36.64	0	0	4	0	1	24	0	70.7	23	25	34.6	0.59	99	1	180	21.8	1	30

续 表

ID 受试者编号	TIME 时间	DV 因变量	AMT 给药剂量	MDV 缺失	CMT 房室	EVID 事件	DAY 给药后时间2(天)	TAD 给药后时间/(h)	BLQ 定量下限数据	WT 体重	AST 谷草转氨酶	ALT 谷丙转氨酶	ALB 白蛋白	TBIL 总胆红素	CRCL 肌酐清除率	SEX 性别	HT 身高	BMI 体重指数	STUDY 组别	DOSE 剂量
1	72	33.8	0	0	4	0	3	72	0	70.7	23	25	34.6	0.59	99	1	180	21.8	1	30
1	168	0.64	0	0	2	0	7	168	0	70.7	23	25	34.6	0.59	99	1	180	21.8	1	30
1	168	22.8	0	0	4	0	7	168	0	70.7	23	25	34.6	0.59	99	1	180	21.8	1	30
1	336	0.48	0	0	2	0	14	336	0	70.7	23	25	34.6	0.59	99	1	180	21.8	1	30
1	336	13.59	0	0	4	0	14	336	0	70.7	23	25	34.6	0.59	99	1	180	21.8	1	30
1	672	0.48	0	0	2	0	28	672	0	70.7	23	25	34.6	0.59	99	1	180	21.8	1	30
1	672	6.2	0	0	4	0	28	672	0	70.7	23	25	34.6	0.59	99	1	180	21.8	1	30
1	1 176	0.12	0	0	2	0	49	1 176	0	70.7	23	25	34.6	0.59	99	1	180	21.8	1	30
1	1 176	5.13	0	0	4	0	49	1 176	0	70.7	23	25	34.6	0.59	99	1	180	21.8	1	30
1	1 680	0.06	0	0	2	0	70	1 680	0	70.7	23	25	34.6	0.59	99	1	180	21.8	1	30
1	1 680	8.08	0	0	4	0	70	1 680	0	70.7	23	25	34.6	0.59	99	1	180	21.8	1	30
1	2 184	0.02	0	0	2	0	91	2 184	0	70.7	23	25	34.6	0.59	99	1	180	21.8	1	30
1	2 184	13.4	0	0	4	0	91	2 184	0	70.7	23	25	34.6	0.59	99	1	180	21.8	1	30

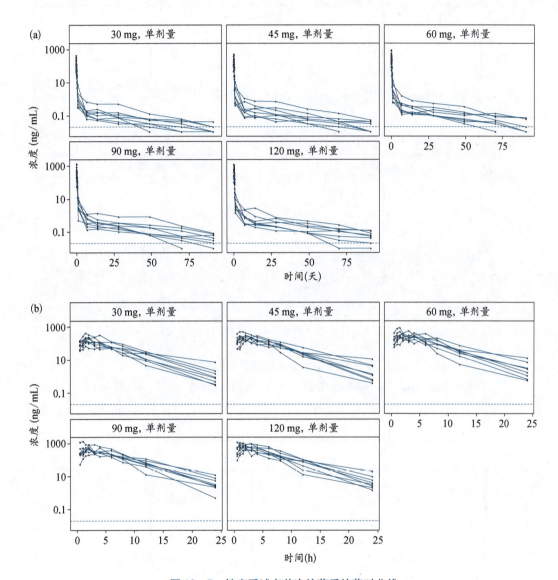

图 12 - 7　健康受试者单次给药后的药时曲线

（a）0~96 天的药时曲线;（b）0~24 h 的药时曲线,蓝色虚线为定量下限 0.02 ng/mL

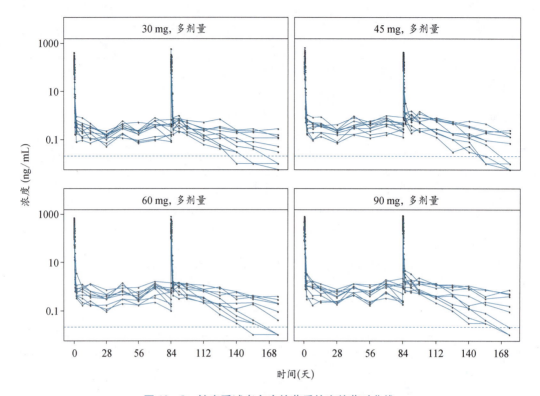

图 12 - 8　健康受试者多次给药后的完整药时曲线

第 0 天、第 28 天、第 56 天和第 84 天接受药物 A 皮下注射,蓝色虚线为定量下限 0.02 ng/mL

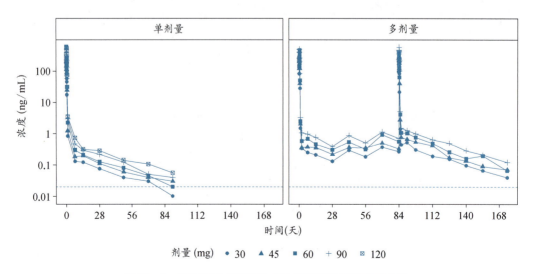

剂量(mg)　● 30　▲ 45　■ 60　+ 90　⊠ 120

图 12 - 9　健康受试者单次和多次给药后的平均药时曲线

多剂量组第 0、28、56 和 84 天接受药物 A 皮下注射。蓝色虚线为定量下限 0.02 ng/mL

表 12-11　单剂量组和多剂量组的人口统计学和肝肾功能特征

	单剂量组($n=40$)	多剂量组($n=40$)
体重(kg)	73.6（62.5~78.1）	62.4（56.4~80.9）
身高(cm)	183（166~188）	170（159~186）
体重指数(kg/m^2)	22（21.5~23.3）	21.8（21~23.2）
男性	24（60%）	24（60%）
ALT（U/L）	22（18~26）	22.5（16~27）
AST（U/L）	20（16~27）	19（13~25）
白蛋白(g/L)	35.4（29.1~40.9）	36（31.3~41.7）
总胆红素(mg/dL)	0.58（0.44~0.70）	0.60（0.41~0.70）
肌酐清除率(mL/min)	96.5（78.9~109.0）	99（77.8~113.0）
蛋白 B 浓度(mg/dL)	30.6（25.1~39.8）	30.3（26.5~35.1）

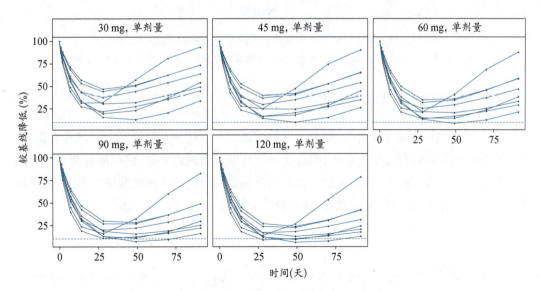

图 12-10　健康受试者单次给药后蛋白 B 水平随时间变化的曲线

蓝色虚线为治疗目标，即蛋白 B 较基线下降 90%

图 12 - 11 显示,多剂量递增组的蛋白 B 降低也呈现剂量和时间依赖性。给药后蛋白 B 浓度的药效曲线趋势总体上与单剂量给药类似,但在多剂量给药组中观察到药效累积效应。45 mg、60 mg 和 90 mg 剂量组的总体效应接近,提示 45 mg 及以上多剂量给药可能达到了药效平台;30 mg 组的效应低于其他 3 个组。在第 84 天最后一次给药后,最大药效出现在约 120 天。之后药效曲线缓慢恢复,至观察终点第 175 天仍可观察到部分药效。

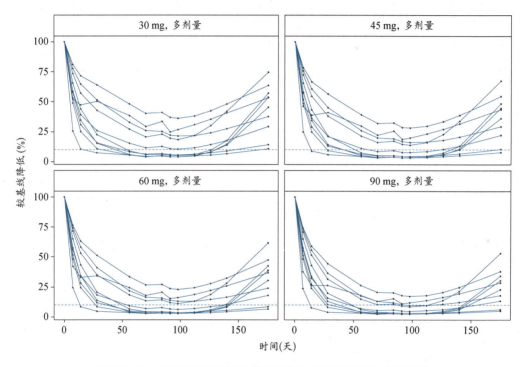

图 12 - 11　健康受试者多次给药后蛋白 B 水平随时间变化的曲线

第 0 天、第 28 天、第 56 天和第 84 天接受药物 A 皮下注射。蓝色虚线为治疗目标,即蛋白 B 较基线下降 90%

四、群体药动学-药效学分析

群体药动学和药效学分析时,汇总Ⅰ期临床试验单剂量和多剂量递增的试验数据,采用分步建模的方法进行分析。首先,拟合药动学数据并筛选协变量,获得最终药动学模型及个体药动学参数。随后,将获得的个体药动学参数作为药效学模型的输入参数,采用经典的间接效应模型,拟合药效学数据,探索量效关系,获得关键药效学参数。

(一) 群体药动学分析

1. 基础模型

药动学结构模型分别考察了一级吸收和一级消除的一房室模型(`ADVAN2 TRANS2` 模块)、两房室模型(`ADVAN4 TRANS4` 模块)和三房室模型(`ADVAN12 TRANS4` 模块)。个体间变异和残差变异均采用指数模型。结果显示:两房室模型显著优于一房室模型,目标函数值下降 9 941。三房室模型较两室模型没有显著改善,因此选择两房室模型为结

构模型。NONMEM 控制文件代码如下:

```
$PROBLEM Drug A PK
$INPUT   ID TIME DV AMT MDV CMT EVID DAY TAD BLQ WT AST ALT TBIL CLCR  HT SEX BMI STUDY DOSE
$DATA        NMdata.csv IGNORE = @  IGNORE(CMT .EQ. 4)
$SUBROUTINE ADVAN4 TRANS4                                    ; 两房室模型
$PK
  TVCL  = THETA(1)                                           ; 群体清除率
  CL    = TVCL * EXP(ETA(1))                                 ; 个体清除率
  TVV2  = THETA(2)                                           ; 群体中央室分布容积
  V2    = TVV2 * EXP(ETA(2))                                 ; 个体中央室分布容积
  TVQ   = THETA(3)                                           ; 群体房室间清除率
  Q     = TVQ * EXP(ETA(3))                                  ; 个体房室间清除率
  TVV3  = THETA(4)                                           ; 群体周边室分布容积
  V3    = TVV3 * EXP(ETA(4))                                 ; 个体周边室分布容积
  TVKA  = THETA(5)                                           ; 群体吸收速率常数
  KA    = TVKA * EXP(ETA(5))                                 ; 个体吸收速率常数
  TVF1  = THETA(6)                                           ; 群体生物利用度
  F1    = TVF1 * EXP(ETA(6))                                 ; 个体生物利用度
  K23   = Q/V2                                               ; 中央室至周边室的转运速率常数
  K32   = Q/V3                                               ; 周边室至中央室的转运速率常数
  K20   = CL/V2                                              ; 消除速率常数
  S2    = V2/1000
$ERROR
  IF(F .GT. 0) IPRED = F
  Y     = IPRED * EXP(EPS(1))                                ; 指数型残差模型
  W     = SQRT(SIGMA(1,1))                                   ; 权重
  IRES  = DV-IPRED                                           ; 个体残差
  IWRES = IRES/W                                             ; 个体权重残差
$THETA                                                       ; 固定效应参数初值
  (0,24)                                                     ; 清除率
  (0,50)                                                     ; 中央室分布容积
  (0,4)                                                      ; 房室间清除率
  (0,2800)                                                   ; 周边室分布容积
  (0,0.3)                                                    ; 吸收速率常数
  1 FIXED                                                    ; 生物利用度
$OMEGA                                                       ; 个体间变异初值
  0.2                                                        ; 清除率
  0.2                                                        ; 中央室分布容积
  0.2                                                        ; 房室间清除率
  0.2                                                        ; 周边室分布容积
  0.2                                                        ; 吸收速率常数
```

```
      0 FIXED                                                    ; 生物利用度
    $SIGMA                                                       ; 残差变异初值
      0.2                                                        ; 残差变异
    $ESTIMATION MAXEVAL = 9999 PRINT = 5 POSTHOC METHOD = 1 INTERACTION
```

基础模型的拟合优度图如图 12-12 所示。其中,条件权重残差(CWRES)对群体预测值和时间的散点图表明 CWRES 均匀地分布在 $y = 0$ 上下,随群体预测值和时间的改变未呈趋势性变化。观测值对群体预测值和个体预测值的散点图显示：观测值均匀分布在 $y = x$ 附近,无显著性趋势变化,提示随机效应模型和结构模型的选择合理。

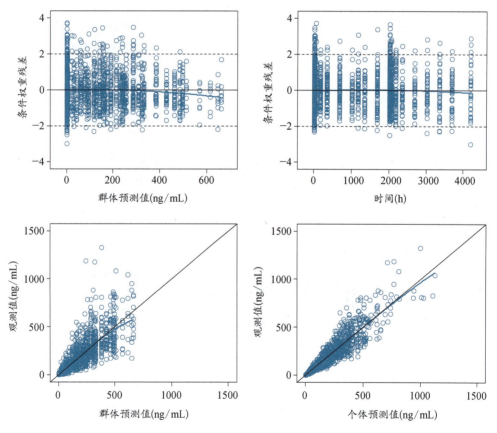

图 12-12　群体药动学基础模型的拟合优度图

对基础模型进行可视化预测检验。由于剂量组水平较多(5 个),以及剂量范围跨度大(30~120 mg),导致浓度的波动范围较大,因此采用了预测值校正的可视化预测检验(pc-VPC),提高对模型预测效果的识别。上述过程用 PsN 实现,命令如下：

```
vpc run2.mod - samples = 1000 - lst_file = run2.lst - auto_bin = auto - predcorr - idv = TAD -
stratify_on = study - dir = run2vpc
```

其中 run2.mod 是模型控制文件,共模拟 1 000 次(-samples＝1000),导入模型结果列表文件 run2.lst(-lst file＝run2.lst),使用自动划分时间段(-auto_bin＝auto),进行预测值校正可视化检验分析(-predcorr),设定以组别进行分层分析(-stratify_on＝study)。

pc-VPC(图 12-13)显示:观测值和预测值的中位数及 95% 区间总体相吻合,提示构建的模型具有较好的预测效果。

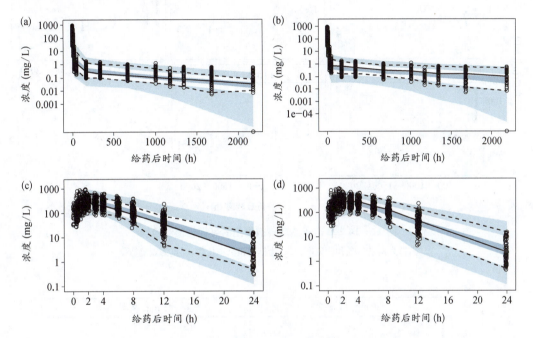

图 12-13　群体药动学基础模型的预测值校正的可视化预测检验
(a) 单剂量递增的完整药时曲线图;(b) 多剂量递增的完整药时曲线图;(c) 单剂量递增的 0~24 h 药时曲线图;(d) 多剂量递增的 0~24 h 药时曲线图。圆点为观测数据,黑色实线和虚线分别为观测值的中位数和第 2.5、97.5百分位数,深蓝色和浅蓝色的色带分别为模型预测中位数和第 2.5、97.5 百分位数的 95% 预测区间

对各剂量组进行分层分析时,考虑各剂量组的样本量较少(单剂量递增:每剂量组 8例;多剂量递增:每剂量组 10 例),难以用常规 VPC 展示模型预测值的中位数和 2.5% ~97.5% 分位数的预测区间。故采用模型的 90% 预测区间评估模型预测效果。单剂量和多剂量递增各剂量组的按剂量分层 VPC 见图 12-14 和图 12-15,显示各剂量组的血药浓度观测数据均匀分布在模型预测中位数两侧且大多分布于模型的 90% 预测区间内,提示模型对各个剂量组的预测效果均较好。

2. 协变量模型

绘制协变量对各药动学参数个体间变异的散点图。图 12-16 展示了表观清除率和中央室表观分布容积对各协变量的散点图。其中体重、身高和体重指数 BMI 与表观清除率的个体间变异有较强相关性,与中央室表观分布容积的个体间变异呈弱相关。

因此,首先对体重进行协变量分析。对于所有的清除率和分布容积参数,根据经验先采用固定指数的异速放大公式（式 12－15 和式 12－16）纳入体重。其中，清除率和分布容积与体重相关异速放大的指数分别固定为 0.75 和 1，再分别估算指数，并与固定指数模型进行比较，选择拟合效果更优者。

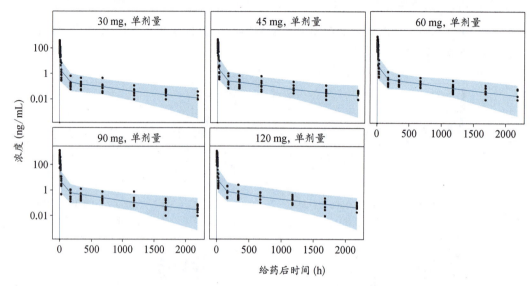

图 12－14　单剂量递增各剂量组的可视化预测检验

阴影为模型 90% 预测区间，实线为模型预测中位数，圆点为观测数据

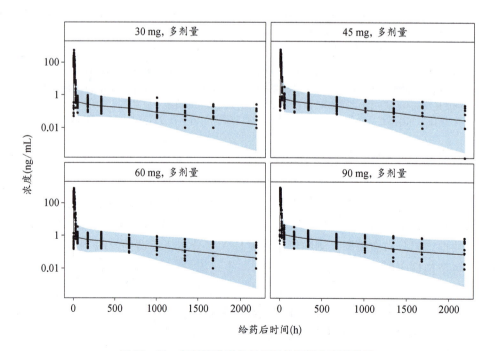

图 12－15　多剂量递增各剂量组的可视化预测检验

阴影为模型 90% 预测区间，实线为模型预测中位数，圆点为观测数据

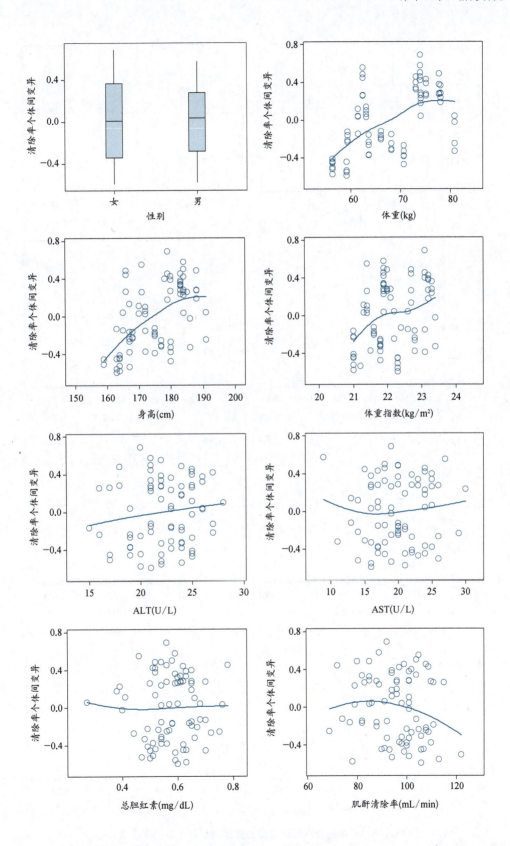

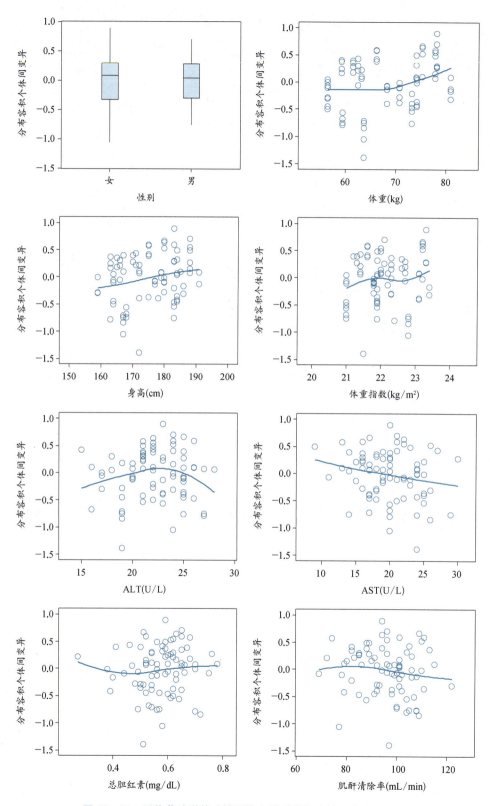

图 12－16　群体药动学基础模型协变量对参数个体间变异散点图

$$CL_i(\text{L/h}) = CL_{\text{TV}} \cdot \left(\frac{WT_i}{70}\right)^{0.75} \qquad (\text{式} 12-15)$$

$$V_i(\text{L}) = V_{\text{TV}} \cdot \left(\frac{WT_i}{70}\right)^{1.0} \qquad (\text{式} 12-16)$$

式中，CL_{TV} 和 V_{TV} 分别为 70 kg 患者的典型值，CL_i 和 V_i 分别为参数个体值。WT_i 为个体体重。NONMEM 控制文件仅需在 `$PK` 模块下进行修改，代码如下：

```
$PK
  TVCL = THETA(1) * ((WT/70)**0.75)          ; 群体清除率
  CL   = TVCL * EXP(ETA(1))                  ; 个体清除率
  TVV2 = THETA(2) * ((WT/70)**1)             ; 群体中央室表观分布容积
  V2   = TVV2 * EXP(ETA(2))                  ; 个体中央室表观分布容积
  TVQ  = THETA(3) * ((WT/70)**0.75)          ; 群体房室间清除率
  Q    = TVQ * EXP(ETA(3))                   ; 个体房室间清除率
  TVV3 = THETA(4) * ((WT/70)**1)             ; 群体周边室表观分布容积
  V3   = TVV3 * EXP(ETA(4))                  ; 个体周边室表观分布容积
```

以式 12-15 和式 12-16 添加体重后，目标函数值下降 42.738，具有统计学显著意义，即体重与药动学参数显著相关。在此基础上，进一步估算异速放大公式的指数（如式 12-17 和式 12-18 所示），判断模型是否有进一步改善。

$$CL_i = CL_{\text{TV}} \cdot \left(\frac{WT_i}{70}\right)^{\theta_1} \qquad (\text{式} 12-17)$$

$$V_i = V_{\text{TV}} \cdot \left(\frac{WT_i}{70}\right)^{\theta_2} \qquad (\text{式} 12-18)$$

NONMEM 控制文件在 `$PK` 模块和 `$THETA` 进行相应修改，代码如下：

```
$PK
  TVCL = THETA(1) * ((WT/70)** THETA(7))     ; 群体清除率
  CL   = TVCL * EXP(ETA(1))                   ; 个体清除率
  TVV2 = THETA(2) * ((WT/70)** THETA(8))      ; 群体中央室表观分布容积
  V2   = TVV2 * EXP(ETA(2))                   ; 个体中央室表观分布容积
  TVQ  = THETA(3) * ((WT/70)** THETA(7))      ; 群体房室间清除率
  Q    = TVQ * EXP(ETA(3))                    ; 个体房室间清除率
  TVV3 = THETA(4) * ((WT/70)** THETA(8))      ; 群体周边室表观分布容积
  V3   = TVV3 * EXP(ETA(4))                   ; 个体周边室表观分布容积
```

重新估算参数后，目标函数值较固定指数异速放大公式的模型下降 22.913，差异有统计学显著意义,因此采用估算指数的异速放大公式纳入体重。

其他协变量的筛选采用前向纳入法和逆向剔除法,统计学显著性水平分别设为 0.01 和 0.001,即在增加或剔除一个参数(自由度为 1)的情况下,目标函数值下降 6.63 或增加 10.84。在前向纳入法中未纳入任何协变量。逆向剔除法中剔除体重的影响后,目标函数值增加 65.651,差异具有统计学意义,在模型中予以保留。具体结果见表 12 - 12。

表 12 - 12 群体药动学模型协变量筛选过程

模型编号	协 变 量	加 入 方 式	目标函数值	目标函数值变化	显著性
1	基础模型	—	7 187.911		
2	体重添加对所有参数的影响	异速放大公式(固定指数)	7 145.173	−42.738	是
3	体重添加对所有参数的影响	异速放大公式(估算指数)	7 122.26	−22.913	是
选择模型 3,评估其他协变量					
4	ALT 对 CL 的影响	线性	7 122.26	−0.003	否
5	AST 对 CL 的影响	线性	7 122.26	−0.004	否
6	肌酐清除率对 CL 的影响	线性	7 119.28	−2.978	否
7	剂量对 CL 的影响	线性	7 121.14	−1.124	否
8	身高对 CL 的影响	线性	7 122.23	−0.025	否
9	性别对 CL 的影响	线性	7 122.03	−0.232	否
10	总胆红素对 CL 的影响	线性	7 122.20	−0.061	否
11	ALT 对 Q 的影响	线性	7 121.87	−0.387	否
12	AST 对 Q 的影响	线性	7 119.58	−2.685	否
13	肌酐清除率对 Q 的影响	线性	7 120.91	−1.346	否
14	剂量对 Q 的影响	线性	7 121.87	−0.386	否
15	身高对 Q 的影响	线性	7 122.20	−0.061	否
16	性别对 Q 的影响	线性	7 122.17	−0.094	否
17	总胆红素对 Q 的影响	线性	7 117.53	−4.727	否
18	ALT 对 V_2 的影响	线性	7 122.17	−0.093	否
19	AST 对 V_2 的影响	线性	7 117.93	−4.332	否

续　表

模型编号	协 变 量	加 入 方 式	目标函数值	目标函数值变化	显著性
20	肌酐清除率对 V_2 的影响	线性	7 120.94	−1.320	否
21	剂量对 V_2 的影响	线性	7 121.63	−0.632	否
22	身高对 V_2 的影响	线性	7 120.48	−1.778	否
23	性别对 V_2 的影响	线性	7 122.16	−0.095	否
24	总胆红素对 V_2 的影响	线性	7 121.85	−0.415	否
25	ALT 对 V_3 的影响	线性	7 122.18	−0.084	否
26	AST 对 V_3 的影响	线性	7 122.23	−0.032	否
27	肌酐清除率对 V_3 的影响	线性	7 121.67	−0.592	否
28	剂量对 V_3 的影响	线性	7 122.14	−0.115	否
29	身高对 V_3 的影响	线性	7 120.34	−1.920	否
30	性别对 V_3 的影响	线性	7 122.23	−0.031	否

因此,最终模型为包含体重异速放大公式的两房室模型(表 12-12,模型 3)。最终模型 NONMEM 控制文件如下:

```
$PROBLEM Drug A Final PK Model
$INPUT   ID TIME DV AMT MDV CMT EVID DAY TAD BLQ WT AST ALT TBIL CLCR  HT SEX BMI STUDY DOSE
$DATA    NMdata.csv  IGNORE=@ IGNORE(CMT .EQ. 4)
$SUBROUTINE ADVAN4 TRANS4                      ;两房室模型
$PK
  TVCL  = THETA(1) * ((WT/70) ** THETA(7))     ;群体清除率
  CL    = TVCL * EXP(ETA(1))                    ;个体清除率
  TVV2  = THETA(2) * ((WT/70) ** THETA(8))      ;群体中央室表观分布容积
  V2    = TVV2 * EXP(ETA(2))                    ;个体中央室表观分布容积
  TVQ   = THETA(3) * ((WT/70) ** THETA(7))      ;群体房室间清除率
  Q     = TVQ * EXP(ETA(3))                     ;个体房室间清除率
  TVV3  = THETA(4) * ((WT/70) ** THETA(8))      ;群体周边室表观分布容积
  V3    = TVV3 * EXP(ETA(4))                    ;个体周边室表观分布容积
  TVKA  = THETA(5)                              ;群体吸收速率常数
  KA    = TVKA * EXP(ETA(5))                    ;个体吸收速率常数
  TVF1  = THETA(6)                              ;群体生物利用度
  F1    = TVF1 * EXP(ETA(6))                    ;个体生物利用度
  K23   = Q/V2                                  ;中央室至周边室的分布速率常数
```

```
    K32     = Q/V3                               ;周边室至中央室的分布速率常数
    K20     = CL/V2                              ;消除速率常数
    S2      = V2/1000
$ERROR
    IF(F .GT. 0) IPRED= F                        ;个体预测值
    Y       = IPRED * EXP(EPS(1))                ;指数型残差模型
    W       = SQRT(SIGMA(1,1))                   ;权重
    IRES    = DV-IPRED                           ;个体残差
    IWRES = IRES/W                               ;个体权重残差
$THETA                                           ;固定效应参数初值
    (0, 24)                                      ;清除率
    (0, 50)                                      ;中央室表观分布容积
    (0, 4)                                       ;房室间清除率
    (0, 2800)                                    ;周边室表观分布容积
    (0, 0.3)                                     ;吸收速率常数
    (1 FIXED)                                    ;生物利用度固定为1
    (0, 2)                                       ;体重对清除率协变量
    (0, 2)                                       ;体重对分布容积协变量
$OMEGA                                           ;个体间变异初值
    0.2                                          ;清除率个体间变异
    0.2                                          ;中央室分布容积
    0.2                                          ;房室间清除率
    0.2                                          ;周边室分布容积
    0.2                                          ;吸收速率常数
    0 FIXED                                      ;生物利用度
$SIGMA
    0.0857                                       ;残差变异
$ESTIMATION MAXEVAL= 9999 PRINT= 5 POSTHOC METHOD= 1 INTERACTION
```

3. 最终模型

最终模型公式为

$$CL(\text{L/h}) = 23.6 \cdot \left(\frac{WT}{70}\right)^{1.93} \cdot e^{\eta_1} \qquad (式 12 - 19)$$

$$V_2(\text{L}) = 43.8 \cdot \left(\frac{WT}{70}\right)^{1.69} \cdot e^{\eta_2} \qquad (式 12 - 20)$$

$$Q(L/h) = 4.17 \cdot \left(\frac{WT}{70}\right)^{1.93} \cdot e^{\eta_3} \qquad (式 12 - 21)$$

$$V_3(\text{L}) = 2\,900 \cdot \left(\frac{WT}{70}\right)^{1.69} \cdot e^{\eta_4} \qquad (式 12 - 22)$$

$$k_a(h^{-1}) = 0.275 \cdot e^{\eta_5} \qquad (式 12 - 23)$$

4. 模型评价

最终模型的拟合优度图见图 12 - 17。条件权重残差(CWRES)对群体预测值和时间的散点图表明：CWRES 均匀分布在零线上下，未见与群体预测值和时间呈趋势性变化。观测值对群体和个体预测值的散点图显示：观测值均匀分布在参考线附近，无显著趋势偏差。

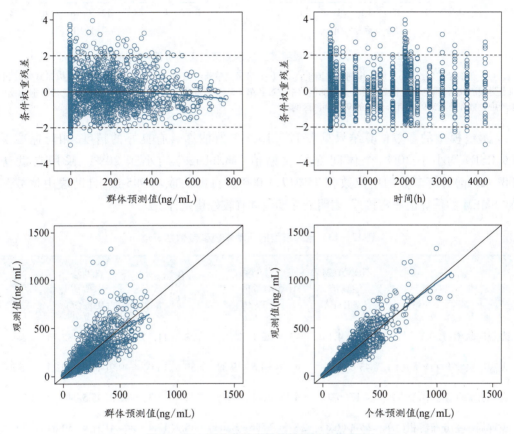

图 12 - 17　群体药动学最终模型拟合优度图

最终模型的 pc - VPC 如图 12 - 18 所示：最终模型的多剂量递增组的消除相预测效果较基础模型略有改善。各剂量组分层 VPC 预测效果与基础模型也相似。

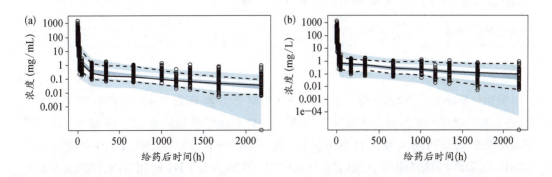

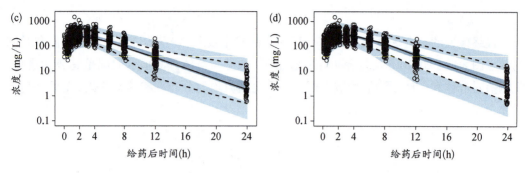

图 12 - 18　群体药动学最终模型的预测值校正的可视化预测检验

(a)、(c) 单剂量递增组,(b)、(d) 多剂量递增组;(a)、(b) 显示完整药时曲线,(c)、(d) 给药后 24 h 以呈现吸收相,
圆点为观测数据,黑色实线和虚线分别为观测值的中位数和第 2.5、97.5 百分位数,深蓝色和浅蓝色的色带分别为模型
预测中位数和第 2.5、97.5 百分位数的 95% 预测区间

　　最终模型的参数估算结果见表 12 - 13。参数估算具有良好的精度,相对标准误
(%RSE)均小于 30%,个体间变异收缩值(shrinkage)均小于 20%。采用自助法
(Bootstrap)计算参数的中位数和 95% CI,1 000 次自助法成功 995 次,自助法中位数和
NONMEM 的估算值非常接近,表明最终模型具有较好稳定性。

表 12 - 13　最终模型的药动学模型参数估算值

参　　　数	NONMEM 估算值 (%RSE)	自助法 中位值 (95%CI)	个体间变异 (CV%)	自助法 中位值 (95%CI)	收缩 (%)
表观清除率(L/h)	23.6(4.1)	23.6(22.1~25.3)	28.2(11.5)	27.9(23.6~32.2)	2.4
表观中央室分布容积(L)	43.8(8.0)	43.5(38.6~49.3)	50.6(13.0)	49.9(40.8~60.7)	15.2
表观房室间清除率(L/h)	4.17(6.9)	4.18(3.73~4.62)	42.8(13.3)	42.2(35.5~48.5)	5.6
表观周边室分布容积(L)	2 900(6.8)	2 893(2 556~3 263)	45.2(13.4)	44.4(37.4~50.6)	6.6
吸收速率常数(h^{-1})	0.275(4.8)	0.275(0.252~0.300)	32.9(12.4)	32.5(25.5~39.1)	9.8
体重对清除率的影响	1.93(19.1)	1.92(1.46~2.41)	—	—	—
体重对分布容积的影响	1.69(26.1)	1.69(0.88~2.49)	—	—	—
残差变异(CV%)	29.3(2.0)	29.2(28.2~30.4)	—	—	7.2

(二) 群体药动学-药效学分析

　　采用分步法进行药动学-药效学分析,首先编制药动学-药效学分析的 NONMEM 数据文
件,在原有药动学分析数据文件基础上,添加了个体药动学参数。表 12 - 14 呈现了 1 例受
试者接受多剂量药物 A 皮下注射的数据,其中 DV、AMT、MDV、CMT、EVID 的定义同表
12 - 10 的药动学数据分析集,受试者在 0 h、672 h(第 28 天)、1 344 h(第 56 天)和 2 016 h(第

84 天)皮下给药 30 mg,在指定时间点采集了样本,检测蛋白 B 的浓度。在数据文件最后 6 列,添加了最终群体药动学模型求算所得的个体药动学参数: CL、V_2、V_3、Q、F 和 k_a。

表 12-14　分步药动学-药效学分析的数据文件示例

ID	TIME	DV	AMT	MDV	CMT	EVID	DAY	TAD	协变量	ICL	IV2	IV3	IQ	IF	IKA
101	0	31.5	0	0	4	0	0	0	…	22.632	44.621	1 316.8	4.046 8	1	0.396
101	0	0	30	1	1	1	0	0	…	22.632	44.621	1 316.8	4.046 8	1	0.396
101	168	20.68	0	0	4	0	7	168	…	22.632	44.621	1 316.8	4.046 8	1	0.396
101	336	13.85	0	0	4	0	14	336	…	22.632	44.621	1 316.8	4.046 8	1	0.396
101	672	7.14	0	0	4	0	28	672	…	22.632	44.621	1 316.8	4.046 8	1	0.396
101	672	0	30	1	1	1	28	0	…	22.632	44.621	1 316.8	4.046 8	1	0.396
101	1 344	2.8	0	0	4	0	56	672	…	22.632	44.621	1 316.8	4.046 8	1	0.396
101	1 344	0	30	1	1	1	56	0	…	22.632	44.621	1 316.8	4.046 8	1	0.396
101	1 680	1.9	0	0	4	0	70	336	…	22.632	44.621	1 316.8	4.046 8	1	0.396
101	2 016	2.03	0	0	4	0	84	672	…	22.632	44.621	1 316.8	4.046 8	1	0.396
101	2 016	0	30	1	1	1	84	0	…	22.632	44.621	1 316.8	4.046 8	1	0.396
101	2 184	1.69	0	0	4	0	91	168	…	22.632	44.621	1 316.8	4.046 8	1	0.396
101	2 352	1.58	0	0	4	0	98	336	…	22.632	44.621	1 316.8	4.046 8	1	0.396
101	2 688	1.89	0	0	4	0	112	672	…	22.632	44.621	1 316.8	4.046 8	1	0.396
101	3 024	3.06	0	0	4	0	126	1 008	…	22.632	44.621	1 316.8	4.046 8	1	0.396
101	3 360	5.54	0	0	4	0	140	1 344	…	22.632	44.621	1 316.8	4.046 8	1	0.396
101	4 200	18.05	0	0	4	0	175	2 184	…	22.632	44.621	1 316.8	4.046 8	1	0.396

1. 基础模型

药动学-药效学分析的结构模型采用了翻转模型,如图 12-19 所示,在药动学两房室模型的基础上增加了蛋白 B 房室。蛋白 B 以零级速率(k_{in})生成,以一级速率(k_{out})消除。中央室药物浓度对蛋白 B 的抑制采用最大效应公式表示。其中,I_{max} 为最大抑制效应,IC_{50} 为达到最大抑制效应一半时的药物浓度。

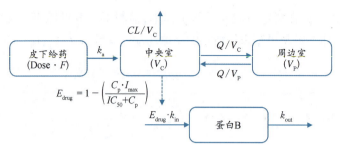

$$E_{drug} = 1 - \left(\frac{C_p \cdot I_{max}}{IC_{50} + C_p}\right)$$

图 12-19 药动学-药效学模型结构示意图

翻转模型需使用自定义模块进行描述,此处使用 ADVAN9 模块。NONMEM 控制文件如下:

```
$PROBLEM Drug A PK-PD Model
$INPUT   ID TIME DV AMT MDV CMT EVID DAY TAD BLQ WT AST ALT ALB TBIL CRCL SEX HT BMI STUDY DOSE
ICL IV2 IV3 IQ IF IKA
$DATA     NMdata_PKPD2.csv     IGNORE=@ IGNORE(CMT .EQ. 2)
$SUBROUTINE ADVAN9 TOL=9                              ; NONMEM 自定义模块
$MODEL                                               ;定义房室
  COMP    =(ABS)                                      ;吸收室
  COMP    =(CENT)                                     ;中央室
  COMP    =(PERI)                                     ;周边室
  COMP    =(PD)                                       ;蛋白 B 房室
$PK
;个体药动学参数
  KA      = IKA
  CL      = ICL
  V2      = IV2
  V3      = IV3
  Q       = IQ
  F1      = IF
;药效学参数
  IMAX    = THETA(1) * EXP(ETA(1))                    ;最大抑制效应
  TVIC50  = THETA(2)                                  ;群体半数抑制浓度
  IC50    = TVIC50 * EXP(ETA(2))                      ;个体半数抑制浓度
  TVKOUT  = THETA(3)                                  ;群体蛋白 B 一级消除速率常数
  KOUT    = TVKOUT * EXP(ETA(3))                      ;个体蛋白 B 一级消除速率常数
  BASL    = THETA(4) * EXP(ETA(4))                    ;蛋白 B 基线
  A_0(4)  = BASL                                      ;定义蛋白 B 初始值
  KIN     = BASL * KOUT                               ;蛋白 B 零级生成速率常数
  K23     = Q/V2                                      ;中央室至周边室分布速率常数
  K32     = Q/V3                                      ;周边室至中央室分布速率常数
  K20     = CL/V2                                     ;消除速率常数
  S2      = V2/1000
```

```
$DES                                                        ;微分方程模块
   CP      = A(2)/S2                                         ;中央室药物浓度
   EFF     = 1 - CP * IMAX/(CP+IC50)                         ;E_max 模型
   DADT(1) = -KA * A(1)                                      ;吸收室
   DADT(2) = KA * A(1) - K20 * A(2) - K23 * A(2) + K32 * A(3)  ;中央室
   DADT(3) = K23 * A(2) - K32 * A(3)                         ;周边室
   DADT(4) = KIN * EFF - KOUT * A(4)                         ;药效室
$ERROR
   IPRED   = A(4)                                            ;药效个体预测值
   Y       = IPRED * EXP(EPS(1))                             ;指数型残差
   W       = SQRT(SIGMA(1,1))                                ;权重
   IRES    = DV-IPRED                                        ;个体残差
   IWRES   = IRES/W                                          ;个体权重残差
$THETA                                                       ;固定效应参数初值
   (0, 0.98,1)                                               ;最大抑制效应
   (0, 0.03)                                                 ;半数抑制浓度
   (0, 0.005)                                                ;蛋白 B 消除速率常数
   (0, 30)                                                   ;蛋白 B 基线
$OMEGA                                                       ;个体间变异初值
   0 FIXED  ; IMAX                                           ;最大抑制效应
   0.2                                                       ;半数抑制浓度
   0.2                                                       ;蛋白 B 消除速率常数
   0.2                                                       ;蛋白 B 基线
$SIGMA
   0.1                                                       ;残差变异初值
$ESTIMATION MAXEVAL = 9999 PRINT = 5 POSTHOC METHOD = 1 NOABORT INTERACTION
```

    基础药动学-药效学模型的拟合优度图见图 12 - 20。其中,条件权重残差(CWRES)对群体预测值和时间的散点图显示:CWRES 均匀分布在零线上下,随群体预测值和时间改变未呈趋势性变化。观测值对群体预测值和个体预测值的散点图显示:均匀分布在参考线附近,无显著趋势性偏差。提示变异模型和结构模型的选择合理。

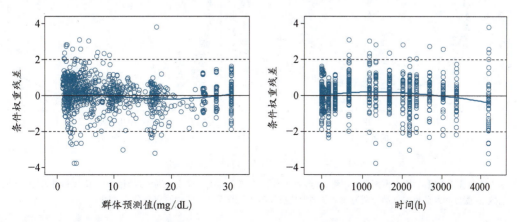

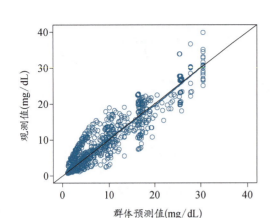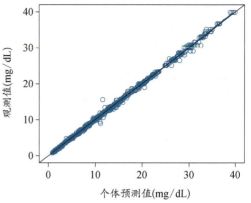

图 12 – 20　群体药动学-药效学基础模型的拟合优度图

对基础药动学-药效学模型进行了可视化预测检验,考虑药效学指标蛋白 B 的波动范围较小,因此采用了常规 VPC,PsN 命令如下:

```
vpc run12.mod -samples=1000 -lst_file=run12.lst -auto_bin=auto -stratify_on=study -dir=
run12vpc
```

其中 run12.mod 是最终模型文件,共模拟 1 000 次(-samples=1000),导入模型结果列表文件 run12.lst(-lst_file=run12.lst),使用自动划分时间段(-auto_bin=auto),以研究组别进行分层分析(-stratify_on=study)。

可视化预测检验(图 12 – 21)显示了单剂量递增组和多剂量递增组观测值与预测值的中位数,以及 95%区间的总体吻合度均较好,提示模型具有较好的预测效果。进一步进行各剂量组分层可视化预测检验(图 12 – 22 和图 12 – 23)显示:单剂量和多剂量递增各剂量组的蛋白 B 浓度和模型预测值基本吻合,观测的浓度大多分布在模型的 90% 预测区间之内,在模型预测中位线的上下均匀分布,提示模型具有较好的预测效果。

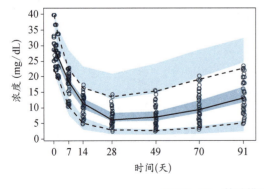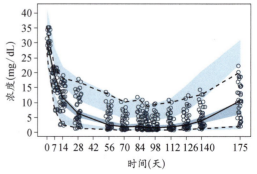

图 12 – 21　基础模型的可视化预测检验

左图为单剂量递增组,右图为多剂量递增组,圆点为观测数据,黑色实线和虚线分别为观测值的中位数和第 2.5、97.5 百分位数,深蓝色和浅蓝色的色带分别为模型预测中位数和第 2.5、97.5 百分位数的 95%预测区间

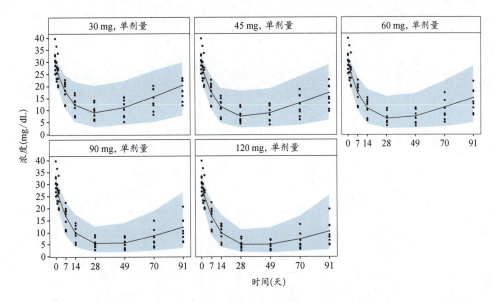

图 12 - 22　基础模型单剂量递增各剂量组的可视化预测检验

阴影为模型 90% 预测区间,实线为模型预测中位数,圆点为观测数据

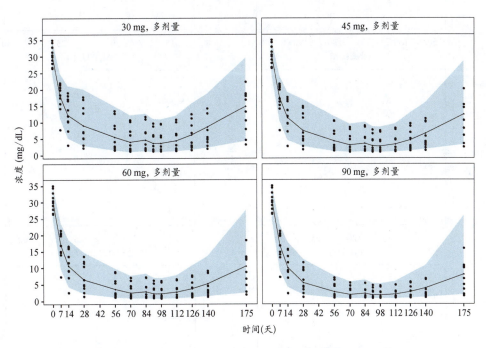

图 12 - 23　基础模型多剂量递增各剂量组的可视化预测检验

阴影为模型 90% 预测区间,实线为模型预测中位数,圆点为观测数据

2. 协变量模型

绘制协变量对各药效学参数个体间变异的散点图(图 12 - 24)。由图可见体重、身高、总胆红素与 IC_{50} 的个体间变异呈弱相关性;体重、身高与 k_{out} 的个体间变异有弱相关性。

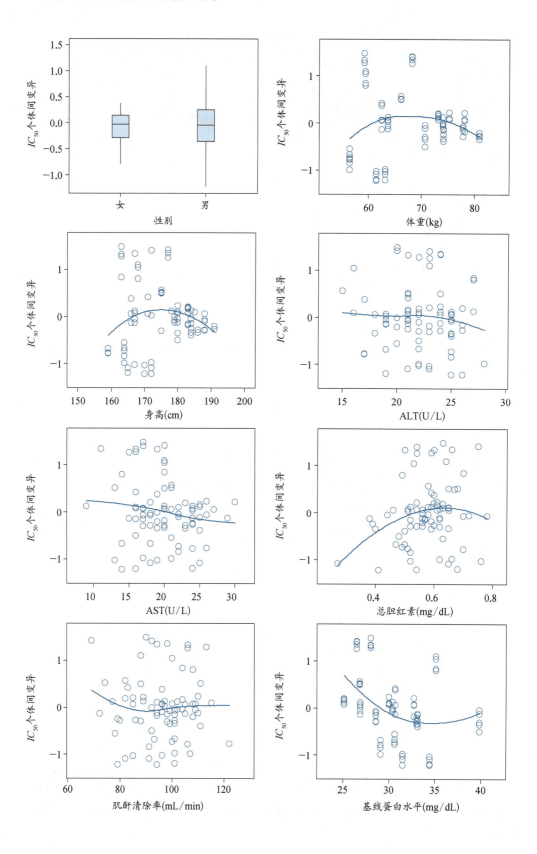

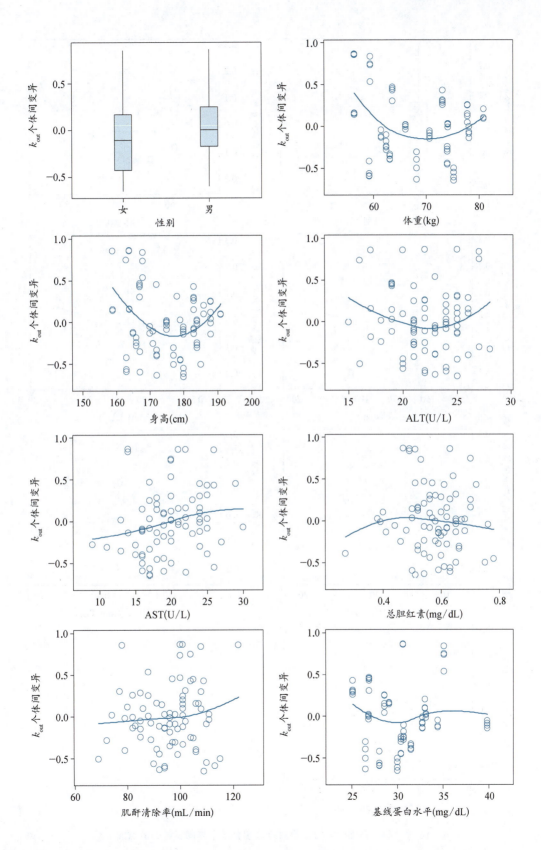

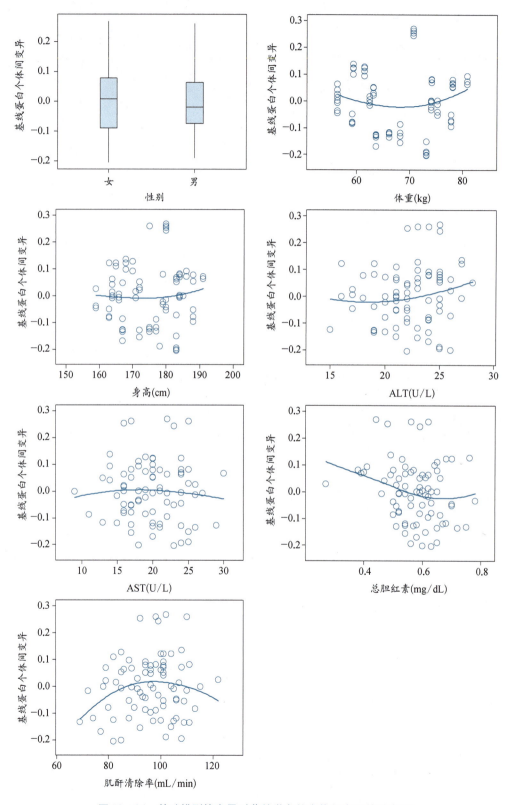

图 12-24 基础模型协变量对药效学参数个体间变异的散点图

药效学模型中协变量的筛选也采用前向纳入法和逆向剔除法,统计学显著性分别设为 0.01 和 0.001,即在增加或删除一个参数(自由度为 1)的情况下,目标函数值下降 6.63 或增加 10.84。在前向纳入法中,没有协变量进入模型,故未进行逆向剔除法,即基础模型为最终模型。具体筛选过程见表 12 - 15。

表 12 - 15　群体药动学-药效学模型协变量筛选过程

编号	协变量	模型	目标函数值	目标函数值下降	显著性
1	基础模型	—	−268.077	/	/
2	ALT 对基线蛋白水平的影响	线性	−271.466	−1.792	否
3	AST 对基线蛋白水平的影响	线性	−269.732	−0.058	否
4	体重指数对基线蛋白水平的影响	线性	−270.223	−0.549	否
5	肌酐清除率对基线蛋白水平的影响	线性	−270.902	−1.228	否
6	身高对基线蛋白水平的影响	线性	−269.800	−0.126	否
7	性别对基线蛋白水平的影响	线性	−270.108	−0.434	否
8	总胆红素对基线蛋白水平的影响	线性	−273.538	−3.864	否
9	体重对基线蛋白水平的影响	线性	−269.685	−0.011	否
10	ALT 对 IC_{50} 的影响	线性	−270.010	−0.336	否
11	AST 对 IC_{50} 的影响	线性	−272.087	−2.413	否
12	体重指数对 IC_{50} 的影响	线性	−269.744	−0.070	否
13	基线蛋白水平对 IC_{50} 的影响	线性	−276.885	−7.211	否
14	肌酐清除率对 IC_{50} 的影响	线性	−269.649	0.025	否
15	身高对 IC_{50} 的影响	线性	−269.685	−0.011	否
16	性别对 IC_{50} 的影响	线性	−269.685	−0.011	否
17	总胆红素对 IC_{50} 的影响	线性	−273.833	−4.159	否
18	体重对 IC_{50} 的影响	线性	−269.694	−0.020	否
19	ALT 对 k_{out} 的影响	线性	−269.967	−0.293	否
20	AST 对 k_{out} 的影响	线性	−274.052	−4.378	否

续　表

编号	协变量	模型	目标函数值	目标函数值下降	显著性
21	体重指数对k_{out}的影响	线性	−276.036	−6.362	否
22	基线蛋白水平对k_{out}的影响	线性	−269.664	0.010	否
23	肌酐清除率对k_{out}的影响	线性	−270.527	−0.853	否
24	身高对k_{out}的影响	线性	−272.317	−2.643	否
25	性别对k_{out}的影响	线性	−271.506	−1.832	否
26	总胆红素对k_{out}的影响	线性	−269.911	−0.237	否
27	体重对k_{out}的影响	线性	−273.929	−4.255	否

3. 最终模型及评价

最终模型的参数估算结果见表 12-16。参数估算具有良好的精度，相对标准误（%RSE）均<30%，个体间变异收缩（shrinkage）均<30%。采用自助法计算参数的中位数和 95%CI，1 000 次自助法成功 655 次。自助法中位数和 NONMEM 的估算值非常接近，提示最终模型具有较好稳定性。由于未纳入协变量，因此最终模型可视化预测检验图同基础模型（图 12-13）。结果显示了单剂量递增组和多剂量递增组观测值与预测值的各分位数总体吻合度均较好，提示模型具有较好的预测效果。

表 12-16　最终药动学-药效学模型参数

参数	NONMEM 估算值（%RSE）	自助法中位值（95%CI）	个体间变异（CV%）	自助法中位值（95%CI）	收缩（%）
最大抑制效应	0.98（0.1）	0.98（0.978~0.982）	—	—	—
半数抑制浓度（ng/mL）	0.026 9（9.4）	0.025 9（0.022 0~0.030 5）	67.4（9.6）	68.7（55.5~77.8）	0.1
药效消除速率常数（h^{-1}）	0.003 86（5.6）	0.003 68（0.003 32~0.004 13）	38.6（10.7）	39.6（33.2~45.2）	0.1
蛋白 B 基线水平（mg/dL）	30.4（9.4）	30.4（29.6~31.4）	11.4（9.4）	11.4（9.5~12.9）	1.5
残差变异（CV%）	3.5（0.6）	3.4（2.5~4.4）	—	—	14.4

五、Ⅲ期试验的给药方案

基于构建的药动学-药效学模型,开展临床试验模拟,以使给药达稳态后给药间期内蛋白 B 水平较基线下降90%,从而确定Ⅲ期临床确证性研究的剂量和给药方案。模拟的场景如下:

临床场景 1:考察不同给药剂量相同给药频次后的稳态下蛋白 B 水平,30 mg、45 mg、60 mg、90 mg,每 4 周给药 1 次,共 10 次。

临床场景 2:考察延长给药间隔是否可以维持药效,有利于患者治疗的便利性:45 mg、60 mg、90 mg,每 4、8、12 周给药 1 次,共 10 次。

模拟时首先须编制数据文件。表 12-17 显示了 1 例患者的数据。患者皮下注射给药30 mg,每 4 周给药 1 次,共 10 次。数据文件中设给药剂量(AMT)为 30,额外给药次数(ADDL)为 9,给药间隔(II)为 672 h(28 天)。同时设置了给药房室 CMT 为 1,蛋白 B 房室为4。由于主要关注蛋白 B 浓度随时间的变化,故作简化处理,不含药动学房室,如需对药物浓度随时间变化进行药动学模拟,则可添加药动学房室 CMT 为 2。蛋白 B 浓度设为"."。

NONMEM 运行模拟控制文件后,将自动添加蛋白 B 浓度至 DV 列。蛋白 B 采样时间设置为 2 或 4 周采样 1 次,并在 TIME 列进行了相应设置。模拟数据文件中个体基线蛋白 B 水平符合均数为 30.5 mg/dL,标准差为 3.5 mg/dL 的正态分布,体重符合均数为 70 kg,标准差为 10 kg 的正态分布。模拟数据集每个剂量组包括 100 例患者。MDV 和 EVID 的定义同前。

表 12-17　模拟数据文件示例

ID	TIME	DAY	DV	AMT	MDV	CMT	EVID	II	ADDL	WY
1	0	0	31.5	0	0	4	0	0	0	70
1	0	0	0	30	1	1	1	672	9	70
1	168	7	.	0	0	4	0	0	0	70
1	336	14	.	0	0	4	0	0	0	70
1	672	28	.	0	0	4	0	0	0	70
1	1008	42	.	0	0	4	0	0	0	70
1	1344	56	.	0	0	4	0	0	0	70
1	1680	70	.	0	0	4	0	0	0	70
1	2016	84	.	0	0	4	0	0	0	70
1	2352	98	.	0	0	4	0	0	0	70

续　表

ID	TIME	DAY	DV	AMT	MDV	CMT	EVID	II	ADDL	WY
1	2688	112	.	0	0	4	0	0	0	70
1	3024	126	.	0	0	4	0	0	0	70
1	3360	140	.	0	0	4	0	0	0	70
1	3696	154	.	0	0	4	0	0	0	70
1	4032	168	.	0	0	4	0	0	0	70
1	4368	182	.	0	0	4	0	0	0	70
1	4704	196	.	0	0	4	0	0	0	70
1	5040	210	.	0	0	4	0	0	0	70
1	5376	224	.	0	0	4	0	0	0	70
1	5712	238	.	0	0	4	0	0	0	70
1	6048	252	.	0	0	4	0	0	0	70
1	6216	259	.	0	0	4	0	0	0	70
1	6384	266	.	0	0	4	0	0	0	70
1	6552	273	.	0	0	4	0	0	0	70
1	6720	280	.	0	0	4	0	0	0	70

　　NONMEM 模拟的控制文件如下所示。在最终模型代码的基础上,将 $ESTIMATION 改为 $SIM 进行模拟,并将参数典型值和个体间变异值设为最终模型的估算值。 $SIM 模块中(12345)(54321)为种子数,ONLYSIM 表示只进行模拟,SUBPROBLEM=1 表示模拟1次,$TABLE 将模拟数据输出于 SIMTAB 文件中。

　　NONMEM 控制文件:

```
$INPUT ID TIME DV AMT MDV CMT EVID II ADDL
$DATA      NMdata_SIM.csv IGNORE=@
$SUBROUTINE ADVAN9 TOL=9                              ;NONMEM 自定义模块
$MODEL                                               ;定义房室
  COMP   =(ABS)                                      ;吸收室
  COMP   =(CENT)                                     ;中央室
```

```
   COMP    =(PERI)                                              ;周边室
   COMP    =(PD)                                                ;蛋白 B 房室
$PK
   TVCL    = THETA(1) * ((WT/70) ** THETA(7))                   ;群体清除率
   CL      = TVCL * EXP(ETA(1))                                 ;个体清除率
   TVV2    = THETA(2) * ((WT/70) ** THETA(8))                   ;群体中央室表观分布容积
   V2      = TVV2 * EXP(ETA(2))                                 ;个体中央室表观分布容积
   TVQ     = THETA(3) * ((WT/70) ** THETA(7))                   ;群体房室间清除率
   Q       = TVQ * EXP(ETA(3))                                  ;个体房室间清除率
   TVV3    = THETA(4) * ((WT/70) ** THETA(8))                   ;群体周边室表观分布容积
   V3      = TVV3 * EXP(ETA(4))                                 ;个体周边室表观分布容积
   TVKA    = THETA(5)                                           ;群体吸收速率常数
   KA      = TVKA * EXP(ETA(5))                                 ;个体吸收速率常数
   TVF1    = THETA(6)                                           ;群体生物利用度
   F1      = TVF1 * EXP(ETA(6))                                 ;个体生物利用度
   IMAX    = THETA(9) * EXP(ETA(7))                             ;最大抑制效应
   TVIC50  = THETA(10)                                          ;群体半数抑制浓度
   IC50    = TVIC50 * EXP(ETA(8))                               ;个体半数抑制浓度
   TVKOUT  = THETA(11)                                          ;群体蛋白 B 一级消除速率常数
   KOUT    = TVKOUT * EXP(ETA(9))                               ;个体蛋白 B 一级消除速率常数
   BASL    = THETA(12) * EXP(ETA(10))                           ;蛋白 B 基线
   A_0(4)  = BASL                                               ;定义蛋白 B 初始值
   KIN     = BASL * KOUT                                        ;蛋白 B 零级生成速率常数
   K23     = Q/V2                                               ;中央室至周边室分布速率常数
   K32     = Q/V3                                               ;周边室至中央室分布速率常数
   K20     = CL/V2                                              ;消除速率常数
   S2      = V2/1000
$DES                                                            ;微分方程模块
   CP      = A(2)/S2                                            ;中央室药物浓度
   EFF     = 1 - CP * IMAX/(CP+IC50)                            ;Emax模型
   DADT(1) = -KA * A(1)                                         ;吸收室
   DADT(2) = KA * A(1) - K20 * A(2) - K23 * A(2) + K32 * A(3)   ;中央室
   DADT(3) = K23 * A(2) - K32 * A(3)                            ;周边室
   DADT(4) = KIN * EFF - KOUT * A(4)                            ;药效室
$ERROR
   IPRED   = A(4)                                               ;药效个体预测值
   Y       = IPRED * EXP(EPS(1))                                ;指数型残差
   W       = SQRT(SIGMA(1,1))                                   ;权重
   IRES    = DV-IPRED                                           ;个体残差
   IWRES   = IRES/W                                             ;个体权重残差
$THETA                                                          ;固定效应参数最终估算值
   (0, 23.6)                                                    ;清除率
```

```
        (0, 43.7)                                    ;中央室表观分布容积
        (0, 4.18)                                    ;房室间清除率
        (0, 2900)                                    ;周边室表观分布容积
        (0, 0.275)                                   ;吸收速率常数
        (1) FIX ED                                   ;生物利用度
        (0, 1.93)                                    ;体重对清除率协变量
        (0, 1.69)                                    ;体重对分布容积协变量
        (0, 0.98)                                    ;最大抑制效应
        (0, 0.0269)                                  ;半数抑制浓度
        (0, 0.00386)                                 ;蛋白 B 消除速率常数
        (0, 30.4)                                    ;基线蛋白 B 水平
$OMEGA                                               ;个体间变异最终估算值
        0.0797                                       ;清除率
        0.256                                        ;中央室表观分布容积
        0.183                                        ;房室间清除率
        0.204                                        ;周边室表观分布容积
        0.108                                        ;吸收速率常数
        0 FIXED                                      ;生物利用度
        0 FIXED                                      ;最大抑制效应
        0.454                                        ;半数抑制浓度
        0.49                                         ;蛋白 B 消除速率常数
        0.0129                                       ;基线蛋白 B
$SIGMA
        0.00122                                      ;药效残差变异最终估算值
$SIM (12345) (54321) ONLYSIM  SUBPROBLEM=1
$TABLE ID TIME TAD STUDY AMT CMT BASL EVID MDV ONEHEADER FILE=SIMTAB
```

场景 1 模拟的药效-时间曲线见图 12-26。多次给药 45 mg 及以上剂量达稳态后,在给药周期内平均蛋白 B 较基线降低达到了治疗目标,即较基线降低 90%。45 mg、60 mg 和 90 mg 在给药周期内平均蛋白 B 较基线下降的百分比接近(图 12-25 和表 12-18 所示)。提示 45 mg 每 4 周给药 1 次可以达到治疗目标。R 语言绘图代码如下:

```
library(deSolve)
library(ggplot2)
df <- read.delim(file='SIMTAB',skip=1,sep="")
df1 <- df%>% mutate(red=DV/BASL*100)%>% group_by(day,dose)%>% summarize(median=
median(red),lower=quantile(red,c(0.05)),
upper=quantile(red,c(0.95)))%>%  mutate(dose1=paste(dose,'mg q4w * 10 doses'))
ggplot(df1,aes(x=day,y=median))+
    geom_ribbon(aes(ymin=lower, ymax=upper), fill="grey70")+
```

```
geom_point(size=0.75)+
geom_line(aes(y = median)) +
xlab('Time (days)')+
ylab('Protein B reduction from baseline (%)')+
geom_hline(aes(yintercept = 10), col = 'red3', linetype = 2)+
facet_wrap(~dose1)
```

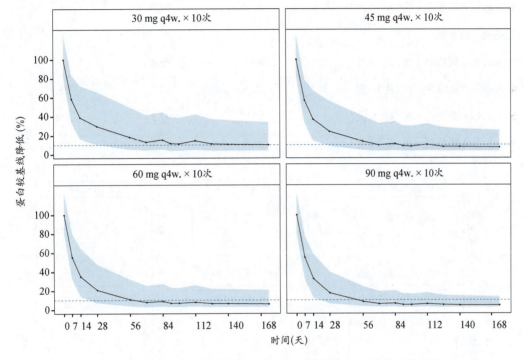

图 12-25 不同剂量每 4 周给药后蛋白 B 较基线下降百分比随时间变化

阴影为模型 90% 预测区间,实线为模型预测中位数,蓝色虚线为治疗目标,即较基线下降 90%

对 45 mg、60 mg 和 90 mg 进行不同给药间隔的模拟,结果如图 12-26 和表 12-18 所示:90 mg 每 8 周给药后,在给药间期内蛋白 B 水平波动较大,蛋白 B 下降百分比无法维持在 90% 水平。因此,延长给药间隔无法使蛋白 B 持续下降,不作推荐。基于高剂量所导致的安全性风险,故选择每 4 周给药 45 mg,作为 Ⅲ 期临床推荐用药方案。

表 12-18 不同给药方案下蛋白 B 浓度的下降百分比

给 药 方 案	蛋白 B 较基线下降(%)		
	中位值	5%分位数	95%分位数
稳态给药后 2 周			
30 mg,每 4 周给药 1 次,共 10 次	89.1	96.2	66.6

给 药 方 案	蛋白 B 较基线下降(%)		
	中位值	5%分位数	95%分位数
45 mg,每 4 周给药 1 次,共 10 次	92.1	96.9	74.9
60 mg,每 4 周给药 1 次,共 10 次	93.7	97.2	80.3
90 mg,每 4 周给药 1 次,共 10 次	95.3	97.5	86.4
稳态给药后 4 周			
30 mg,每 4 周给药 1 次,共 10 次	89.8	96.4	67
45 mg,每 4 周给药 1 次,共 10 次	92.5	97	75.4
60 mg,每 4 周给药 1 次,共 10 次	94	97.3	80.5
90 mg,每 4 周给药 1 次,共 10 次	95.4	97.6	86.6

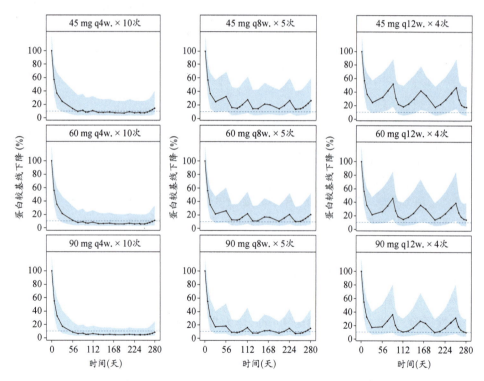

图 12 - 26　不同剂量每 4、8 和 12 周给药后蛋白 B 较基线下降百分比随时间变化

阴影为模型 90% 预测区间,实线为模型预测中位数,蓝色虚线为治疗目标,即较基线下降 90%

六、总结

本案例采用临床早期的药动学和药效学数据,进行药动学-药效学建模分析,获得群

体和个体药动学参数及其影响因素。然后,以间接效应模型拟合药效学数据,获得关键药效学参数。最后,基于构建的药动学-药效学模型,模拟不同剂量和给药频次下药效学指标的动态变化,设计了Ⅲ期临床试验的用药方案。

第三节　抗 PD‑1 单克隆抗体用药方案的设计

群体药动学研究可帮助识别显著影响药物暴露的内在和外在因素,为临床试验的给药方案提供指导科学依据。若当体重和药物暴露之间相关性强时,可考虑按体重(如 mg/kg)或体重分组进行给药。此外,基于药物暴露与疗效或毒性之间的定量关系,群体药动学研究可进一步指导给药方案的制订。

一、研究背景

程序性死亡受体-1(programmed cell death receptor‑1,PD‑1)是一种表达于 T 细胞表面的受体,通过与程序性死亡配体-1(programmed cell death-ligand 1,PD‑L1)结合,启动 T 细胞的程序性死亡,从而抑制 T 细胞的免疫应答。部分肿瘤细胞通过上调 PD‑L1 的表达,根据上述机制使 T 细胞程序性死亡,从而逃逸 T 细胞的杀伤作用。抗 PD‑1/PD‑L1 抗体可通过阻断 PD‑1/PD‑L1 信号通路介导的免疫抑制反应,包括抗肿瘤免疫反应,起到抗肿瘤作用,目前已被开发用于多种肿瘤的治疗。

国家药监局发布的《基于药代动力学方法支持用于肿瘤治疗的抗 PD‑1/PD‑L1 抗体可选给药方案的技术指导原则》和 FDA 发布的 *Pharmacokinetic-Based Criteria for Supporting Alternative Dosing Regimens of Programmed Cell Death Receptor‑1(PD‑1)or Programmed Cell Death-Ligand 1(PD‑L1)Blocking Antibodies for Treatment of Patients with Cancer* 中均建议:对于在治疗剂量范围内具有较为平坦暴露-效应(exposure-response,E‑R)关系的抗 PD‑1/PD‑L1 抗体,可在不改变给药途径的前提下,采用基于药动学模型模拟和预测的方法,通过改变给药剂量和/或给药间隔,为患者提供更灵活的、可供选择的给药方案。

本节阐述了运用群体药动学分析,筛选潜在的协变量,并据此制订用药方案。然后,基于构建的群体药动学模型,应用蒙特卡罗模拟法,设计不同给药剂量和给药间隔的用药方案,以适应临床应用需求。

二、试验设计

以抗 PD‑1 单克隆抗体 A 注射剂为例,阐明单抗 A 在晚期恶性肿瘤患者中的群体药动学特征,探索年龄、体重、性别及肝肾功能等因素对该单抗药动学过程的影响,并根据建立的抗 PD‑1 单抗群体药动学模型,模拟及预测不同给药方案(3 mg/kg 每两周 1 次给药,200 mg 每两周 1 次给药和 400 mg 每 4 周 1 次给药)的药物暴露量。其中,暴露参数包括稳态平均浓度、稳态峰浓度和稳态谷浓度等。

三、数据探索性分析

建模数据中包含了 120 个受试者的 2 990 个血药浓度观测值,表 12 - 19 显示纳入研究的受试者的人口统计学特征。

表 12 - 19　受试者的人口统计学特征

人口统计学特征(单位)	均值±标准差	中位数(范围)
病例数(个)	120	—
血药浓度观测数(个)	2 990	—
性别(男/女)	82/38	—
种族(汉族/其他)	116/4	—
年龄(岁)	50±10.9	51(23~69)
体重(kg)	61.8±11.1	61(36.8~91.0)
白蛋白(g/L)	43.3±4.28	44.1(29.7~52.5)
谷丙转氨酶(U/L)	20.3±13.9	15.3(5.0~88.0)
谷草转氨酶(U/L)	25.9±14.2	21.8(8.0~115.4)
总胆红素(μmol/L)	10.5±4.38	9.6(4.9~24.1)
肌酐清除率(mL/min)	102.7±26.8	96.9(51.6~178.8)

根据患者的完整给药记录,包括给药剂量(AMT)、滴注速率(RATE)、给药间隔、给药周期,以及血药浓度(DV)和协变量,编写数据文件,示例文件如表 12 - 20 所示。

表 12 - 20　数据文件示例

ID	TIME	DV	AMT	RATE	MDV	EVID	WT	ALB
1	0	0	52.7	105.4	1	1	52.7	44.2
1	0.58	18.20	.	.	0	0	52.7	44.2
1	2.5	20.90	.	.	0	0	52.7	44.2
1	6.5	15.10	.	.	0	0	52.7	44.2

续　表

ID	TIME	DV	AMT	RATE	MDV	EVID	WT	ALB
1	24.5	12.40	.	.	0	0	52.7	44.2
1	48.5	9.99	.	.	0	0	52.7	44.2
1	168.5	2.37	.	.	0	0	52.7	44.2
1	336.5	0.27	.	.	0	0	52.7	44.2
1	504.5	0.11	.	.	0	0	52.7	44.2
1	665.5	0.00	.	.	1	2	52.7	44.2
1	665.67	0	51.4	102.8	1	1	52.7	44.2
1	666.25	16.50	.	.	0	0	52.7	44.2
1	1 050.67	0.19	.	.	0	0	52.7	44.2

随后,绘制连续型协变量(如体重和白蛋白)的直方分布图,检视数据的分布情况(图 12 - 27)。

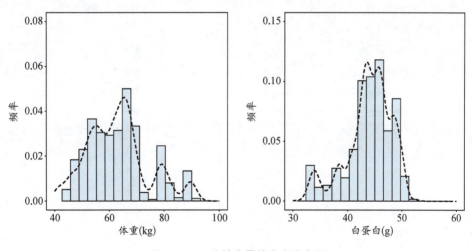

图 12 - 27　连续变量的直方分布图

四、基础模型

由于该单抗随给药剂量增加,剂量标准化药物浓度呈升高趋势,药物呈非线性消除特征,故在基础模型的建立过程中考察了药物的房室特征(一房室、二房室和三房室模型)及非线性消除特征(米氏模型和线性-米氏混合消除模型)。单抗 A 的药动学更符合线性-米氏非线性混合消除的二房室模型,可通过 ADVAN6 的自定义模块实现。此外,药动学参数的个体间变异为指数型模型;残差变异为比例型模型。模型结构图见图 12 - 28。

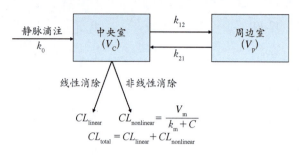

图 12 - 28 单抗 A 的药动学模型结构

k_0:滴注速率;k_{12}、k_{21}:中央室和周边室转运的一级速率常数;
CL_{linear}:线性清除率;$CL_{nonlinear}$:非线性清除率

基础模型的控制文件的主要部分如下:

```
$SUBR ADVAN6 TOL = 6                          ;自定义模型结构和参数
$MODEL
  COMP (CENTRAL, DEFDOS, DEFOBS)              ;设房室 1 为中央室
  COMP (PERIPH)                               ;设房室 2 为周边室
$PK
  TVCLLIN  = THETA(1)                         ;群体线性清除率
  TVVM     = THETA(2)                         ;群体 Vm
  TVKM     = THETA(3)                         ;群体 Km
  TVV1     = THETA(4)                         ;群体 V1
  TVQ      = THETA(5) /24                      ;群体 Q
  TVV2     = THETA(6)                         ;群体 V2
  CLLIN    = TVCLLIN * EXP(ETA(1))            ;个体线性清除率部分
  VM       = TVVM * EXP(ETA(2))               ;个体 Vm
  KM       = TVKM                             ;个体 Km
  V1       = TVV1 * EXP(ETA(3))               ;个体 V1
  Q        = TVQ                              ;个体 Q
  V2       = TVV2                             ;个体 V2
  K12      = Q/ V1                            ;个体 K12
  K21      = Q/ V2                            ;个体 K21
  S1       = V1                               ;浓度和给药剂量的量纲一致

$DES
  CONC     = A(1) / V1                        ;中央室浓度
  CLNONLIN = VM/ (KM+CONC)                    ;非线性清除率
```

```
CL        = CLLIN+CLNONLIN                              ;总清除率=线性CL +非线性CL
K10       = CL/(V1*24)                                  ;消除速率常数,单位/d


DADT(1)   = -K10*A(1) - K12*A(1) + K21*A(2)             ;中央室
DADT(2)   =        K12*A(1) - K21*A(2)                  ;周边室


$ERROR
IPRED     = F                                           ;个体预测值
W         = SQRT(THETA(7)**2*IPRED**2+THETA(8)**2)      ;权重
Y         = IPRED + W*EPS(1)                            ;残差模型
```

基础模型的拟合优度图如图 12-29 所示。模型预测值和观测值的吻合性较好，CWRES 与给药后时间的散点图可见散点较为均匀地分布在 $y=0$ 线两侧，未见显著的趋势性变化，体现了该基础模型的合理性。

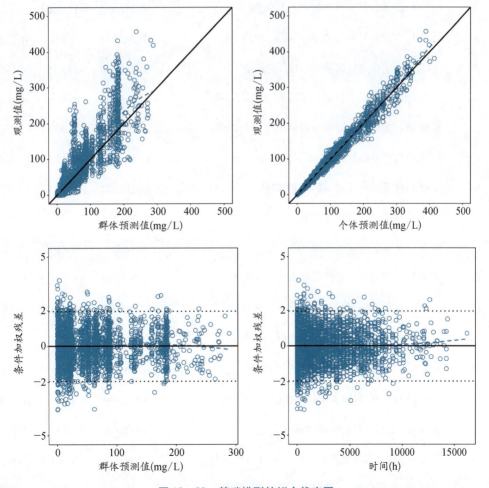

图 12-29 基础模型的拟合优度图

五、协变量模型

应用前向纳入-逆向剔除法确定协变量对模型参数的影响。前向纳入的标准为 OFV 下降超过 6.63($P < 0.01$,$df = 1$),逆向剔除的标准为 OFV 上升超过 10.83($P < 0.001$,$df = 1$)。详细的协变量筛选过程见表 12-21。

表 12-21 前向纳入和逆向剔除的协变量筛选过程

模型编号	说　　　明	目标函数值	Δ目标函数值	P 值
前向纳入				
1	基础模型	10 264.208	/	/
2	模型 1+白蛋白对线性清除率(CL_{linear})的影响	10 248.483	−15.725	显著
3	模型 1+白蛋白对米氏常数(k_m)的影响	10 252.582	−11.626	显著
4	模型 1+白蛋白对最大清除速率(V_m)的影响	10 263.543	−0.665	不显著
5	模型 1+白蛋白对室间清除率(Q)的影响	10 235.580	−28.628	显著
6	模型 1+白蛋白对中央室分布容积(V_1)的影响	10 264.183	−0.025	不显著
7	模型 1+白蛋白对外周室分布容积(V_2)的影响	10 251.330	−12.878	显著
8	模型 1+体重对线性清除率(CL_{linear})的影响	10 260.781	−3.427	不显著
9	模型 1+体重对米氏常数(k_m)的影响	10 237.277	−26.931	显著
10	模型 1+体重对最大清除速率(V_m)的影响	10 264.166	−0.042	不显著
11	模型 1+体重对室间清除率(Q)的影响	9 914.707	−349.501	显著
12	模型 1+体重对中央室分布容积(V_1)的影响	10 264.061	−0.147	不显著
13	模型 1+体重对外周室分布容积(V_2)的影响	10 092.255	−171.953	显著
14	模型 11+白蛋白对线性清除率(CL_{linear})的影响	9 894.089	−20.618	显著
15	模型 11+白蛋白对米氏常数(k_m)的影响	9 906.276	−8.431	显著
16	模型 11+白蛋白对最大清除速率(V_m)的影响	9 913.999	−0.708	不显著
17	模型 11+白蛋白对室间清除率(Q)的影响	9 913.570	−1.137	不显著
18	模型 11+白蛋白对中央室分布容积(V_1)的影响	9 914.658	−0.049	不显著
19	模型 11+白蛋白对外周室分布容积(V_2)的影响	9 913.491	−1.216	不显著

续　表

模型编号	说　明	目标函数值	Δ目标函数值	P 值
逆向剔除				
20	模型 14-白蛋白对线性清除率(CL_{linear})的影响	9 914.707	20.618	显著
21	模型 14-体重对室间清除率(Q)的影响	10 248.483	354.394	显著

经前向纳入与逆向剔除过程筛选协变量后,表 12-21 中的模型 14 为最终模型。

六、最终模型

最终模型公式如式 12-24~式 12-29 所示,白蛋白对线性清除率(CL_{linear})存在显著影响,体重对室间清除率(Q)存在显著影响,模型参数的群体典型值及参数变异的估算结果见表 12-22。

$$CL_{linear}(\text{L/d}) = 0.256 \cdot (ALB/44)^{-2.25} \cdot e^{\eta^{CL_l}} \qquad (\text{式 } 12-24)$$

$$Q(\text{L/d}) = 0.422 \cdot (WT/62)^{1.39} \qquad (\text{式 } 12-25)$$

$$V_m(\text{mg/d}) = 2.95 \cdot e^{\eta^{V_m}} \qquad (\text{式 } 12-26)$$

$$k_m(\text{mg/L}) = 1.32 \qquad (\text{式 } 12-27)$$

$$V_1(\text{L}) = 3.05 \cdot e^{\eta^{V_1}} \qquad (\text{式 } 12-28)$$

$$V_2(\text{L}) = 2.94 \qquad (\text{式 } 12-29)$$

表 12-22　最终模型的参数估算值和自助法结果

参　数	估算值（相对标准误%）	自助法 中位数	自助法 2.5%~97.5% 区间	偏差（%）
药动学参数				
CL_{linear}(L/d)	0.256(6.6%)	0.256	0.228~0.287	0
白蛋白的影响	−2.25(19.8 %)	−2.24	−3.03~−1.36	−0.4
V_m(mg/d)	2.95(8%)	2.96	2.67~3.28	0.3%
K_m(mg/L)	1.32(7.3%)	1.32	1.20~1.46	0
Q (L/d)	0.422(1.9%)	0.432	0.416~0.452	2.4

续 表

参 数	估算值 （相对标准误%）	自助法		偏差(%)
		中位数	2.5%~97.5% 区间	
体重的影响	1.39(5.8%)	1.38	1.17~1.54	-0.7
$V_1(L)$	3.05(3.3%)	3.04	2.85~3.27	-0.3
$V_2(L)$	2.94(1.5%)	2.95	2.85~3.03	0.3
个体间变异				
CL_{linear}	49.4(6.8%)	48.5	43.0~56.1	-1.8
V_m	49.6(7.8%)	48.9	41.5~57.1	-1.4
V_1	38.1(5.6%)	37.9	33.7~42.1	-0.5
残差变异				
比例型（$CV\%$）	10.1(1.5%)	10.1	9.77~10.3	0
加和型	0.006 53(30.6%)	0.006 28	0-0.012 2	-3.8

最终模型的控制文件的主要部分如下：

```
$SUBR ADVAN6 TOL= 6                              ;定义模型结构和参数
$MODEL
  COMP (CENTRAL, DEFDOS, DEFOBS)                 ;设房室 1 为中央室
  COMP (PERIPH)                                  ;设房室 2 为周边室
  COMP     =(AUCT)                               ;设房室 3 为 AUC
$PK
  TVCLLIN  = THETA(1) * (ALB/44)** THETA(8)      ;群体线性清除率部分
  TVVM     = THETA(2)                            ;群体 Vm 值
  TVKM     = THETA(3)                            ;群体 Km 值
  TVV1     = THETA(4)                            ;群体 V1 值
  TVQ      = THETA(5) /24 * (WT/61)** THETA(9)   ;群体 Q 值
  TVV2     = THETA(6)                            ;群体 V2 值
  CLLIN    = TVCLLIN * EXP(ETA(1))               ;个体线性清除率
  VM       = TVVM * EXP(ETA(2))                  ;个体 Vm 值
  KM       = TVKM                                ;个体 Km 值
  V1       = TVV1 * EXP(ETA(3))                  ;个体 V1 值
  Q        = TVQ                                 ;个体 Q 值
  V2       = TVV2                                ;个体 V2 值
  K12      = Q/ V1                               ;个体 K12 值
  K21      = Q/ V2                               ;个体 K21 值
```

```
   S1          = V1

$DES
   CONC        = A(1) / V1                                    ;中央室浓度
   CLNONLIN    = VM/ (KM+CONC)                                ;非线性清除率
   CL          = CLLIN+CLNONLIN                               ;总清除率=线性CL + 非线性CL
   K10         = CL/ (V1 * 24)                                ;消除速率常数;单位/d

   DADT(1)     = -K10 * A(1) - K12 * A(1) + K21 * A(2)        ;中央室
   DADT(2)     = K12 * A(1) - K21 * A(2)                      ;周边室
   DADT(3)     = A(1) / S1                                    ;累积 AUC
   AUCT        = A(3)                                         ;定义变量 AUCT

$ERROR
   IPRED       = F                                            ;个体预测值
   W           = SQRT(THETA(7) ** 2 * IPRED ** 2 + THETA(8) ** 2)   ;权重
   Y           = IPRED + W * EPS(1)                           ;残差模型
   IRES        = DV-IPRED                                     ;个体残差
   DEL         = 0                                            ;定义变量 DEL
   IF (W .EQ. 0) DEL  = 1                                     ;如果观测值为 0,则 DEL = 1
   IWRES       = (1-DEL) * IRES/ (W + DEL)                    ;计算个体权重残差
```

七、模型评价

模型评价采用拟合优度诊断图和可视化预测检验法。最终模型的拟合优度图如图 12-30 所示。对比基础模型的拟合优度图(图 12-29),群体预测浓度(PRED)与观测浓度(DV)的散点图及个体预测浓度(IPRED)与观测浓度(DV)的散点图的拟合明显改进,说明最终模型较好地描述了数据的集中趋势。最终模型中的 CWRES 随机分布在 $y = 0$ 线附近,且大多数 CWRES 在 $-2\sim2$ 以内,群体预测浓度明显改善。

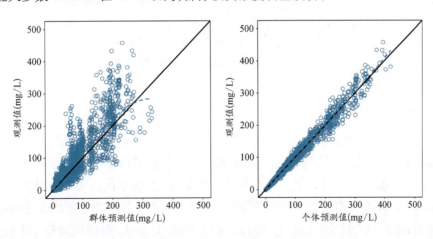

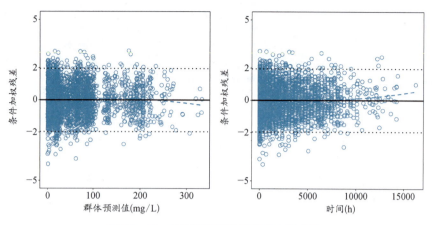

图 12-30 最终药动学模型的拟合优度图

本案例用 2 000 次自助法对最终模型进行评估,均运行成功,结果见表 12-22。与 NONMEM 估算结果相比,自助法的参数估算值差异均小于3%,且最终模型的参数估算值均落在自助法参数结果的 2.5%~97.5%区间,表明最终模型稳定,并且参数估算值准确。

最终模型的可视化预测检验结果如图 12-31 所示,在各时间段内,模拟数据与观测数据均相匹配。说明最终模型具有良好的预测性能。

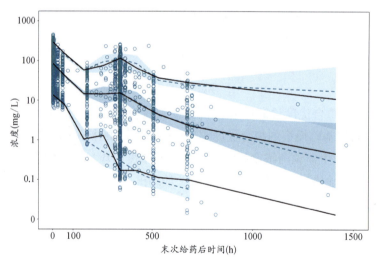

图 12-31 最终模型的可视化预测检验图

八、给药方案设计

基于已建立的最终模型,运用蒙特卡罗模拟,考察协变量对药物暴露的影响,并评估是否需要根据协变量调整用药方案。例如,设定典型患者的白蛋白水平为 44 g/L,体重为 61 kg,3 mg/kg 每两周给药 1 次。应用蒙特卡罗模拟,考察不同白蛋白和体重水平的影响。结果显示,体重和白蛋白的改变致稳态谷浓度、峰浓度和平均浓度的变化较小,且均在患者人群的 2.5%~97.5%区间内(图 12-32)。表明 3 mg/kg 每两周给药 1 次的方案可以满足大多数体重和白蛋白水平的患者,无须调整用药方案。

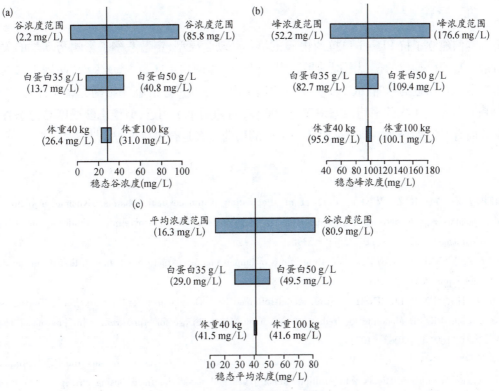

图 12-32　3 mg/kg 每两周 1 次给药后的白蛋白和体重对稳态暴露量的影响
蓝框代表第 2.5~97.5 百分位数;黑竖线为中位数

　　除基于体重的给药方案外,进一步探索固定剂量和增加给药间隔是否能作为可选的给药方案。结果表明(表 12-23):典型患者(白蛋白水平为 44 g/L,体重为 61 kg)3 mg/kg 每两周给药 1 次和 200 mg 每两周给药 1 次具有相似的稳态峰浓度、稳态谷浓度和平均稳态浓度。两种用药方案的暴露差异均<15%。但是,相对于 3 mg/kg 每两周给药 1 次,400 mg 每 4 周给药 1 次的稳态峰浓度高 79%,稳态谷浓度低 28%,稳态平均浓度高 12%,暴露量具有一定差异。

表 12-23　不同给药方案下的暴露量

暴露量 (mg/L)	3 mg/kg 每两周 1 次给药		200 mg 每两周 1 次给药		400 mg 每四周 1 次给药	
	中位数	2.5%~97.5%	中位数	2.5%~97.5%	中位数	2.5%~97.5%
稳态峰浓度	81.7	44.4~156	90.27	49.1~172	147	78.0~279
稳态谷浓度	21.9	1.60~66.8	24.88	2.14~75.1	15.8	0.50~68.9
稳态平均浓度	39.8	14.7~89.8	44.5	17.1~100	44.7	17.3~103

九、结论

本例建立了抗 PD‐1 单抗药物 A 的群体药动学模型,定量考察了影响药动学的关键因素。基于已构建的模型模拟结果表明:200 mg 每两周 1 次和 3 mg/kg 每两周 1 次的给药方案具有相近的暴露,故 3 mg/kg 每两周 1 次可作为可选的临床给药方案。此外,尽管 400 mg 每 4 周 1 次的平均稳态浓度与 200 mg 每两周 1 次相近,但稳态峰浓度与稳态谷浓度方面有一定差异,故 400 mg 每 4 周 1 次的用药方案是否可行须进一步考察。

参 考 文 献

DIEP J K, YU R Z, VINEY N J, et al. Population pharmacokinetic/pharmacodynamic modelling of eplontersen, an antisense oligonucleotide in development for transthyretin amyloidosis. Br J Clin Pharmacol, 2022, 88(12): 5389 – 5398.

PENG Z, YANKE Y, NAN Z, et al. Applications of human pharmacokinetic prediction in first-in-human dose estimation. AAPS J, 2012, 14(2): 262 – 281.

SOU T, HANSEN J, LIEPINSH E, et al. Model-Informed Drug Development for Antimicrobials: Translational PK and PK/PD Modeling to Predict an Efficacious Human Dose for Apramycin. Clin Pharmacol Ther, 2021, 109(4): 1063 – 1073.

WANG C Y, SHENG C C, MA G L, et al. Population Pharmacokinetics of an Anti-PD-1 Antibody Camrelizumab in Patients with Multiple tumor types and model informed dosing strategy. Acta Pharm Sinica, 2021, 42(8): 1368 – 1375.

附录 1
群体药动学分析计划书

群体药动学分析前应制订书面的分析计划书。由于某些群体药动学分析具有探索性,分析计划的内容可能不如标准临床统计方案那样详细具体,然而,分析计划应遵循监管部门发布相关的技术指导原则。以下分别介绍中国和美国药政部门近年来颁布的相关技术指南的规定。

根据 2020 年国家药品监督管理局药品审评中心发布的《群体药代动力学研究技术指导原则》和《模型引导的药物研发技术指导原则》,群体药动学分析计划书应包括以下内容:

1. 背景:药物、疾病、前期研究概要等
2. 目的:若群体药动学研究包含多个研究目的,建议列明主要研究目的和次要研究目的
3. 研究概述:与分析数据相关的研究设计等
4. 分析数据:分析数据的来源和内容、分析数据的性质(如密集采样和稀疏采样数据)、常见分析问题的处理方法(如缺失值、低于定量下限的数据及离群值的处理)、数据量等
5. 分析方法:模型假设、建模方法、整体建模策略和流程、建模软件、拟考察的结构模型和随机效应模型、拟考察的协变量和协变量模型、模型选择标准、模型评价方法、计划的模拟研究(如适用)等
6. 参考文献

另外,根据 2022 年美国 FDA 发布的《群体药动学制药工业指南》,群体药动学分析计划书应包括以下内容:

1. 分析目的
2. 数据来源(一项或多项研究)简介
3. 分析数据的性质:包括受试者数量、密集或稀疏采样
4. 缺失数据和离群数据的处理方法
5. 建模方法:包括建模软件、估算方法、模型评价方法等
6. 整体建模策略和流程
7. 拟考察的结构模型

8. 拟考察的随机变异模型

9. 拟考察的协变量和协变量模型,以及生物学、药理学和临床治疗学等方面的合理性依据

10. 协变量模型建立的算法和方法

11. 模型建立和协变量纳入时模型的选择标准:包括目标函数值、统计显著性水平、拟合优度图、参数估算的标准误、个体间变异和临床相关性等

12. 模型评价方法

13. 参考文献

参 考 文 献

国家药品监督管理局药品审评中心. 群体药代动力学研究技术指导原则. [2020 - 12 - 31].

国家药品监督管理局药品审评中心. 模型引导的药物研发技术指导原则. [2020 - 12 - 31].

U.S. Food and Drug Administration. Population Pharmacokinetics Guidance for Industry. [2022 - 02 - 03].

附录 2
群体药动学分析报告

根据 2020 年国家药品监督管理局发布的《群体药代动力学研究技术指导原则》和《模型引导的药物研发技术指导原则》,列举国家药品监督管理局要求的群体药动学分析报告的大纲示例如下:

1. 摘要

  1.1 研究背景

  1.2 研究目的

  1.3 主要假设

  1.4 整体研究设计

  1.5 数据和方法学概述

  1.6 重要结果

  1.7 影响药物评价或说明书的结论

  注:对决策有重要影响的图表和说明也应呈现在摘要中。

2. 研究背景

  2.1 药物

  2.2 疾病

  2.3 前期研究概要

  2.4 拟解决的研究问题

  2.5 待分析药物的药动学特点

3. 研究目的

  3.1 主要目的

  3.2 次要目的

4. 数据

  4.1 研究设计

  4.2 研究人群及样本量(包括受试者样本量和采样样本量)

  4.3 给药方案(如药物名称、剂量、给药间隔、给药时长等)

  4.4 采样方案

  4.5 生物样品分析方法(如定量下限,若不同临床研究采用的生物样品分析方法不同应分别描述,并对分析结果的影响应予说明)

4.6 衍生变量的计算或转换方法

4.7 数据格式

4.8 质量控制

4.9 数据整理过程

注：未纳入群体药动学分析的临床研究、个体数据等，须详细说明原因。

5. 分析方法：描述模型建立和评价的标准和步骤

5.1 缺失值的处理

5.2 低于定量下限数据的处理

5.3 离群值的识别和处理

5.4 模型拟合的算法（如 FOCE）

5.5 模型假设（如参数分布情况）

5.6 模型构建的方法和标准

5.7 分析软件及其版本

5.8 基础模型（示图和公式等）

5.9 协变量模型

5.10 协变量分析的方法和评估标准（如目标函数值、临床相关性等）

5.11 个体间变异、残差变异及时间相关的随机效应模型

5.12 模型评价方法（诊断图或统计方法，并提供选择评价方法的依据）

5.13 敏感性分析

5.14 关键模拟方案（包括虚拟人群的产生方法等）

6. 结果：围绕研究目的和模型应用进行重点阐述

6.1 基础模型、协变量分析过程中的关键步骤和评价结果

6.2 最终模型的模型结构

6.3 固定效应和随机效应的参数估计值及参数估算精度（相对标准误%、95% 置信区间）

6.4 模型评价结果

6.5 模型应用（包括协变量对参数的影响，剂量调整的模拟）

6.6 提供包括但不限于以下图表：

6.6.1 分析数据的总结和检视结果，如：药动学数据分布、数据处理（如缺失值处理、离群值处理等）、协变量、观测值检视图表等内容

6.6.2 关键模型的建立过程，包括结构模型和协变量筛选的描述与目标函数值变化情况

6.6.3 基础模型和最终模型的参数对比表，其中包含固定效应和随机效应的参数估计值、精度（相对标准误%、95% 置信区间）和收缩值

6.6.4 基础模型和最终模型等关键模型的关键诊断图，如拟合优度图、可视化预测检验等

6.6.5 敏感性分析结果及模型模拟应用的关键结果等（如适用）

7. 讨论

7.1 模型结果的解读，并在已有研究基础上说明模型结果的临床意义

7.2 围绕研究目的评价模型的效能（包括建模数据的充分性和局限性，建模方法、假设验证和不确定性评估）

7.3 对模型结果（如协变量对暴露影响）的解释

7.4 模型结果（包括结构模型、协变量模型及个体间变异等）是否符合现有科学认知

7.5 其他研究对结果的支持（如类似药物研究）

7.6 与经典临床药动学研究结果的异同

7.7　模型结果对给药方案的优化(如结合后续的安全性和有效性的暴露—效应分析为特殊人群调整给药方案提供依据等)

8. 结论(简要总结模型重要结果和应用,如对给药方案的优化、说明书撰写等)

9. 参考文献

10. 附录

10.1　分析计划

10.2　非关键性的图表

10.3　关键模型的控制文件和输出文件

10.4　关键示图的绘制方法和代码

10.5　剔除数据及其原因的列表

10.6　模型构建重要步骤的列表

10.7　提交的数据文件、控制文件和输出文件的列表

注:

(1) 复杂分析建议包含分析流程。

(2) 如参数呈现形式与模型控制文件中不同,须提供参数转换公式。

(3) 若分析中存在与既定分析方案的偏离,须作说明。

(4) 针对具有统计学显著影响的协变量或关注的亚群体,应对上述因素在拟合优度图、可视化预测检验等提供分层评价的结果。

(5) 当代码非常长时,可采用电子文件单独递交。

另外,根据 2022 年美国 FDA 发布的《群体药动学制药工业指南》及 2007 年 EMA 发布的《群体药动学分析结果报告指南》,列举 FDA 和 EMA 要求的群体药动学分析报告的大纲示例如下:

1. 摘要

1.1　分析目的

1.2　对药物使用及药品说明书产生显著影响的关键发现

1.3　概述研究目标、数据、方法和结论

1.4　群体药动学分析结果对药物暴露而非模型参数的影响

1.5　相关暴露指标的直观展示,以说明不同亚组与典型人群之间的差异

2. 引言

2.1　临床研发计划背景下的群体药动学研究介绍

2.2　群体药动学的研究目标

2.3　药物的药动学特性

3. 材料和方法

3.1　纳入的临床试验和试验数据的描述,包括:

3.1.1　给药方案,包括给药频率和持续时间等,以及受试者人数、采集的样本量和低于定量下限的样本量

3.1.2　如果临床研究中存在有效的可用数据,但未将其纳入群体药动学分析,应阐明未纳入的具体原因

3.1.3　所有可用数据与用于建立和评估模型的最终数据的区别

3.2　分析所用数据的原始试验报告和每项试验的生物分析评估报告的超链接

3.3　人口统计学和其他协变量的详细信息

3.4　建立和评估模型的标准、模型假设和流程,包括:

3.4.1 异常值和缺失值的处理

3.4.2 模型估算方法

3.4.3 模型结构和协变量关系的所有数学函数式

3.4.4 如果模型参数以不同于模型输出文件的形式呈现,则需要参数转换的方程

3.4.5 变异或参数不确定性的纳入方法,以及置信区间或预测区间的计算方法

3.5 支持结论和评审建议的模拟和敏感性分析的详细说明

3.6 分析和模拟的软件及其版本

4. 结果

4.1 数据和数据探索性分析总结(以合适的图表展示)

4.2 最终模型、模型建立过程、模型评价、最终参数估算值及偏离分析计划(如适用)的说明

4.3 模型应用:包括协变量与药动学参数的相关性,以及用药方案的模拟(如适用)

4.4 展示研究结果的表和图通常应包括以下内容:

4.4.1 模型建立的关键步骤,包括结构模型、协变量模型和目标函数值变化

4.4.2 基础模型与最终模型的参数估算值比较

4.4.3 参数估算值及其不确定性,变异性以变异系数($CV\%$)表示,精密度以相对标准误百分比($RSE\%$)或95%置信区间表示,参数估算表中还需包括随机变异的收缩值。

4.4.4 关键性诊断图

4.4.5 根据协变量分层的拟合优度图

4.4.6 模型评价/验证结果,应包括可视化预测检验、预测值校正的可视化预测检验、数值预测检验和正态化预测分布误差等

4.4.7 模拟结果或模拟场景描述(如适用)

4.5 其他表和图应列入附录,并在报告正文中引用

5. 讨论:群体药动学分析结果的解读

5.1 群体分析的充分性或局限性

5.2 建模方法、假设验证及不确定性评估的依据

5.3 群体药动学结果与经典的临床药动学研究或既往相关群体分析结果之间是否一致

5.4 研究结果的临床相关性评估(包括纳入协变量的合理性和临床意义)

5.5 根据暴露—有效性和暴露—安全性关系的分析结果,对用药方案进行评估

6. 结论(用通俗易懂的语言简要说明分析的主要结果)

7. 附录

须在报告正文中引用,内容应包括但不限于:

7.1 对模型构建或结论起到辅助作用但非核心的附加表格与图

7.2 生成关键图表的方法和代码(可将代码作为单独文件提交)

7.3 分析中剔除的样本列表及剔除原因

7.4 模型构建过程中的运行记录

7.5 展示暴露—效应关系分析报告中,输入数据集、代码/控制文件和输出数据集之间关系的清单或图表

注:FDA 不推荐或规定使用特定软件进行群体药动学分析。申办者应报告所使用的软件,并提交支持分析和模拟的电子文件。

参 考 文 献

国家药品监督管理局药品审评中心. 模型引导的药物研发技术指导原则. [2020-12-31].

国家药品监督管理局药品审评中心. 群体药代动力学研究技术指导原则.[2020 - 12 - 31].

EUROPEAN MEDICINES AGENCY. Guideline on reporting the results of population pharmacokinetic analyses. [2007 - 06 - 21].

U.S. FOOD AND DRUG ADMINISTRATION. Population Pharmacokinetics Guidance for Industry. [2022 - 02 - 03].

附录 3
群体药动学研究论文

近年来,群体药动学文章的发表量逐年增长,其写作规范和质量也受到越来越多学者的关注。根据 *Clinical Pharmacokinetics* 杂志 2014 年发表的《群体药动学写作推荐意见》和 2015 年发表的《药动学论文的写作指南》,提出如下写作规范,以提高写作质量,促进研究人员之间的交流。

一般,群体药动学的研究论文应包含以下部分:① 标题;② 摘要;③ 引言;④ 方法;⑤ 结果;⑥ 讨论和结论;⑦ 其他;⑧ 参考文献。每个部分必须包含的具体内容如下:

1. 标题
  1.1 药物
  1.2 研究人群
2. 摘要
  2.1 药品名称
  2.2 给药途径
  2.3 研究人群
  2.4 主要研究目标
  2.5 主要研究结果
3. 引言
  3.1 药物的药理学特征和适应证
  3.2 药物的药动学特征(如吸收、分布、代谢和排泄)
  3.3 群体药动学研究的基本原理
  3.4 具体的研究目标或假设
4. 方法
  4.1 受试者的来源和基本情况
  4.2 受试者的纳入与排除标准
  4.3 研究方案的伦理审批与受试者的知情同意
  4.4 给药方案(包括药物剂型、给药途径、剂量和频率)
  4.5 联合用药情况
  4.6 采样方案

4.7　采样量

4.8　样本的储存条件

4.9　生物样本的定量分析方法、方法的定量下限、日间和日内精密度

4.10　缺失数据和异常值的处理方法

4.11　计算中使用的特定体重,如去脂体重、理想体重等的计算方法

4.12　建模相关软件(名称、版本、开发者和网址等)

4.13　数据统计方法

4.14　候选结构模型

4.15　基础模型的确定方法

4.16　个体间变异模型的确定方法

4.17　残差变异模型的确定方法

4.18　协变量分析策略

4.19　最终模型的评价方法

4.20　建模过程中所用的算法

5. 结果

5.1　分析中纳入的个体数量和观测值总量

5.2　研究中退出或失访的受试者数量

5.3　低于最低定量下限浓度和最低效应观测值的数量及其处理方法

5.4　受试者人口统计学和临床变量信息表

5.5　简要总结最佳基础模型、协变量筛选和分析的结果

5.6　最终模型的形式和结构示意图

5.7　最终模型参数表

5.8　最终模型评价(图表)

6. 讨论和结论

6.1　概述主要研究结果

6.2　结果的解释

6.3　研究的局限性

6.4　意义(与研究结果紧密相关的适用性和外部有效性)

6.5　简要总结主要研究结果及其意义(结论)

7. 其他

7.1　研究的资金来源

7.2　利益冲突声明

7.3　作者贡献

8. 参考文献

　　对历年中国学者发表的群体药动学论文作了报告质量评价,结果表明以下方面有较大的提高空间。

1. 摘要

　　尽管通常研究药物的给药途径仅有一种,但并非所有读者均知晓,应说明研究药物的给药途径。

2. 引言

　　须简要叙述药物的药动学特征,包括吸收、分布、代谢和排泄,为研究设计和研究方法等提供必要的背景资料。

3. 方法

(1) 须说明缺失数据和异常数据的处理方法,有助于判断模型拟合的准确性。

(2) 说明给药和药动学计算中使用的体重类型(如理想体重、实际体重或校正体重等),有利于对建立的模型进行评价和正确应用研究中获得的基于体重的给药方案。

(3) 提供探索性数据分析的统计学方法,便于充分理解建模人群和数据的基本特征。

(4) 说明药物浓度和效应的检测方法的定量下限,有助于解释结果和评估模型的预测性能。

(5) 构建基础模型结构时,须详细说明筛选的候选药动学结构模型(如一房室或两房室模型)。这有利于理解模型的建立过程,以及与同类研究的比较。

4. 结果

(1) 须说明低于定量下限的观测值样本量,有助于解释受试者和观测值数量的差异。

(2) 须说明退出或失访的受试者数量,便于评估受试者的脱落情况和对结果产生的偏倚。

5. 讨论和结论

阐述研究的局限性或不足及由此造成的潜在偏倚,有助于与既往研究的比较。

参 考 文 献

牛万洁,焦正,余尔茜,等. 中国群体药动学研究论文的质量评价. 中国医院药学杂志,2018,38(13):6-10.

JAMSEN K M, MCLEAY S C, BARRAS M A, et al. Reporting a Population Pharmacokinetic-Pharmacodynamic Study:A Journal's Perspective. Clin Pharmacokinet, 2014, 53(2):111-122.

KANJI S, HAYES M, LING A, et al. Reporting Guidelines for Clinical Pharmacokinetic Studies:The ClinPK Statement. Clin Pharmacokinet, 2015, 54(7):783-795.

附录 4
NONMEM 的常见错误提示和解决方案

错 误 提 示	解释和解决方案
MINIMIZATION TERMINATED DUE TO PROXIMITY OF LAST ITERATION EST. TO A VALUE AT WHICH THE OBJ. FUNC. IS INFINITE (ERROR=136, 138) DUE TO PROXIMITY OF NEXT ITERATION EST. TO A VALUE AT WHICH THE OBJ. FUNC. IS INFINITE (ERROR=137) DUE TO INFINITE INITIAL VALUE OF OBJ. FUNC. AT INITIAL ESTIMATE (ERROR=135)	提示计算最小化终止时的目标函数值无穷大,该类错误可能是由于某一观测值为 0 所致 核查并删除该值,或在误差模型中添加一个很小的加和型误差项,如:$Y = F * EXP(EPS(1)) + EPS(2)$,将 EPS(2) 固定为很小的值(如 0.001);或尝试 METHOD=HYBRID
MINIMIZATION TERMINATED PARAMETER ESTIMATE IS NEAR ITS BOUNDARY THIS MUST BE ADDRESSED BEFORE THE COVARIANCE STEP CAN BE IMPLEMENTS (ERROR=139)	提示模型中的某一参数估算时撞界 在 $THETA 模块中放宽该参数的估算范围,重新定义参数或构建新的数学表达式
Floating overflow	提示出现了分母为零的情况 须查找控制文件中数学公式作为分母的变量,检查这些变量在数据集中是否会出现等于 0 的情况。 有时换用不同的 Fortran 编译器可解决该问题
ETABAR test statistic reported by NONMEM not equal to zero	如果随机效应是独立,且呈正态分布,则模型参数估算采用最大似然法。非零 ETABAR 检验(P 值)表明随机效应(η)的均值不为零 可能的原因包括:模型未纳入协变量、η 的收缩(如在随机效应分布的两侧发生相同的收缩,则不出现错误提示)、η 正态分布的假设不成立(如对数正态分布更合适)、若数据集中包含大量受试者,P 值可能是假象 发生此类错误时,须核查 ETABAR 值与 0 的差异

错　误　提　示	解释和解决方案
OCCURS DURING SEARCH FOR ETA AT A NONZERO VALUE OF ETA K21, OR K31 IS TOO CLOSE TO AN EIGENVALUE 0PROGRAM TERMINATED BY FNLETA MESSAGE ISSUED FROM TABLE STEP	该提示信息常发生在运行 POSTHOC 时 须检查出现错误提示的个体，并核对该受试者数据是否存在异常 尝试在 $COV 中添加 NOABORT 选项，或改变参数估算的初始值
Number of function evaluations exceeded MAXEVAL (ERROR=131)	将 $COV 中的 MAXEVAL= 选项改为更大的值，或将当前的参数估算值（最后一次参数估算值）作为初始值重新计算
288 SIZE OF NMPRD4 EXCEEDED; LNP4 IS TOO SMALL IN NM-TRAN AND NONMEM	模型包含的固定效应和方差组分的个数超过最大数量，须在 NONMEM 中增加 TSIZE 和 NSIZE 的设定
（WARNING 2）NM-TRAN INFERS THAT THE DATA ARE POPULATION. （DATA ERROR）RECORD 1, DATA ITEM 1, CONTENTS: ID ITEM IS NOT A NUMBER.	表明数据集中存在非数值字段，NONMEM 仅接受数值数据，不接受字符数据 当 $DATA 命令未采用 IGNORE 选项进行定义，而在数据集中出现字符时，可发生此类错误
MINIMIZATION SUCCESSFUL HOWEVER, PROBLEMS OCCURRED WITH THE MINIMIZATION. REGARD THE RESULTS OF THE ESTIMATION STEP CAREFULLY, AND ACCEPT THEM ONLY AFTER CHECKING THAT THE COVARIANCE STEP PRODUCES REASONABLE OUTPUT	与协方差矩阵有关，当参数估算梯度过大时可发生 检查标准误较小但最终梯度较大的参数 此种情况下，协方差矩阵可能过度参数化，但方差估算值不一定接近于零 可调整模型参数的设定，也可在 $COV 中尝试 UNCONDITIONAL 或 MATRIX=S 选项
PROGRAM TERMINATED BY OBJ ERROR IN CELS WITH INDIVIDUAL 5 ID = .50000000E + 01 WEIGHTED SUM OF "SQUARED" INDIVIDUAL RESIDUALS IS INFINITE MESSAGE ISSUED FROM ESTIMATION STEP AT INITIAL OBJ. FUNCTION EVALUATION	表明个体残差平方和接近于零 检查残差变异的初始值是否很小，若是，则增大初始值，或使用加和型残差模型拟合对数浓度
TOT. NO. OF PRED-DEFINED RECS IN BUFFER 6 IS LESS THAN NO. OF DATA RECS WITH SOME INDIVIDUAL	总的 ID 数据记录超过 NSIZES 定义的数据记录 须增加 NSIZES 并重新编译 NONMEM

续　表

错　误　提　示	解释和解决方案
R MATRIX ALGORITHMICALLY SINGULAR AND ALGORITHMICALLY NON- POSITIVE -SEMIDEFINITE COVARIANCE STEP ABORTED OR S MATRIX ALGORITHMICALLY SINGULAR AND ALGORITHMICALLY NON - POSITIVE -SEMIDEFINITE COVARIANCE STEP ABORTED	该提示不一定是错误提示,而是警告 当模型过度参数化时常会出现该提示 检查模型参数,特别是方差值非常小(如 $<1\times10^{-6}$)的参数,并将这些参数移出模型,简化模型
MINIMIZATION TERMINATED DUE TO ROUNDING ERRORS（ERROR=134）	计算时只能将数字保留为一定的有效位数,但在运算诸如矩阵求逆的过程中,可由于有效数字位数的丢失,导致计算终止 1. 使用新的初始值重新运行,并增加有效位数。如示例中,将 `$COV` 中的 SIGDIGITS=3 改为 SIGDIGITS=4 ,然后将初始值设定为运算终止时的最终估算值,有时此过程可能需重复多次 2. 使用新的初始值重新运行,并减少计算的有效数字,如示例中将有效位数改为 SIGDIGITS=2 ,如果舍入误差是方差项的计算所致,则该方案是常见的解决方法 3. 简化模型 4. 忽略该错误或删除 `$COV` 步骤 5. `$COV` 中尝试 SLOW 选项 6. 有学者指出舍入错误有时可能受浮点运算的影响,改变受试者顺序(非受试者个体的观测值顺序),可避免或解决一部分的舍入错误

参 考 文 献

Peter L B. Pharmacokinetic-Pharmacodynamic Modeling and Simulation.2nd Ed. New York：Springer. 2011.

附录 5
NONMEM 的标准药动学模型和参数定义

ADVAN 模块	房　　室		基本药动学参数	附加药动学参数	
ADVAN1	1 = 中央室 2 = 输出室	K	消除速率常数	S1 S2 F1 F0	中央室的换算系数 输出室的换算系数 中央室的吸收分数 输出分数
ADVAN2	1 = 贮存室 2 = 中央室 3 = 输出室	KA K	吸收速率常数 消除速率常数	S1 S2 S3 F1 F2 F0	贮存室的换算系数 中央室的换算系数 输出室的换算系数 贮存室的吸收分数 中央室的吸收分数 输出分数
ADVAN3	1 = 中央室 2 = 周边室 3 = 输出室	K K12 K21	消除速率常数 中央室至周边室的速率常数 周边室至中央室的速率常数	S1 S2 S3 F1 F2 F0	中央室的换算系数 周边室的换算系数 输出室的换算系数 中央室的吸收分数 周边室的吸收分数 输出分数
ADVAN4	1 = 贮存室 2 = 中央室 3 = 周边室 4 = 输出室	KA K K23 K32	吸收速率常数 消除速率常数 中央室至周边室的速率常数 周边室至中央室的速率常数	S1 S2 S3 S4 F1 F2 F3 F0	贮存室的换算系数 中央室的换算系数 周边室的换算系数 输出室的换算系数 贮存室的吸收分数 中央室的吸收分数 周边室的吸收分数 输出分数

续　表

ADVAN 模块	房　　室	基本药动学参数		附加药动学参数	
ADVAN10	1 = 中央室 2 = 输出室	VM KM	最大速率常数 米氏常数	S1 S2 F1 F0	中央室的换算系数 输出室的换算系数 中央室的吸收分数 输出分数
ADVAN11	1 = 中央室 2 = 周边室 1 3 = 周边室 2 4 = 输出室	K K12 K21 K13 K31	消除速率常数 中央室至周边室 1 的速率常数 周边室 1 至中央室的速率常数 中央室至周边室 2 的速率常数 周边室 2 至中央室的速率常数	S1 S2 S3 S4 F1 F2 F3 F0	中央室的换算系数 周边室 1 的换算系数 周边室 2 的换算系数 输出室的换算系数 中央室的吸收分数 周边室 1 的吸收分数 周边室 2 的吸收分数 输出分数
ADVAN12	1 = 贮存室 2 = 中央室 3 = 周边室 1 4 = 周边室 2 5 = 输出室	KA K K23 K32 K24 K42	吸收速率常数 消除速率常数 中央室至周边室 1 的速率常数 周边室至中央室的速率常数 中央室至周边室 2 的速率常数 周边室 2 至中央室的速率常数	S1 S2 S3 S4 S5 F1 F2 F3 F4 F0	贮存室的换算系数 中央室的换算系数 周边室 1 的换算系数 周边室 2 的换算系数 输出室的换算系数 贮存室的吸收分数 中央室的吸收分数 周边室 1 的吸收分数 周边室 2 的吸收分数 输出分数

参 考 文 献

BOECKMANN A J，SHEINER L B，BEAL S L. NONMEM Users Guide-Part V Introductory Guide. NONMEM
　　Project Group，ICON plc，2020：175-176.

附录 6
NONMEM 的 ADVAN 模块参数转换关系

参　　数		参数转换关系式
ADVAN1	**TRANS2**	
CL	清除率	$K = CL/V$
V	分布容积	
ADVAN2	**TRANS2**	
CL	清除率	$K = CL/V$
V	分布容积	$KA = KA$
KA	吸收速率常数	
ADVAN3	**TRANS3**	
CL	清除率	$K = CL/V$
V	中央室分布容积	$K12 = Q/V$
Q	房室间清除率	$K21 = Q/(VSS-V)$
VSS	稳态分布容积	
ADVAN3	**TRANS4**	
CL	清除率	$K = CL/V1$
V1	中央室分布容积	$K12 = Q/V1$
Q	房室间清除率	$K21 = Q/V2$
V2	周边室分布容积	
ADVAN3	**TRANS5**	
AOB	A/B	$K21 = (AOB*BETA+ALPHA)/(AOB+1)$
ALPHA	alpha	$K = ALPHA*BETA/K21$
BETA	beta	$K12 = ALPHA+BETA-K21-K$

续　表

参　　数		参数转换关系式
ADVAN3	**TRANS6**	
ALPHA	alpha	K = ALPHA * BETA/K21
BETA	beta	K12 = ALPHA+BETA−K21−K
K21	周边室至中央室的速率常数	K21 = K21
ADVAN4	**TRANS3**	
CL	清除率	K = CL/V
V	中央室分布容积	K23 = Q/V
Q	房室间清除率	K32 = Q/(VSS−V)
VSS	稳态分布容积	KA = KA
KA	吸收速率常数	
ADVAN4	**TRANS4**	
CL	清除率	K = CL/V2
V2	中央室分布容积	K23 = Q/V2
Q	房室间清除率	K32 = Q/V3
V3	周边室分布容积	KA = KA
KA	吸收速率常数	
ADVAN4	**TRANS5**	
AOB	A/B	K32 = (AOB * BETA+ALPHA)/(AOB+1)
ALPHA	alpha	K = ALPHA * BETA/K32
BETA	beta	K23 = ALPHA+BETA−K32−K
KA	吸收速率常数	KA = KA
ADVAN4	**TRANS6**	
ALPHA	alpha	K = ALPHA * BETA/K32
BETA	beta	K23 = ALPHA+BETA−K32−K
K32	周边室至中央室的速率常数	K32 = K32
KA	吸收速率常数	KA = KA
ADVAN11	**TRANS4**	
CL	清除率	K = CL/V1
V1	中央室分布容积	K12 = Q2/V1
Q2	房室间清除率 1	K21 = Q2/V2
V2	周边室 1 分布容积	K13 = Q3/V1
Q3	房室间清除率 2	K31 = Q3/V3
V3	周边室 2 分布容积	V3 = V3

续　表

参　　数	参数转换关系式

ADVAN11　TRANS6

ALPHA	alpha	K = ALPHA ∗ BETA ∗ GAMMA/(K21 ∗ K31)
BETA	beta	V1 = ALPHA+BETA+GAMMA
GAMMA	gamma	V2 = ALPHA ∗ BETA+ALPHA ∗ GAMMA+BETA ∗ GAMMA
K21	周边室 1 至中央室的速率常数	K13 = (V2+K31 ∗ K31−K31 ∗ V1−K ∗ K21)/(K21−K31)
K31	周边室 2 至中央室的速率常数	K12 = V1−K−K13−K21−K31

ADVAN12　TRANS4

CL	清除率	K = CL/V2
V2	中央室分布容积	K23 = Q3/V2
Q3	房室间清除率 1	K32 = Q3/V3
V3	周边室 1 分布容积	K24 = Q4/V2
Q4	房室间清除率 2	K42 = Q4/V4
V4	周边室 2 分布容积	V4 = V4
KA	吸收速率常数	KA = KA

ADVAN12　TRANS6

ALPHA	alpha	K = ALPHA ∗ BETA ∗ GAMMA/(K32 ∗ K42)
BETA	beta	V2 = ALPHA+BETA+GAMMA
GAMMA	gamma	V3 = ALPHA ∗ BETA+ALPHA ∗ GAMMA+BETA ∗ GAMMA
K32	周边室 1 至中央室的速率常数	K24 = (V3+K42 ∗ K42−K42 ∗ V2−K ∗ K32)/(K32−K42)
K42	周边室 2 至中央室的速率常数	K23 = V2−K−K24−K32−K42
KA	吸收速率常数	KA = KA

参　考　文　献

BOECKMANN A J, SHEINER L B, BEAL S L. NONMEM Users Guide-Part V Introductory Guide. NONMEM
　　Project Group, ICON plc, 2020: 175 − 176.

附录 7
群体研究数据管理的基本要求

群体药动学-药效学研究数据管理时应注意以下几个方面。

1. 原始数据的保存和编辑

(1) 原始数据文件应单独保存。

(2) 原始数据的格式转换和编辑应有详细的记录,可被重复和核验。

(3) 对原始数据进行格式转换和编辑,产生分析数据集时,应使用计算机语言(如 SAS 和 R 等)开发程序脚本,以确保全过程的可溯源和可重复。

(4) 手动转换和编辑原始数据不易被完整记录和重现,不宜采用。

2. 数据文件目录的维护

(1) 每个项目都应保存在单独的文件夹中。

(2) 每个项目都应包括数据和模型两个子文件夹:

 ---数据(DATA)

 ---模型(MODEL)

(3) 数据文件夹中可包括原始数据和衍生数据两个子文件夹:

 ---原始数据(RAW)

 ---衍生数据(DERIVED)

(4) 模型文件夹可包括药动学(PK)和药效学(PD)两个子文件夹:

 ---药动学(PK)

 ---药效学(PD)

(5) 药动学和药效学文件夹可进一步包括建模过程中考察的结构模型、协变量模型等子文件夹:

 ---结构模型(STRUCTURAL MODEL)

  ---一房室(ONE COMPARTMENT)

   ----一级吸收(FIRST ORDER ABSORPTION)

   ---零级吸收(ZERO ORDER ABSORPTION)

  ---二房室(TWO COMPARTMENT)

······

---协变量模型(COVARIATE MODEL)

---年龄对清除率的影响(AGE ON CL)

---肌酐清除率对清除率的影响(CLCR ON CL)

······

3. 数据文件目录的示例(图 1)

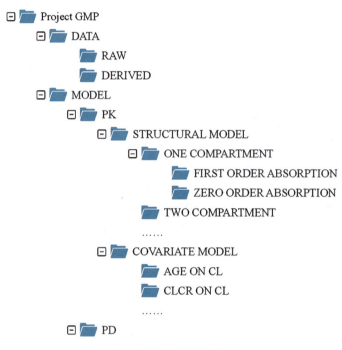

图 1　数据文件目录示例

此外,提交监管部门的群体分析数据和软件代码的要求可参考: FDA 的相关规定和 2023 年 10 月临床数据交换标准协会(the clinical Data Interchange Standards Consortium, CDISR)发布的"群体药动学分析的基础数据结构的实施指南(Basic Data Structure for ADaM popPK Implementation Guide v1.0)"。

参 考 文 献

Data Management in Good modeling practice. Center for Translational Medicine, University of Maryland. https://www.pharmacy.umaryland.edu/centers/ctm/learning-resources/good-modeling-practice/. [2024 - 10 - 08].

Model and Data format. https://www.fda.gov/about-fda/center-drug-evaluation-and-research-cder/model-data-format. [2024 - 10 - 08].

Basic Data Structure for ADaM popPK Implementation Guide v1.0. https://www.cdisc.org/standards/foundational/adam/basic-data-structure-adam-poppk-implementation-guide-v1-0. [2024 - 10 - 08].

附录 8
NONMEM 的常用辅助工具

一、背景

NONMEM 软件自 1980 年问世以来,已成为定量药理学强有力的工具之一,被公认为群体分析的"金标准"。虽然 NONMEM 软件的版本不断更新,但其一直沿用了 DOS 系统。构建模型时还需要调用 Fortran 语言(NM - TRAN)来估算模型参数。对于初学者具有一定的难度。

为了方便用户更好地使用 NONMEM 软件,开发商 ICON 公司开发了图形化的工作平台 PDxPop。群体分析研究者和 NONMEM 的爱好者们也开发了一系列的免费辅助工具软件,如 NONMEM 辅助统计工具包 Wings for NONMEM (WFN) 和 Perl speaks NONMEM (PsN);R 语言绘图程序包 Xpose,以及综合操作工作平台 Pirana 等,下面将逐一介绍这些常用的辅助工具。

二、WFN

(一) 概述

WFN 是一组 DOS 批处理命令文件和 awk 脚本,可帮助 NONMEM 用户提高工作效率。1989 年,Nick Holford 在加州大学旧金山分校编写第一版 WFN。当时,称为 Wheels for NONMEM。该工具软件可呈现和简化 NONMEM 的输出,允许控制文件使用小写字母,并无须对 THETA、ETA 和 ERR 按数字大小进行排序。该工具也可以从同一文件目录夹中运行多个 NONMEM 控制文件,兼容常用的软件或工具包,如 CrossGraphs、Xpose 等。

此外,WFN 还具备了高级的统计分析功能,包括非参数和参数自助法、协变量的随机化检验(randomization test)、对数似然性分析检验(log likelihood profile)、可视化预测检验(visual predictive check,VPC)和逐步法筛选协变量等。

(二) 安装

WFN 只能在成功安装了 NONMEM 和 Fortran 编译器的环境中运行。WFN 安装过程中,须指定 NONMEM 和 Fortran 的安装路径。例如,本章示例中将 NONMEM 和 Fortran 编译器的安装路径将分别设定为"c：\nm75g64"和"c：\nm75g64\gfortran"。读者可根据自身实际情况更改。

（1）下载地址 https://wfn.sourceforge.net/wfndown.htm；根据安装的 NONMEM 版本，须下载相应的 WFN 安装文件。如已安装了 NONMEM 7.5 版，可考虑下载 751 版本的 WFN（wfn751.exe）。

（2）运行可执行文件 wfn751.exe，安装路径可自定义，但建议将 wfn 文件夹置于 NONMEM 文件夹之内，如"c：\nm75g64\wfn7"。运行 WFN 自解压文件后，所有文件将解压安装至指定文件夹。

（3）进入文件夹"c：\nm75g64\wfn7\bin"，复制 wfn.txt，或直接将扩展名改为.bat，创建可执行的 DOS 文件 wfn.bat。

（4）用文本编辑器（如记事本等）打开 wfn.bat，对 WFN 配置文件进行设置：

1）" NMVER= "后填入 NONMEM 的主版本号，如 7.5 版本中的 7。

2）" NMVERMIN= "后填入 NONMEM 的扩展版本号，如 7.5 版本中的 5。

3）进入" rem ******* Check this ************ "模块。

4）" set NMHOME= "后填入 NONMEM 安装路径，如" c：\nm75g64 "。

5）" set WFNHOME= "后填入 wfn 安装路径，如" c：\nm75g64\wfn7 "。

6）根据所用 Fortran 编译器的类别和版本，将对应" rem use this "项下的数个注释命令" rem "删除，并根据本机实际安装情况指定 Fortran 路径，注意" use this "前的" rem "不应删除，以正确调用 Fortran 编译器设置。如：

```
rem use this for gfortran compiler
set F77HOME=C：\nm75g64\gfortran
```

7）进入" rem ******* Compiler Version ********* "模块，根据 NONMEM 使用的编译器找到对应" :complier "。如果使用 gfortran，" :gf "项下设置无须进行修改；如果使用 ivf（intel visual fortran），需要删除" rem set F77HOME=…"前面的" rem "以启用设置，设定 ivf 的实际安装路径，并将" call… "后的路径修改为" ifortranvars.bat "的实际路径。

8）WFN 默认控制文件后缀名为".ctl"，若欲运行后缀名为".mod"的控制文件，可将" :set "项下的" set NMCTL=.ctl "修改为" set NMCTL=.mod "。

9）最后保存修改并关闭文件。

（5）创建桌面快捷方式，输入：

```
%SystemRoot%\system32\cmd.exe /k C：\nm75g64\wfn7\bin\wfn.bat
```

（三）使用方法

双击上述桌面快捷方式，运行 WFN 的 DOS 界面见图 1。

```
WFNHOME   =C:\nm75g64\wfn7
NONMEM    =7.5.1
NMHOME    =C:\nm75g64
NMBINHOME =C:\nm75g64
F77HOME   =C:\nm75g64\gfortran\mingw64
F77TYP    =gf
F77EXE    =gfortran
F77OPT    =-O3 -ffast-math -w -w
NMCTL     =.ctl
NMOUT     =.lst
NMTBL     =.fit
NMLOG     =.log
NMIGNORE  =#
NMDIR     =.reg
NMOBJ     =reg
NMAWK     =gawk
LIBRARY_PATH=C:\nm75g64\gfortran\mingw64\lib


C:\nm75g64\wfn7>
```

图 1　WFN 操作界面

（1）更改工作环境至目标文件夹，如：`cd  c:\project`。

（2）运行模型：

```
nmgo filename
```

其中，filename 为控制文件名；待模型运行后，WFN 会自动生成相应文件夹，其中包含模型运算日志文件、模型运算结果和表格等文件。用户可根据需求导出相关文件以做下一步分析。WFN 常见输出结果格式主要有以下几种。

（1）lst：NONMEM 原始的结果输出文件。

（2）smy：参数运算结果总结（不含控制文件）。

（3）smr：参数运算结果总结（含控制文件）。

（4）log：模型运行日志文件。

（5）ctl：模型控制文件。

（6）fit：表格文件（控制文件中含有 `$TABLE NOPRINT` 时输出）。

（7）msf：MSFO 文件。

（8）.coi,.cor..cov,.cpu,.ext,.phi,.shk,.shm,.xml：其他 NONMEM 输出文件。

(四) 常用命令

WFN 的常用命令见表 1。

表 1　WFN 的常用命令

命　令	描　　　述
NMAC	应用逐步法自动筛选协变量
NMBS	非参数自助法
NMCTL	将参数计算结果写入原始命令文件
NMGO	运行 NONMEM 控制文件
NMMBT	将多个模型的参数估算值合并在一张表格中显示
NMOBJ	将多个模型运行结果的目标函数值列表
NMRT	协变量的随机化检验(randomization test)
NMVPC	可视化预测检验

更多设置及操作方法,请参阅 WFN 官方网站(https://wfn.sourceforge.net/)或 WFN 安装目录下的 Web 文件夹。

三、PsN

(一) 概述

PsN 是由 Niclas Jonsson 等基于 Perl 语言开发的工具包,汇集了 NONMEM 的各类功能。该工具包可通过简单的命令,实现对 NONMEM 功能的调用。PsN 不仅可以从输出文件中提取估算参数,设置数据文件子集和重新采样,还可以实现高级的统计功能。然而,PsN 同样不具备图形用户界面,需要使用命令行进行操作。

(二) 安装

安装 PsN,首先须安装 Perl 语言。目前 Perl 有许多不同的发行版本,支持 PsN 的 Perl 语言包括 Active Perl 和 Strawberry Perl。安装程序均可从其官方网站上下载,任选其一即可。

1. 下载地址

根据操作系统、NONMEM 和 Fortran 编译器版本,下载对应的 Perl 安装文件。

PsN:https://uupharmacometrics.github.io/PsN/download.html

Active Perl:https://www.activestate.com/products/perl/

Strawberry Perl:https://strawberryperl.com/

对于 5.0.0 及以上版本的 PsN,Windows 系统的安装包含 Perl 语言和其他所需的软件,无须另行下载和安装 Perl 语言。

2. 安装

在 PsN 5.0.0 版本之后,Windows 系统中的安装过程得到了简化,只需解压安装文件,并更新环境变量和配置文件中的 NONMEM 版本信息即可。若在其他操作系统中安装 PsN 或在 Windows 系统中安装较早版本的 PsN,可参考以下步骤:

(1) 安装 perl 语言:双击下载的 Active Perl 或 Strawberry Perl 安装包,实现 Perl 软件安装。此外,还须根据不同 Perl 语言,选择安装 Perl 的附加程序包。另须注意安装 Perl 包时须确保计算机联网并成功同步 Internet 时间。

同步时间的方法如下:开启控制面板、选择时钟、语言和区域,再选择设置时间和日期,并在选项卡中的 Internet 时间;点击“更改设置(C)...”,确保选项“与 Internet 时间服务器同步(S)”为勾选状态;点击“立即更新(U)”。若当前服务器无法更新时间,可尝试更换其他服务器,直至成功同步 Internet 时间。

Strawberry perl:以管理员身份启动命令提示符(cmd),输入以下命令:

```
cpan Math::Random
cpan Statistics::Distributions
cpan MooseX::Params::Validate
cpan XML::LibXML
cpan YAML::XS
```

Active Perl:以管理员身份启动命令提示符(cmd),输入以下命令:

```
ppm install math-random
ppm install moosex-params-validate
ppm install statistics-distributions
ppm install archive-zip
ppm install file-copy-recursive
ppm install YAML-XS
ppm install XML-LibXM
```

(2) PsN 安装:解压 PsN 压缩包,双击 setup.pl,按照命令提示设置安装路径、环境变量、配置文件和 NONMEM 版本信息,即可完成 PsN 安装(在此过程中推荐接受默认设置)。

(3) 创建桌面快捷方式:在桌面空白位置鼠标右键点击“新建—快捷方式”,对象位置输入“ %SystemRoot%\system32\cmd.exe /k... ”, k 后面为 PsN 配置文件所在路径,如“ C:\PsN-5.3.1\strawberry\perl\site\lib\PsN_5_3_1\psn.conf ”。单击下一步,输入快捷方式名称,如“ PsN ”。

(三) 使用方法

启动命令提示符,进入 DOS 界面,更改工作环境至项目文件夹,如: cd　c:\project ;模型的调用运行:输入 execute xxx ,其中, xxx 为模型控制文件名称。

(四) 常用命令

PsN 的常用命令见表 2。

表 2　PsN 的常用命令

命　　令	描　　述
boot_scm	逐步法筛选协变量的自助法
bootstrap	非参数自助法
cdd	案例删除诊断
execute	运行 NONMEM 控制文件
lasso	Lasso 法筛选协变量
llp	对数似然性分析检验和最大似然参数估计
mcmp	蒙特卡罗映射功效分析
mimp	缺失数据的多重插补
scm	逐步法筛选协变量
update_inits	根据 NONMEM 先前运算结果的输出文件更新初始值
vpc/npc	可视化/数值化预测检验
xv_scm	交叉验证的逐步法筛选协变量

更多 PsN 命令和命令参数,请参阅 PsN 的官方网站(https://uupharmacometrics.github.io/PsN/index.html)。

四、Xpose 4

(一) 概述

Xpose 4 是基于 R 语言编写的建模辅助工具,由 Andrew C. Hooker 等人开发,用于 NONMEM 输出结果的数据统计和绘图。该工具可利用一个或多个 NONMEM 标准输出表格文件,生成图形或进行简单的统计学分析。Xpose 4 具有数据检验、探索性数据分析和绘制模型诊断图、协变量筛选(GAM 法筛选协变量)和模型比较等功能。

(二) 安装

首先,须安装 R 语言(www.r-project.com)。在 R 软件中,输入 `intall.package`("xpose4"),选择下载的镜像,即可完成 Xpose 4 包的安装。

(三) 使用方法

1. 生成数据集

由于 Xpose 4 是对 NONMEM 输出结果进行处理。因此,使用 Xpose 4 之前,用户需首先在 NONMEM 控制文件中添加 `$TABLE` 模块,输出符合 Xpose 4 要求的数据列表。以下为常用数据列表的定义和生成代码:

```
$TABLE ID TIME AMT IPRED ... CWRES NOPRINT ONEHEADER FILE=sdtab001

$TABLE ID CL V KA ETA1 ... NOPRINT NOAPPEND ONEHEADER FILE=patab001

$TABLE ID AGE ... NOPRINT NOAPPEND ONEHEADER FILE=cotab001

$TABLE ID SEX ... NOPRINT NOAPPEND ONEHEADER FILE=catab001
```

数据列表须按照以下规定输出:

sdtab(standard table):标准参数列表文件。

patab(parameter table):模型参数列表文件。

cotab(continuous variable table):连续性变量列表文件。

catab(categorical variable table):分类变量列表文件。

文件名最后的数字(如案例中 001)为相应模型文件序列,以便 Xpose 4 进行识别。

2. 数据集的导入

打开 R 软件,设置工作环境至目标目录下,输入以下命令:

```
library(xpose4)
xpose4()
```

根据提示输入要处理的模型文件的序号,如“ 001 ”。数据导入后,根据主菜单选择相应的功能,详见图 2。

```
MAIN MENU
   Enter an item from the menu, or 0 to exit
   -> : Indicates a directory
    *  : Indicates functionality not yet available


1: Documentation ->
2: Preferences ->
3: Data checkout ->
4: Goodness of fit plots ->
5: Parameters ->
6: Covariate model ->
7: Model comparison ->
8: Conditional weighted residuals ->
9: Visual and numerical predictive check plots ->
10: License and citation information
11: Quit
```

图 2　Xpose 4 主菜单界面

(四)常用功能

1. 数据核查和探索性分析

在主菜单界面中输入"3",将显示数据核查的功能菜单(图 3),可实现数据汇总、数据核查并绘制协变量直方图、协变量 QQ 图和协变量矩阵散点图。用户可在绘图窗口导出生成的图形,保存为 JPG、PDF、TIFF、BMP 等多种格式的文件。

```
DATA CHECKOUT MENU
    \main \data checkout


1: Return to previous menu ->
2: Numerically summarize the covariates
3: Histograms of the covariates
4: QQ plots of the covariates
5: Scatterplot matrix of covariates
6: Check dataset
7: Observations vs independent variable
```

图 3　Xpose 4 数据核查菜单界面

2. 拟合优度图

在主菜单界面中输入"4",将显示拟合优度图的功能菜单(图 4),可实现绘制基础拟合优度图、群体预测值与因变量散点图、群体预测值与自变量散点图、个体拟合图、结构模型诊断图、残差模型诊断图。

```
GOODNESS OF FIT PLOTS MENU
    \main \goodness of fit plots


1: Return to previous menu ->
2: Basic goodness of fit plots
3: Dependent variables vs predictions
4: Predictions vs independent variable
5: Individual plots
6: Structural model diagnostics ->
7: Residual error model diagnostics ->
```

图 4　Xpose 4 中拟合优度图菜单界面

3. 参数分析

主菜单界面中输入"5",将显示参数分析的功能菜单(图 5),实现参数的统计学分析,绘制参数分布的 Q-Q 图或直方图、参数矩阵散点图、随机变量参数分布图等。

```
PARAMETER PLOTS MENU
  \main \parameters


1: Return to previous menu ->
2: Numerically summarize the parameters
3: Distribution of parameters (QQ plots)
4: Distribution of parameters (histograms)
5: Scatterplot matrix of parameters
6: Parameter vs parameter
7: Distribution of random parameters (QQ plots)
8: Distribution of random parameters (histograms)
9: Scatterplot matrix of random parameters
10: * Random effects vs typical parameter values
```

图 5　Xpose 4 中参数分析图菜单界面

4. 协变量模型

在主菜单界面中输入" 6 ",将显示协变量的功能菜单(图 6)。其中,一部分功能与数据核查重复,如实现协变量参数汇总,协变量与参数散点图、协变量与加权残差散点图等。此外,增加了一个简单实用的协变量筛选方法——广义加和模型法(generalized additive models,GAM)。可进一步选择" 7 ",实现 GAM 法对协变量进行筛选,为初步筛选协变量提供参考。

```
COVARIATE MODEL MENU
  \main \covariate model


1: Return to previous menu ->
2: Numerically summarize the covariates
3: Scatterplot matrix of covariates
4: Parameters vs covariates
5: * Parameters vs covariates + model prediction
6: Weighted residuals vs covariates
7: GAM
8: Bootstrap of the GAM
9: Bootstrap of the SCM
10: * Tree
```

图 6　Xpose 4 中协变量模型菜单界面

5. 可视化预测检验图

在主菜单界面中输入" 9 ",将显示可视化预测检验的功能菜单(图 7),实现 VPC 和

NPC 图形绘制功能。

```
VISUAL AND NUMERICAL PREDICTIVE CHECK PLOTS MENU
   \main \Visual and numerical predictive check plots

1: Return to previous menu ->
2: Numerical predictive check plot
3: Visual predictive check (VPC) plot
4: Categorical VPC plot
5: Categorical and continuous VPC plot
6: * Settings
```

图 7　Xpose 4 中协变量模型菜单界面

6. 其他

此外，Xpose 4 还提供了条件权重残差（CWRES）的统计和绘图、模型比较和数据转换等功能。对于图形绘制的参数也可作修改，如定义颜色、坐标刻度、数据分类等。读者可参考 Xpose 4 的说明文档（https://uupharmacometrics.github.io/xpose4/）。

五、Pirana

（一）概述

无论从代码输入还是结果输出处理，对于初学者而言 NONMEM 较难上手。因此，Ron Keizer 等人于 2007 年开发了图形化集成界面的 NONMEM 工作平台——Pirana。该软件目前属 Certara 公司。软件的学术版向学术用户界免费开放下载使用，且在不断更新。

Pirana 将定量药理学建模和模拟等相关软件和工具，如 NONMEM 和免费工具 WFN、PsN 和 Xpose 4 等链接起来，调用和实现这些工具包的所有功能，为用户提供了模型建立、计算、评价和流程管理的一站式整合。在用户操作、过程记录和结果输出等方面，Pirana 提供了界面友好且强大的管理工具。Pirana 的主要优点如下：

（1）简便的模型构建：含模型模板、向导和模型转换工具等。

（2）模型评价更简便：含拟合优度图绘制、可视化预测检验等模型诊断工具。

（3）过程记录更有序：可记录、比较和追溯模型运行的过程和结果。

（4）无缝访问开源工具：与群体 PK/PD 建模工具（如 WFN、PSN、Xpose 等）无缝连接，用于可视化预测检验、协变量建模和非参数自助法分析等。

（5）兼容多种建模工作平台：可与 NONMEM、R 和 Monolix 等软件整合使用。

（6）运行环境多样：提供桌面版和基于云的网络版本，可在所有主流操作系统（Windows、Mac OS 和 Linux）上运行。

（二）安装

1. 软件下载和安装

登录官网（https://www.certara.com/software/pirana-modeling-workbench/），填写个人信息后，邮件 certara.licensing@ certara.com 申请普通用户或学术机构用户。申请通过后将收到 license 文件和 Pirana 安装文件链接。下载软件安装包。双击安装包或右键单击打开，按软件提示进行安装即可。

2. 软件配置和链接其他工具软件

配置 Pirana 前请确保已成功安装 NONMEM、Fortran、WFN、PsN、R 等程序。以下每一步配置完成后，须点击"Save and Close"保存。

（1）启动 Pirana，单击"File"选项中的"Setting"选项。

（2）"General"选项：勾选"Enable nmfe runs""Enable Pirana support for PsN""Enable Pirana support for WFN"。

（3）"Miscellaneous"选项：在"File-extensions"栏下的"NONMEM model file"框中填写为"ctl,mod,scm"；在"WFN settings"栏下"WFN startup parameters"框中填写为所使用的 Fortran 缩写，如采用 gfortran，则填写"gf"；采用 Intel Visual Fortran，则填写"ivf"。

（4）"NONMEM"选项：进入"Local Profile"选项，Pirana 会自动搜索并添加 NONMEM 程序的安装路径，也可通过点击右上角文件夹按钮手动添加路径。

（5）"Software integration"选项：填写对应软件的路径，如 R、Rstudio、PDF 阅读器、网页浏览器、文本文件编辑软件、数据表编辑软件、PsN 和 WFN 等。路径框为绿色表示路径设置正确，橙色则表示路径设置不正确。应注意"R location"与"WFN.bat location"均须定位至其上层目录，其余软件均需定位至其执行文件（XXX.exe 或 psn.conf）所在目录。

（6）除以上基本设置外，用户还可对 Pirana 的界面和操作进行个性化配置。

（三）使用方法

所有的模型控制文件及其相关文件，包括运算结果等，都展示在 Pirana 主界面中。主界面可分成菜单栏、路径栏、快捷工具栏、模型窗口、代码界面和结果处理界面等，如图 8 所示。

其中，菜单栏可实现软件设置、模型处理、结果输出等多项操作；路径栏可选择模型或文件路径以导入模型；快捷工具栏可实现模型的运行、结果输出等操作；模型窗口不仅可以对模型进行操作，更有直观的结果展示；代码界面可方便用户修改控制文件；结果输出界面可实现绘图等多项功能。

此外，为更方便用户对模型进行操作，Pirana 提供了强大的鼠标右键菜单功能。用户可用鼠标右键单击模型，实现对模型多种功能的操作。右键菜单详见图 9。

（四）常用功能

1. 模型导入

选择地址栏中的打开按钮，选择项目所在目录。也可在地址栏直接输入地址，如 C:/projects。控制文件及其相关文件会自动显示在操作界面窗口。

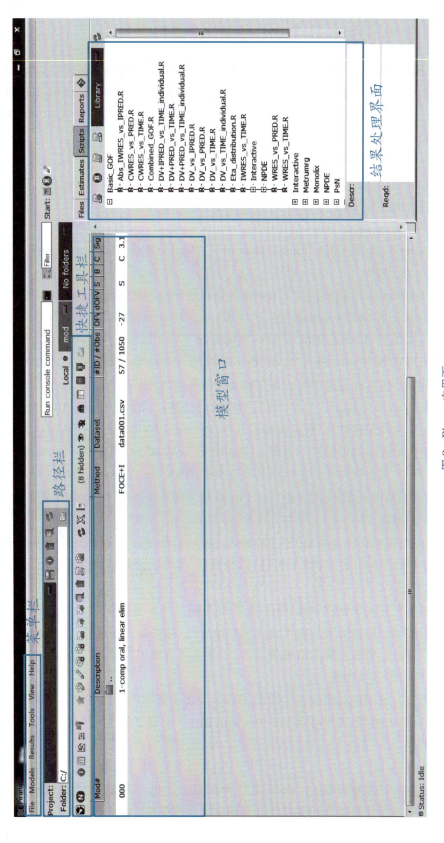

图 8 **Pirana** 主界面

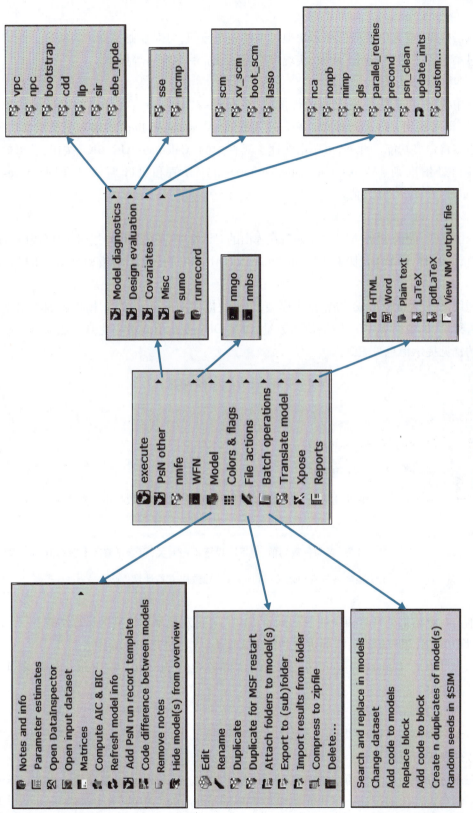

图 9 Pirana 右键菜单功能汇总

2. 模型编辑

双击模型,或选中模型后单击快捷栏中的编辑按钮,可对控制文件进行编辑。用户也可通过菜单栏中的"Models"选项,实现模型复制、删除、重命名等操作。

3. 调用 PsN 运行模型代码

选中模型,单击快捷栏中的运行按钮,或右键→"execute",在弹出的对话框中单击"开始",即可调用 PsN 运行模型。用户也可在"PsN command line"中输入更多操作代码,实现更多自定义功能。此外,可单击快捷工具栏中的"Calculate AIC/BIC"按钮,计算模型的赤池信息量准则(Akaike information criterion, AIC)值和贝叶斯信息准则(Bayesian information criterion, BIC)值。

4. 调用 WFN 运行模型代码

选中模型,右键→"WFN"→"nmgo",在弹出的对话框中,单击"Run"按钮,即可调用 WFN 运行模型。同样,可单击快捷工具栏中的"Calculate AIC/BIC"按钮,计算模型的 AIC 和 BIC 值。

5. 运行结果展示

调用 PSN 运行模型成功后,选中模型,单击快捷栏中的显示按钮,操作界面将出现模型运算结果,如数据集中个体/观测值数量、OFV、OFV 变化值或最小化是否成功等。模型运行的常见提示信息见表3。

表3　模型运行的常见提示信息

提示缩写	含　义
S	模型最小化成功
C	协方差步骤成功
T	模型最小化中止,多与控制文件所设置最大迭代次数过小有关
R	发生舍入错误(rounding error)
B	参数撞界,多与参数初值、上下限设置不当有关,可尝试修改参数初值、上下限
M	由于矩阵奇异性(matrix singularity)导致协方差计算失败

单击右侧结果处理界面中的"Estimate"选项,可直观地呈现模型的运算结果。

对于 WFN,用户运行后需要进入其结果文件夹,方可进行如上操作。

用户可单击"Generate report"按钮或单击菜单栏中的"Results"→"Run reports"等实现模型结果输出。

6. 模型比较

对于多个模型,Pirana 提供了模型结果比较功能。用户选择需比较的模型后,可对模型参数列表进行直接比较。

在进行群体药动学和药效学研究时,往往需要建立一系列的相关模型。为此,Pirana 提供了相当人性化的设计。用户在菜单栏"Model properties"中的"Reference model"选项中选择参考的模型以建立关联,单击快捷栏中的比较选项,可在操作界面实现模型从属关系展示。用户也可通过单击菜单栏中的"Results"→"Run records"→"Visual run records",绘制可视化的模型运行关联图,如图 10 所示。

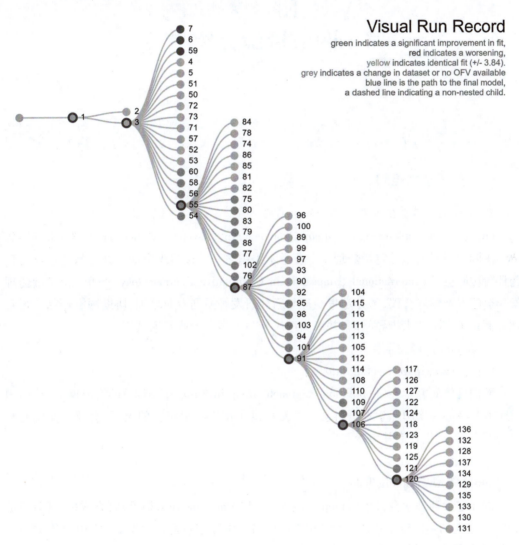

图 10　可视化的模型运行关联图

7. 绘制诊断图

Pirana 另一个强大的功能就是图形绘制功能(需安装 R 软件)。用户点击右侧"Scripts"选项,双击需绘制的图选项进行绘制,如"GOF"图、"VPC"图等。Pirana 会根据用户选择自动输出相应结果。

此外,为方便用户对模型进行可视化分类,Pirana 还提供了人性化的标签设置和模型颜色设置。更多功能请参阅 Pirana 的网页版使用说明书(https://onlinehelp-dev.certara.com/pirana/3.0.0/index.html#t=topics%2Fcontentpirana.htm)。

附录 9
网络资源介绍

一、主要学术组织

1. 中国药理学会定量药理学专业委员会

https://www.cnphars.org.cn/organizationview.asp？navcur＝2&anclassid＝2&nclassid＝9

国际上最早成立的定量药理学专业学术组织之一。该组织定期举办定量药理学与新药评价国际会议（International Symposium in Quantitative Pharmacology，ISQP）和定量药理学年会等专业学术会议，举办定量药理与新药研发等系列专业培训，协助国家药品监督管理局制定了多项技术指导原则，并牵头组织撰写了多个行业专家共识。

2. 欧洲群体研究学会

https://www.page-meeting.org/

欧洲群体研究学会（Population Approach Group in Europe，PAGE）的官方网站，该组织每年 6 月举办一次国际学术研讨会。网站提供了每年学术年会的议程、会议论文摘要和壁报等资料，可供查询并免费获取。

3. 国际定量药理学会

https://www.isop.org/home

国际定量药理学会（International society of Pharmacometrics，ISoP）官方网站，其前身是 2011 年成立的美国定量药理学会，2012 年更名为国际定量药理学会，该组织每年举办一次美国定量药理学年会（American Conference on Pharmacometrics，ACoP）。*Journal of Pharmacokinetics and Pharmacodynamics* 为该组织主办的官方期刊。

4. 英国药动学学会

http://www.pkuk.org.uk/content/Pageserver.asp

英国药动学学会（Pharmacokinetics UK，PKUK）的官方网站，自 1987 年以来，每年 11 月在英国举行年度学术会议，作为讨论药动学和药效学相关问题的公开论坛，涉及药动学和药效学相关的研究、开发、应用、方法、行为、实践和政策等。

5. 澳大利亚和新西兰群体研究组

https://www.paganz.org/

澳大利亚和新西兰群体研究组（Population Approach Group in Australia and New Zealand，PAGANZ）的官方网站，该组织每年1月或2月举办一次学术研讨会。网站提供了每年学术年会的议程、会议论文摘要等资料，可供查询并免费获取。

6. 非洲定量药理学会

https://pmxafrica.org

非洲定量药理学会（Pharmacometrics Africa，PMX Africa）的官方网站，总部位于南非，其目标是促进非洲及中低收入国家的定量药理学研究。该组织与非洲研究组织和学术团体合作，开展公开的定量药理学培训项目。

二、知名研究机构和学习资源

1. 瑞典乌普萨拉大学

https://www.sup-meeting.se/

Matts Kalsson教授领导的斯德哥尔摩-乌普萨拉定量药理学组（Stockholm Uppsala Pharmacometrics，SUP）的官方网站。该组织每年春季和秋季就定量药理学的特定主题举行两次会议，在斯德哥尔摩和乌普萨拉轮流举行。

2. 新西兰奥克兰大学

http://holford.fmhs.auckland.ac.nz/

Nick Holford教授的主页，包括定量药理和临床药理相关教学课程的课件和教程，研究项目和会议信息等。

3. 荷兰伊拉斯姆斯大学医学中心

https://www.pkpd-info.com/

Sebastiaan D. T. Sassen博士建立的网站，提供了与群体药动学-药效学建模分析相关的知识介绍、文献资料、软件教程及大量NONMEM和R代码模板。

4. 美国马里兰大学

https://www.pharmacy.umaryland.edu/centers/ctm/learning-resources

美国临床药理学会（American College of Clinical Pharmacology，ACCP）推荐的定量药理学的交互式学习网站，由马里兰大学转化医学中心建立，包括了定量药理学的基本理论、模型化方法和应用，并提供了丰富的示例和代码文件供学习。

5. 美国俄克拉荷马大学

https://www.pharmpk.com/

David W. A. Bourne教授的药动学和药效学资源库，免费提供了药动学-药效学相关的软件、在线课程、专业书籍、学术讨论、就业机会和其他相关资源。但是，David W. A. Bourne教授于2023年8月宣布不再更新该资源库，但资源库中的所有内容仍可免费访问。

6. 中南大学

https://faculty.csu.edu.cn/feifanxie/zh_CN/zdylm/93782/list/index.htm

谢非凡副教授的主页，对非线性混合效应模型的常用软件与主要学习资源进行了介绍，还提供了如何系统地学习非线性混合效应模型与 NONMEM 软件的参考资料和心得体会。

7. PMX Solutions

https://www.pmxsolutions.com/

PMX Solutions 是荷兰 Michiel van Esdonk 博士建立的定量药理学文献资料网站，提供了包含定量药理学相关博客文章、软件教程、R Shiny 应用程序及大量 R、mrgsolve 和 NONMEM 的示例代码。

8. Metrum

https://www.metrumrg.com/

Metrum 是提供建模和模拟技术服务的专业公司。该公司还提供了免费的群体分析的辅助计算工具和免费的教学视频教程。

9. Rosa

https://rosaandco.com/webinars

Rosa 是专业网络研讨会组织，提供了大量定量药理学新进展的视频，促进和推广建模和仿真的理论和应用。

10. Nmusers archive

https://www.mail-archive.com/nmusers@ globomaxnm.com/

Nmusers archive 是 NONMEM 用户交流的电子邮件群组，用户间的讨论内容以邮件回复的形式记录在网站上，包括定量药理学建模相关的技术问题、学术活动及工作职位信息等。

三、NONMEM 及辅助工具

1. NONMEM 软件

https://www.iconplc.com/solutions/technologies/nonmem
NONMEM 软件的官方网站，由美国 ICON 公司负责运营维护。

2. Wings for NONMEM（WFN）

https://wfn.sourceforge.net/
WFN 的官方网站，由新西兰奥克兰大学的 Nick Holford 教授负责更新维护。

3. Perl speak NONMEM（PsN）

https://uupharmacometrics.github.io/PsN/
PsN 的官方网站，由瑞典乌普萨拉大学的定量药理学组负责更新维护。

4. Xpose 4

https://uupharmacometrics.github.io/xpose4/
Xpose 4 的官方网站，由瑞典乌普萨拉大学的定量药理学组负责更新维护。

5. PDx－Pop

https://www.iconplc.com/solutions/technologies/pdx-pop
PDx－Pop 是由美国 ICON 公司开发的 NONMEM 软件配套图形化操作界面软件，由美国 ICON 公司负责运营维护。

6. Pirana

https://www.certara.com/software/pirana-modeling-workbench/

Pirana 是由美国 Certara 公司负责运营维护。该软件提供了界面友好、易于使用的 NONMEM 工作平台,并与常用工具包和软件如 R、Xpose、WFN、PsN 等集成。Pirana 支持本地系统计算和网络计算,可使用自定义脚本扩展,软件支持所有版本的 NONMEM,可在 Windows、Linux 和 Mac OS 上运行。最新的达尔文模型搜索功能提供了与 pyDarwin 相连接的用户界面(见第 11 项)。

7. Census 2

https://sourceforge.net/projects/census2/

Census 2 是 NONMEM 项目管理和集成平台,可总览和比较模型建立、运行、数据后处理等分析过程。

8. Finch Studio

https://finchstudio.io/

Finch Studio 是 NONMEM 建模综合工作平台,该平台界面功能强大且易于使用,内置了 100 多种群体药动学-药效学模型代码,并提供了智能化的代码编辑器,还可实现交互式可视化分析,非常适合初学者和高级用户。

9. Improve

https://www.scinteco.com/

Improve 是在线存储库,允许在安全、经过验证和版本控制的环境中使用 NONMEM、R、PsN、Rstudio 等软件进行建模和模拟研究。该软件将安全的文件存储库与多功能的建模管理界面相结合,可用于管理、跟踪和控制团队的整个建模和模拟工作流程。

10. IQR Tools

https://www.intiquan.com/iqr-tools/

IQR Tools 是基于 R 语言开发的免费建模工具包,可在同一平台下无缝链接 NONMEM、Monolix 和 nlmixr 等群体药动学-药效学分析软件,使用户能够在这些常用的建模软件之间流畅切换。该软件还集成了分析报告,可实现从数据到报告的分析可追溯性。

11. pyDarwin

https://certara.github.io/pyDarwin/html/index.html

pyDarwin 是一款基于 Python 语言开发的开源软件,可在 NONMEM 使用机器学习算法进行模型筛选,由美国 FDA/NIH 资助开发。该软件可使用多种机器学习算法对模型结构、模型参数、个体间变异、场合间变异、残差变异和协变量进行筛选,用户还可使用自定义的 R 或 Python 代码进行模型筛选。安装使用该软件需预先安装 NONMEM 7.4.3 或更高版本、Python 3.10 或更高版本和 R 4.0.0 或更高版本。

12. MaS Studio

https://www.drugchina.net/mas

MaS Studio 是由上海博佳医药科技有限公司开发的定量药理学建模与模拟工作站,

具备图形化操作界面,内置了丰富的 NONMEM 模型代码模板和案例,还具有 NONMEM 代码提示、探索性数据分析、实时输出模型参数和交互式绘图等功能。

四、群体分析的其他软件和辅助工具

1. Phoenix NLME

https：//www.certara.com/software/phoenix-nlme/

Phoenix NLME 是群体药动学-药效学数据处理和建模软件,用于群体药动学-药效学分析。该软件功能强大,可以通过广泛的内置模型库,图形化或通过用户自定义代码创建模型。该软件集成了数据准备、模型选择和图表生成的图形工作流程,并可使用并行计算。

2. Monolix Suite

https：//lixoft.com/products/

Monolix Suite 是一套建模和模拟软件,包括 PKanalix、Monolix 和 Simulx 等软件,可分别用于交互式非房室和房室分析、群体药动学-药效学建模和模拟分析。该软件界面友好、操作简便,可通过图形界面或命令行运行,并可自动生成全套诊断图。该软件的核心算法是最大期望值法(SAEM),可用于复杂的药动学-药效学模型计算。

3. Pmetrics

http：//www.lapk.org/pmetrics.php

Pmetrics 是由美国南加州大学洛杉矶儿童医院应用药代动力学与生物信息学实验室开发的基于 R 语言的免费建模工具包,可用于进行群体和个体水平的非参数与参数药动学-药效学建模和模拟。

4. Nlmixr

https：//nlmixrdevelopment.github.io/nlmixr/

Nlmixr 是由美国 Matthew L. Fidler 等基于 R 语言开发的免费建模工具包,可用于建立个体和群体的房室模型及常微分方程定义的非线性混合效应模型和动态模型。

5. RsNLME

https：//certara.github.io/R-RsNLME/

RsNLME 是基于 R 语言和 Shiny 应用程序开发的定量药理学建模工具,可在 R 中进行定量药理学建模,具有较好的灵活性和可拓展性,学术机构用户可以免费使用。

6. PhysPK

https：//www.physpk.com/

PhysPK 是生物模拟和数据分析工具,使用面向对象的建模语言,支持建立多维度自上而下的模型,用于群体药动学-药效学和生理药动学建模分析,特别适用于复杂的生理系统。

7. PoPy

https：//www.popypkpd.com/

　　PoPy 是使用 Python 语言开发的群体药动学-药效学建模工具软件,安装使用简单,可用作教学工具,也可用于建立复杂的非线性混合效应模型,可自动生成模型输出结果的相关图表,可免费用于学术和非营利用途。

8. Pumas

https://juliahub.com/products/pumas/

　　Pumas 是基于 Julia 语言建立的一站式集成建模和模拟平台,可用于非房室分析、非线性混合效应建模、生物等效性分析、体外-体内外推和临床试验模拟。该软件可以交互式进行数据预处理和模型后处理,并可免费用于非商业研究和培训用途。

9. SAAM II

https://www.nanomath.us/saam2

　　SAAM II(Simulation Analysis and Modeling 2.0)是美国国立卫生研究院资助开发的建模和模拟软件,由美国华盛顿大学的 SAAM 研究所于 1997 年开发。该软件可用于房室和非房室建模,以图形方式构建房室模型,可快速建立简单的药动学模型,也用于建立复杂的线性和非线性模型,并可免费用于非商业研究和培训用途。

10. CPhaMAS

https://www.cphamas.cn/

　　CPhaMAS 是由中南大学与国防科技大学等单位联合研发的临床药理建模与统计云平台。该平台使用云计算,连接网络即可使用,无须安装和维护软件。该平台的群体药动学模块中内置多个常用候选模型库,支持常规群体药动学建模和模拟,实现可视化模型评估。

五、群体研究优化设计

1. PFIM

http://www.pfim.biostat.fr/

　　PFIM 是用于群体研究试验方案设计、优化和评估的 R 软件包。软件内置常用的药动学模型,也可采用微分方程组,构建药效学或其他复杂模型。软件基于非线性混合效应模型中 Fisher 信息矩阵、采用了 Simplex 或 Fedorov – Wynn 算法。

2. PopED

https://andrewhooker.github.io/PopED/

　　PopED 是基于 Fisher 信息矩阵的非线性混合效应模型的优化实验设计工具,采用 R 语言编写。PopED 可评估与优化群体和个体研究的实验设计。

3. PopDesign

https://lists.otago.ac.nz/listinfo/popdesign

　　PopDesign 是一个交流群体优化采样设计的电子邮件列表服务器,收集了使用非线性混合效应模型进行群体研究中优化采样设计的用户提问和评论。

六、常用精准用药工具

1. SmartDose

http：//smartdose.cn/

SmartDose 是由上海交通大学焦正教授团队开发的免费网页版和微信小程序版个体化给药工具，可用于万古霉素、他克莫司、华法林、抗癫痫药物等药物的个体化给药、用药依从性判断和晚服、漏服药物时的补救方案等。

2. NextDose

https：//www.nextdose.org/

NextDose 是由新西兰奥克兰大学 Sam Holford 和 Nick Holford 开发的免费网页版个体化给药工具，可用于白消安、氨甲蝶呤和他克莫司等药物的个体化给药。

3. BestDose

http：//www.lapk.org/bestdose.php

BestDose 是由美国南加州大学凯克医学院（Keck School of Medicine）应用药动学与生物信息学实验室开发的基于 Windows 系统的免费个体化给药工具，使用非参数、多模型的贝叶斯算法来计算达到预期目标浓度范围的剂量。该团队正在开发网络版，单机版本可通过邮件联系开发团队获取。

4. ClinCalc

https：//clincalc.com/

ClinCalc 是由美国 Sean Kane 开发的基于网页和移动客户端的免费个体化给药工具，提供了万古霉素、苯妥英钠、阿米卡星等多种药物用药方案的制订，还提供了肌酐清除率估算等临床常用的计算工具。

5. TDM for R

https：//www.pkpd168.com/tdm

TDM for R 是由中国台湾地区高雄医科大学李勇进团队使用 R 语言开发的单机版免费个体化给药工具，可用于氨基糖苷类抗生素和卡马西平、环孢素、地高辛等 18 种药物的给药剂量估算，也可自定义药动学模型，进行最大后验贝叶斯法的个体用药方案的制订。

6. JPKD

https：//www.pkpd168.com/jpkd

JPKD 是由中国台湾地区高雄医科大学李勇进团队使用 JAVA 语言开发的单机版免费个体化给药工具，功能与 TDM for R 相似。

7. MwPharm++

https：//www.mediware.cz/en/mwpharm/

MwPharm++是常用的商业个体化给药工具，可用于近 300 种药物的精准用药。

8. DoseMeRx

https：//doseme-rx.com/

DoseMeRx 是常用的商业个体化给药工具,可用于抗生素、免疫抑制剂、抗癫痫药、抗凝药等多种药物的个体化给药。

9. PrecisePK

https://www.precisepk.com/

PrecisePK 是常用的商业个体化给药工具,可用于抗生素、免疫抑制剂、抗癫痫药物等多种药物的个体化给药,还可定制群体药动学模型,并提供了中文在内的多语言版本。

七、微信公众号和视频号

定量药理软件或技术服务商开设的微信公众号,如科盛达 Certara、凡默谷、安渡生物、源资科技、创腾科技、中创慧铭等,定期发布定量药理相关专题培训、线上讲座、学术会议、产品技术资料等。凡默谷、安渡生物、源资科技、创腾科技等还开通了同名视频号。

此外,还有国内青年学者、研究人员创立了微信公众号,发布定量药理学和临床药理学相关的学习资源、心得体会、操作攻略、专业文献、培训讲座、学术会议及主题沙龙等,如:工大虚拟药物开发课堂、PKPD、定量药理和临床药理学、定量药理学、定量药理学习笔记、定量药理文献导读等。

八、其他资源网站

1. Certara 大学

https://www.certarauniversity.com/

提供定量药理学建模与模拟相关的在线培训、视频课程及现场授课,部分培训课程可免费参加,完成培训后均可获得 Certara 公司提供的专业认证。

2. 源资课堂

http://www.tri-ibiotech.net/

免费在线视频学习网站,提供定量药理学及该公司其他软件相关的在线视频课程,注册登录后均可免费学习。

3. 哔哩哔哩(bilibili)

https://www.bilibili.com/

国内知名视频分享网站,包含大量用户上传的定量药理学相关视频,凡默谷、源资科技和创腾科技等服务商上传了定量药理学相关视频,可免费观看。

4. 知乎

https://www.zhihu.com/

国内知名在线问答社区网站,包含大量用户问答的定量药理学相关问题及发布的相关文章,康龙化成(账户名:定量药理中心)、源资科技、创腾科技和中创慧铭(账户名:定量药理笔记)等定量药理技术和软件服务公司均发表了较多的定量药理学相关问题解答和文章,均可免费阅读。

附录 10
中英文对照词表

英　文	中　文
Absolute prediction error, APE	绝对预测误差
Absorption fraction, F	吸收分数
Absorption lag time, ALAG	吸收延迟时间
Absorption model	吸收模型
Additional doses	额外给药次数
Additive model	加和型模型
Additive plus constant coefficient of variation model	加和和比例结合型变异模型
Akaike information criteria, AIC	赤池信息量准则
Allometric scaling model	异速放大模型
Amount, AMT	给药剂量
Apparent volume of distribution, V/F	表观分布容积
Area under the concentration-time curve, AUC	药时曲线下面积
Auto-induction	自身诱导
Backward elimination	逆向剔除
Base model	基础模型
Between-subject variability, BSV	个体间变异

续　表

英　　文	中　　文
Biophase method	生物相
Bootstrap	自助法
Boxplot	箱线图
Clearance, CL	清除率
Compartment, CMT	房室
Concentration at which 50% of effect is achieved, EC_{50}	半数有效浓度
Condition number	条件数
Conditional weighted residuals with interaction, CWRESI	含交互作用的条件加权残差
Conditional weighted residuals, CWRES	条件加权残差
Constant coefficient of variation model, CCV model	常系数变异模型
Control file	控制文件
convergence	收敛
Coverage plot	涵盖图
Covariate	协变量
Covariate centralization model	协变量模型
Creatinine clearance rate, CL_{cr}	肌酐清除率
Cross-validation method	交叉评价法
Data splitting method	数据分割法
Degree of freedom, df	自由度
Delayed absorption	延迟吸收
Dependent variable, DV	因变量
Depot compartment	给药室
Diagnostic plot(s)	诊断图
Direct-effect model	直接效应模型

续　表

英　　文	中　　文
Dose-normalized	剂量标化
Dosing events	给药事件
Dosing record	给药记录
Duration of infusion, D	输注持续时间
Effect compartment	效应室
Effect compartment model	效应室模型
EPS, ε	残差变异
ETA, η	个体间变异
Event identification, EVID	事件标识
Expectation-maximization algorithm method, EM	最大期望算法
Exploratory data analysis, EDA	数据探索性分析
Exponential model	指数型模型
Exposure-response, E-R	暴露—效应
Extended least square method, ELS	扩展最小二乘法
External evaluation	外部评价
External validation	外部验证
First order conditional estimation with inter- and intra-subject variability interaction method, FOCE-I	含个体间和个体内变异交互作用的一阶条件估算法
First-order absorption rate constant	一级吸收速率常数
First-order conditional estimation method, FOCE	一阶条件估算法
First-order elimination rate constant	一级消除速率常数
First-order estimation method, FO	一阶估算法
Fixed effect	固定效应
Fixed-effect parameter	固定效应参数
Forward inclusion	前向纳入

续　表

英　　文	中　　文
General linear model	一般线性模型
General linear regression method	一般线性回归法
General nonlinear model	一般非线性模型
Global sensitivity analysis, GSA	全局敏感性分析
Goodness-of-fit plot, GOF plot	拟合优度图
Gradient	梯度值
Hill coefficient	希尔指数
Identification, ID	身份标识
Importance sampling assisted by mode a posteriori estimation method, IMPMAP	基于后验估计的重要抽样法
Indicator variable	指示变量
Indirect-effect model	间接效应模型
Individual model	个体模型
Individual parameter	个体参数
Individual prediction	个体预测值
Individual residual, IRES	个体残差
Individual therapeutic concentration	个体治疗浓度
Individual weighted residual, IWRES	个体加权残差
Initial estimate	初始值
Input-output model	输入-输出模型
Inter-dose interval, II	给药间隔
Internal evaluation	内部评价
International normalized ratio, INR	国际标准化比值
Inter-occasion variability, IOV	场合间变异
Iterative two-stage method, ITS	迭代两步法

续　表

英　文	中　文
KAPPA, κ	场合间变异
Laplace method	拉普拉斯法
Latin hypercube sampling, LHS	拉丁超立方抽样
Local sensitivity analysis, LSA	局部敏感性分析
Locally weighted regression, Loess	局部加权回归
Log-additive model	对数加法模型
Logic variable	逻辑变量
Log-normal distribution	对数正态分布
Lower bound	下限
Markov chain Monte Carlo method, MCMC	马尔科夫链蒙特卡罗法
MAXEVAL	最大迭代次数
Maximum a posterior Bayesian estimation method, MAPB	最大后验贝叶斯法
Maximum effect, E_{max}	最大效应
Maximum likelihood estimate method, MLE	最大似然法
Maximum reaction velocity, V_{max}	最大反应速率
Mean absolute prediction error, MAPE	平均绝对预测误差
Mean prediction error, MPE	平均预测误差
Mean squared error, MSE	平均方差
Michaelis-Menten constant, K_m	米氏常数
Michaelis-Menten model	米氏模型
Missing data	缺失值
Missing dependent variable, MDV	缺失标识变量
Model application	模型应用
Model evaluation	模型评价
Model informed drug development, MIDD	模型引导的药物研发

续　表

英　　文	中　　文
Model informed precision dosing, MIPD	模型引导的精准给药
Model validation	模型验证
Modeling analysis planning	建模分析计划
Monte Carlo importance sampling expectation maximization method	蒙特卡罗抽样最大期望值法
Monte Carlo importance sampling method, IMP	蒙特卡罗重要抽样法
Monte Carlo simulation	蒙特卡罗模拟
Nested model	嵌套模型
Nonlinear elimination	非线性消除
Nonlinear mixed effects modeling	非线性混合效应模型
Nonlinear model	非线性模型
Nonparametic method	非参数法
Nonparametric adaptive grid method, NPAG	非参数自适应网格法
Nonparametric expectation maximization method, NPEM	非参数最大期望值法
Nonparametric maximum likelihood method, NPML	非参数最大似然法
Normalized prediction distribution errors, NPDE	正态化预测分布误差检验
Numerical predictive check, NPC	数值预测检验
Objective function value, OFV	目标函数值
Observation	观测浓度
Observation compartment	观测室
Observation events	观测事件
OMEGA, ω^2	个体间变异分布的方差
Outlier	离群值
Overparameterization	过度参数化
PI, π^2	场合间变异分布的方差

续 表

英 文	中 文
Parametric method	参数法
Peak concentration, C_{max}	峰浓度
Percent relative standard error, %RSE	相对标准误百分比
Percentile coefficient of variation	百分变异系数
Pharmacokinetics-pharmacodynamics	药动学-药效学
Population model	群体模型
Population parameter	群体参数
Population pharmacokinetics	群体药动学
Population pharmacokinetics-pharmacodynamics	群体药动学-药效学
Population prediction, PRED	群体预测值
Population typical value	群体典型值
Posterior predictive check, PPC	后验预测检验
Prediction	预测值
Prediction error, PE	预测误差
Prediction-corrected visual predictive check, pc−VPC	预测值校准可视化预测检验
Proportional model	比例型
Quality control, QC	质量控制
Quantile-quantile plot	分位数图
Random effect	随机效应
Random-effect parameter	随机效应参数
RATE	给药速率
Relative error	相对误差
Relative time	相对时间
Resampling method	重抽样法

续　表

英　文	中　文
Residual error	残差
Residual unexplained variability, RUV	残差变异
Root mean square error, RMSE	平均根方差
Sampling importance resampling method, SIR	抽样重要性重抽样
Sandwich matrix computation	三明治矩阵计算
Scaling factor, S_n	换算系数
Scatter matrix plot of parameters	散点图矩阵
Scatter plot	散点图
Seed number	种子数
Semi nonparametric method, SMP	半非参数法
Sensitivity analysis	敏感性分析
Sequential fitting	序贯拟合
Serum creatinine, Scr	血清肌酐值
Shrinkage	收缩
SIMGA, σ^2	残差变异分布的方差
Simulation	模拟
Simulation dataset	模拟数据集
Simulation plan	模拟计划
Standard error, SE	标准误
Standardized mean prediction error, SMPE	标准化平均预测误差
Standardized prediction error, SPE	标准化预测误差
Steady state, SS	稳态
Stepwise regression method	逐步回归法
Stochastic approximation expectation maximization method, SAEM	随机近似期望最大化法

英　　文	中　　文
Structure model	结构模型
Target concentration intervention, TCI	目标浓度干预
THETA, θ	固定效应参数
Time after dosing, TAD	给药后时间
Time after the first dose, TAFD	首次给药后时间
Time after the last dose, TALD	末次给药后时间
Transit absorption	渐进吸收
Trellis plot	栅栏图
Trend line	趋势线
Trial execution model	试验执行模型
Trough concentration, C_{trough}	谷浓度
Turnover model	翻转模型
Typical value	典型值
Unitless scalar value, usv	单位标量值
Upper bound	上限
user-written model	自定义模型
Variance-covariance matrix	方差-协方差矩阵
Visual predictive check, VPC	可视化预测检验
Volume of distribution, V	分布容积
Weighted residuals, WRES	加权残差
Within-subject variability, WSV	个体内变异

索引 1
中文术语索引

索引 2
英文术语索引